Kathi Keville / Mindy Green

Aromatherapie

W0171880

HERDER / SPEKTRUM

Band 4630

Das Buch

Das umfassende Handbuch der Aromatherapie. Die Autorinnen informieren über die Geschichte der Düfte, darüber, wie Gerüche das Wohlbefinden steigern und vom Körper aufgenommen werden und über ihre Wirkungen auf die Seele. Sie zeigen, welche Methoden der Anwendungen es gibt und was dabei zu beachten ist: Sie informieren über Verdünnungen, Lagerungen und Haltbarkeit. Sie leiten konkret an, wie man selber Öle für die verschiedenen Zwecke zubereiten kann. Schließlich stellen sie umfassend und genau die therapeutischen Anwendungen vor: immer genau den verschiedenen Symptomen angepaßt und immer verantwortungsbewußt vorgeschlagen. Das Buch zeigt, wie ätherische Substanzen je nach Anwendung das Wohlbefinden erheblich steigern können und bei einfachen Beschwerden den Griff zu Tablette ersparen. Der alphabetisch geordneter Überblick über die in der Aromatherapie angewandten Substanzen und ihre Wirkweise ermöglicht einen einfachen und schnellen Zugang. Rezepte zur Schönheitspflege, zu ganzheitlichem Wohlbefinden und zur Anwendung ätherischer Substanzen beim Kochen zeigen, wie ätherische Substanzen zum Wohlbefinden beitragen. Ein ganzheitlicher Führer durch die Welt der verschiedenen Aromen, ihre Anwendung und Wirkungsweise: übersichtlich und leicht zugänglich.

Die Autorinnen

Kathi Keville beschäftigt sich seit 1969 mit der Kräuterheilkunde, sie ist Mitbegründerin der American Herbalist Guild. Mindy Green ist Gründungsmitglied der American Herbalist Guild und hat sich seit den 70er Jahren ausführlich mit der Heilwirkung von Pflanzen beschäftigt.

Kathi Keville / Mindy Green

Aromatherapie

Die umfassende Einführung
in eine alte Heilkunst

Aus dem Amerikanischen
von Petra Becker und Traute Ewers

Herder
Freiburg · Basel · Wien

Titel der amerikanischen Originalausgabe:
Aromatherapy: a complete guide to the healing art,
The Crossing Press, USA,
© 1995 by Kathi Keville, Mindy Green

Gedruckt auf umweltfreundlichem,
chlorfrei gebleichtem Papier

Alle Rechte vorbehalten – Printed in Germany
© Verlag Herder Freiburg im Breisgau 1999
Lizenzausgabe mit freundlicher Genehmigung
des Deukalion Verlages Uwe Hils, dort erschienen unter dem Titel:
Die Seele der Pflanzen. Ätherische Öle und Kräuteressenzen
selbst gewinnen und anwenden
Umschlaggestaltung: Joseph Pölzelbauer
Umschlagfoto: © Bavaria Bildagentur
Satz: Fotosetzerei G. Scheydecker, Freiburg i. Br.
Druck und Bindung: Freiburger Graphische Betriebe 1999
ISBN 3-451-04630-X

Inhalt

TEIL ZWEI: THERAPIE

TEIL DREI: KOMPOSITION

TEIL VIER: TABELLEN

TEIL FÜNF: ANHANG

Vorwort

Wenn man die Flut der Veröffentlichungen zum Thema Aromatherapie sieht, die in den letzten Jahren erschienen sind, drängt sich die Frage auf: »Noch ein neues Buch – wozu?« Besonders in der europäischen Literatur war kaum noch ein neuer Gedanke zu finden, und deshalb freut es mich um so mehr, hier das Buch der beiden engagierten amerikanischen Autorinnen Kathi Keville und Mindy Green einzuführen. Ihr besonderes Verdienst liegt darin, daß sie die Aromatherapie wieder in den Rahmen einer modernen, ganzheitlichen Pflanzenheilkunde stellen. Sie gehen ausführlich auf Querverbindungen zu phytotherapeutischen Anwendungen ein, stellen eine sehr große Anzahl ätherischer Öle vor und erläutern zudem noch andere aus Pflanzen gewonnene Extrakte wie Tinkturen und Kräuteressige. Sehr hilfreich sind die Tabellen sowie die Hinweise auf die Chemotypen und die seelische Wirkebene. Nicht zuletzt ist es ein Genuß, die im amerikanischen Stil flüssig geschriebenen Texte zu lesen.

Mir scheint es aber auch wichtig, daß hier nicht blinde Rezepthörigkeit gepredigt wird und daß im Hinblick auf ätherische Öle und Kräuter ein sensibler Umgang und kritisches Urteilsvermögen genauso gefordert werden wie ausreichende Kenntnisse. Überlassen wir die Therapie den Therapeuten, die hierzu entsprechend ausgebildet sind, und nutzen wir den Reichtum der Aromapflanzen für die Gesunderhaltung, Vorsorge und für die Förderung des inneren Wachstums. In unserem internationalen Verband Veroma geben wir dafür Unterstützung in Form von Kongressen, Veröffentlichungen, Arbeitskreisen und Seminaren.

Viel Spaß bei der Lektüre, die sicherlich sehr viele Anregungen bietet, wünscht

Martin Henglein

TEIL EINS: THEORIE

KAPITEL 1

Die Geschichte des Dufts

Altertum

Über die Düfte im Altertum ist nur wenig bekannt. Anthropologen vermuten, daß der Ursprung der Parfumherstellung in der Verbrennung von Gummi und Harzen liegt, wodurch Räucherware hergestellt wurde. Schließlich ging man dazu über, stark duftende Pflanzen in pflanzliches und tierisches Öl einzulegen, um daraus Öle zur Körperpflege und für zeremonielle Anlässe zu gewinnen. Man nimmt an, daß zwischen 7000 und 4000 v. Chr. hauptsächlich die fetten Öle von Olive und Sesam als Trägersubstanzen zur Herstellung von Salben Verwendung fanden.

Um 300 v. Chr. importierten die Ägypter bereits große Mengen Myrrhe zur selben Zeit, als sie die Schrift entwickelten und begannen, Tonziegel herzustellen. Es ist anzunehmen, daß Gewürze, Gummiharze und andere Duftpflanzen – zum größten Teil für religiöse Zwecke – die ersten Handelsgüter waren.

Auf einer archäologischen Expedition im Industal (im heutigen Pakistan) fand Dr. Paolo Rovesti im Jahre 1975 in einem Museum in Taxila ein ungewöhnliches Gerät aus Terrakotta, das zusammen mit Parfumbehältern aus Terrakotta ausgestellt war. Es sah aus wie ein primitiver Destillierkolben, was wegen der Datierung auf 3000 v. Chr. allerdings bedeuten würde, daß die Destillation bereits 4000 Jahre früher bekannt war, als von den meisten Quellen angenommen wird. Schließlich fand man ein Gefäß ähnlicher Machart aus der Zeit um 2000 v. Chr. in Afghanistan, bei dem es sich zweifellos um einen Destillierkolben handelte. Auf mesopotamischen Keilschrifttafeln aus dem 13. bis 12. Jahrhundert v. Chr. sind feingearbeitete, eiförmige Gefäße beschrieben, die Spulen enthielten. Wiederum ist ihre Funktion unbekannt, doch sie ähneln arabischen *itriz*, die in dieser Region wesentlich später zur Destillation verwendet wurden.

Selbst wenn zu solch einem frühen Zeitpunkt bereits ätherische Öle zur Verfügung standen, so handelte es sich doch bei den meisten künstlich hergestellten Duftstoffen um Räucherware und Salben. Während der Herrschaft des ägyptischen Pharaos Khufu, des Erbauers der Großen Pyramide (ca. 2700 v. Chr.), wurde auf Papyrusmanuskripten über Duftkräuter, bevorzugte Öle, Parfums, Tempelräucherware und die Herstellung von Heilsalben aus duftenden Harzen berichtet. Auf dem gesamten afrikanischen Kontinent benutzten die Menschen Duftöle, um ihre Haut vor der austrocknenden Wirkung der heißen Sonne zu schützen. Dieser Brauch verbreitete sich bis in den Mittelmeerraum, wo Athleten vor dem Wettkampf mit duftenden Salben eingerieben wurden.

Das Gilgamesch-Epos aus derselben Epoche berichtet, daß der legendäre König von Uruk in Mesopotamien (dem heutigen Irak) *ntyw*, Räucherware aus Zedernholz und Myrrhe, verbrannte, um die Götter gnädig zu stimmen. Eine Tafel aus dem benachbarten Babylon enthält einen Auftrag zur Einfuhr von Zeder, Myrrhe und Zypresse, eine andere ein Rezept für parfümierte Salben, und auf einer dritten finden sich Vorschläge für die medizinische Verwendung von Zypresse. Noch weiter im Osten wurde im Jahre 2697 v. Chr. das Werk *Chinese Yellow Emperor Book of internal medicine* verfaßt, das zahlreiche Anwendungen aromatischer Kräuter erklärt.

Im Mittleren Osten wurden schon lange vor 1700 v. Chr. Handelsrouten zum Erwerb duftender Güter eingerichtet. Die folgenden 3000 Jahre – bis zur Entdeckung des Seewegs um das Kap der Guten Hoffnung durch die Portugiesen – waren diese Handelswege stark frequentiert. Im Alten Testament werden die ersten Gewürzhändler erwähnt: »Eine Gruppe von Ismaeliten (Arabern) aus Gilead transportierte Gewürze, Balsam und Myrrhe und wollte diese nach Ägypten bringen.« Möglicherweise trieben bereits um 1500 v. Chr. die Monsunwinde die ersten Doppelausleger-Kanus über die »Zimtstraße«.

Die Vorliebe der Ägypter für die Herstellung von Salben und Räucherware sollte legendär werden. Ein Bildnis von König Thutmosis IV., das in den Sockel der Sphinx von Gizeh eingemeißelt ist, bringt seit 1425 v. Chr. Räucherware und Öle als Opfer dar. Es besteht kaum Zweifel daran, daß die von den Ägyptern benutzten Aromastoffe sehr kräftig waren: Calcittöpfe mit Gewürzen (z. B. Weihrauch), die in Fett konserviert wurden, gaben noch 3000 Jahre später bei der Öffnung des Grabes von König Tutanchamun einen schwachen Duft ab. Wie auf Wandmalereien dargestellt, wurden feste Salben aus Indischer Narde und anderen Duftträgern, die man *bitcones* nannte, auf den Köpfen von Tänzern und Musikern plaziert, wo sie schmolzen und sich langsam – auf dramatische Art und Weise – über Haare und Körper verteilten.

Dem bekanntesten ägyptischen Duft, *kyphi* (der Name bedeutet »die Götter willkommen heißen«), wurde nachgesagt, daß er hypnotisierend wirke. In der Sonnenstadt »Heliopolis« wurden morgens Harze, mittags Myrrhe und zum Sonnenuntergang *kyphi* verbrannt, um dem Sonnengott Ra zu huldigen. *Kyphi* hatte aber weitaus mehr als nur religiöse Bedeutung. Es hatte schlaffördernde Wirkung, konnte Ängste abbauen, Träume verstärken, Sorgen vertreiben, Asthma behandeln und Gifte neutralisieren. Verschiedene Rezepte sind überliefert. Eines der ältesten enthält neben anderen Zutaten eine berauschende Mischung aus Kalmus, Henna, Indischer Narde, Weihrauch, Myrrhe, Zimt, Zypresse und Terebinthe (Pistazienharz). Würfel aus Räucherware wurden hergestellt, indem man gemahlene Gummiharze und Pflanzen mit Honig verrührte, ähnlich wie die Babylonier es taten und wie es später auch bei den Griechen und Römern Brauch wurde.

Die alten Hebräer benutzten Düfte, um ihre Tempel, Altäre, Kerzen und Priester damit zu weihen. Das Zweite Buch Mose (ca. 1200 v. Chr.) enthält das Rezept für das heilige Salbungsöl, das Moses für die Durchführung der Priesterweihe gegeben wurde: Myrrhe, Zimt und Kalmus, gemischt mit Olivenöl. Obwohl Moses jedem ernste Strafen androhte, der die heiligen Öle und Weihrauch für weltliche Zwecke erwarb, waren doch nicht alle Aromapflanzen auf den rein religiösen Gebrauch beschränkt. In den Sprüchen Salomos ist zu lesen: »Das Herz freut sich an Salbe und Räuchwerk« (27:9), während es im Hohelied heißt: »Mein Freund ist mir ein Büschel Myrrhen, das zwischen meinen Brüsten hanget. Mein Freund ist mir eine

Traube von Zyperblumen in den Weingärten zu Engedi« (Hohelied 1:13–14).

Im ausgehenden 5. Jahrhundert war Babylon Hauptumschlagplatz für den Parfumhandel. Die Babylonier machten ausgiebig Gebrauch von Libanonzeder, Zypresse, Kiefer, Tannenharz, Myrte, Kalmus und Wacholder. Als die Juden aus der Babylonischen Gefangenschaft zurückkehrten, schätzten sie die Düfte weitaus mehr als früher, vor allem in Form von Räucherware. Auch die griechische Antike war von Düften geprägt. Ein einziges griechisches Wort, *arómata*, steht für Räucherware, Parfum, Gewürze und aromatische Heilmittel. Eine solche Mischung, hergestellt von einem Parfümeur namens Megallus, war das legendäre *megaleion*, das verbranntes Harz, Kassia, Zimt und Myrrhe enthielt und zur Behandlung von Wunden und Entzündungen verwendet wurde. In Delphi beugten sich die Orakelpriesterinnen über schwelende Dämpfe aus Lorbeerblättern, um in einen berauschenden Trancezustand zu verfallen; der Rauch drang durch Löcher im Boden und hüllte die Priesterinnen auf »magische« Weise ein. Im 7. Jahrhundert v. Chr. hatte Athen sich zu einem Handelszentrum entwickelt, in dem Hunderte von Parfümeuren ihre Geschäfte eröffnet hatten. Besonders intensiv wurde mit Madoran, Lilie, Thymian, Salbei, Anis, Rose und Iris gehandelt, die in Oliven-, Mandel-, Rizinus- und Leinsamenöl extrahiert wurden. Daraus entstanden dann dickflüssige Salben, die in kleinen, liebevoll dekorierten Keramiktöpfen verkauft wurden, ähnlich denen, die man heute noch in Athen findet.

Sokrates stand dem Parfum zutiefst ablehnend gegenüber. Er befürchtete, daß durch den Duft die Unterschiede zwischen Sklaven (die nach Schweiß rochen) und freien Menschen (die nicht am Geruch zu erkennen waren) verwischt werden könnten. Alexander der Große dagegen – der nach der Schlacht von Issos die wertvollen Duftstoffe und Salben des von ihm besiegten König Darius voller Verachtung aus dessen Zelt warf – lernte die Düfte schätzen, nachdem er einige Jahre durch Asien gezogen war. Später schickte er Gesandte in den Jemen und nach Oman, die die Quellen der arabischen Räucherware finden sollten, mit der er seinen Körper parfümierte und die ständig neben seinem Thron brannte. Von seinen weiten Reisen sandte Alexander regelmäßig Ableger von Pflanzen an seinen Athener Schulfreund Theophrast, so daß dieser einen botanischen Garten in Athen einrichten konnte. Die von Theophrast verfaßte Abhandlung *Über Düfte* beschäftigte sich mit allen wichtigen Grundlagen: der Mischung von Parfums, dem Gebrauch von aromatisierten Weinen, der Haltbarkeit, den dufttragenden Bestandteilen und der Wirkung von Düften auf Körper und Geist.

Mit der Ausweitung der Handelsrouten begannen Afrika, Südarabien und Indien, die Zivilisationen des Mittleren Ostens und des Mittelmeerraums mit Indischer Narde, Zitronengras und Ingwer zu versorgen; phönizische Kaufleute handelten mit chinesischem Kampfer, indischem Zimt, Pfeffer und Sandelholz; die Syrer brachten Duftgüter nach Arabien. Echte Myrrhe und Weihrauch aus dem fernen Jemen erreichten um 300 v.Chr. durch persische Kaufleute den Mittelmeerraum. Der Verkehr auf den Handelsrouten wuchs weiter an aufgrund der steigenden Nachfrage nach Rose, Kalmus, Schwertlilie, Narzisse, Safran, Mastik, Eichenmoos, Zimt, Kardamom, Pfeffer, Muskat, Ingwer, Indischer Narde, Aloe, Gräsern und Gummiharzen.

Im 1. Jahrhundert n.Chr. importierte Rom ungefähr 2800 Tonnen Weihrauch und 550 Tonnen Myrrhe pro Jahr. Nero, der seit 54 n.Chr. römischer Kaiser war, gab allein umgerechnet 100 000 Dollar aus, um eines seiner Feste durch Düfte zu bereichern. Die geschnitzten Elfenbeindecken in seinen Speisesälen waren mit versteckten Pfeifen bestückt, aus denen Duftnebel auf die Gäste gesprüht wurden, während die Vertäfelung zur Seite wich, so daß frische Rosenblütenblätter auf die Gäste herabrieseln konnten. Diese ganze Duftorgie lief allerdings nicht ganz ohne Zwischenfälle ab; denn ein unglücklicher Gast soll angeblich an einer dichten Wolke aus Rosenblütenblättern erstickt sein. Sowohl Männer als auch Frauen badeten buchstäblich in Parfum, während sie von eigens dafür abgestellten Sklaven, den *cosmetae*, bedient wurden. Drei Arten von Parfum wurden für den Körper verwandt: feste Salben, parfümiertes Öl und parfümierter Puder. All diese Produkte konnten in den Läden der *unguentarii* erworben werden, die genauso hoch angesehen waren wie Ärzte. Die Römer betitelten sogar ihre/n Geliebte/n mit »meine Myrrhe« und »mein Zimt«, ähnlich wie wir heute »kulinarische« Kosenamen wie »Honey« oder »Süße/r« benutzen.

Der römische Geschichtsschreiber Plinius, Autor der beeindruckenden *Naturalis historia* aus dem 1. Jahrhundert n. Chr., erwähnt 32 Heilmittel aus Rosen, 21 aus Lilien, 17 aus Veilchen und 25 Heilmittel, die aus Poleiminze gewonnen wurden. Zu den berühmten römischen Duftmischungen zählte auch *susinon*, das nicht nur als Parfum, sondern ebenso als harntreibendes Mittel und von Frauen als entzündungshemmendes Tonikum geschätzt wurde, sowie *amarakinon*, mit dem Verdauungsbeschwerden und Hämorrhoiden behandelt wurden und gleichzeitig die Menstruation stimuliert werden konnte. Eine ähnliche Salbe aus Nardenöl wurde zur Behandlung von Kehlkopfentzündungen und Husten benutzt. Düfte finden auch im Neuen Testament Erwähnung – zumindest symbolisch. Weihrauch und Myrrhe, die dem Christkind dargebracht wurden, waren wertvoller als eine Gabe aus Gold – wenn es sich dabei überhaupt um Gold handelte; denn einige Gelehrte vermuten, daß die drei Weisen möglicherweise goldfarbene Duftambra bei sich trugen. Eine der bekanntesten Stellen im Evangelium beschreibt, wie sich Judas Ischariot darüber beklagt, daß Maria Magdalena Jesu Füße mit kostbarem Nardenöl salbt. Sogar der griechische Ausdruck für Christus, *Christos*, bedeutet »der Gesalbte«, abgeleitet vom griechischen Verb *chriein*, »salben«.

Tatsächlich machten die Grundlagenwissenschaften der Aromatherapie im 1. Jahrhundert n. Chr. eine beschleunigte Entwicklung durch. Den Aromastoffen war in Dioskorides' berühmtem Kräuterbuch immerhin einer von fünf Abschnitten gewidmet. Die erste schriftlich fixierte Beschreibung eines Destillierkolbens der westlichen Welt – erfunden von Maria Prophetissima – finden wir in *The gold-making of Cleopatra*, einem alexandrinischen Text aus dem 1. Jahrhundert. Der Apparat war zunächst nur für die Destillation ätherischer Öle konzipiert worden, erwies sich jedoch auch bei der Destillation alkoholischer Getränke als tauglich. Bei den gnostischen Christen des 1. bis 4. Jahrhunderts, deren Glaube tief in der ägyptischen Philosophie verwurzelt war, genossen Düfte ein hohes

Ansehen. Auf der Suche nach der Erlösung von der Begrenztheit der materiellen Welt wandten sie sich der Symbolkraft der ätherischen Öle zu, die die Seele der Pflanzen repräsentierten.

Der Ferne Osten

Auch im Fernen Osten entwickelten sich die Destillation ätherischer Öle und die Verwendung von Aromapflanzen. Ebenso wie die christlichen Gnostiker glaubten die chinesischen Taoisten daran, daß die Extraktion eines Pflanzendufts gleichsam der Freisetzung der pflanzlichen Seele entspreche. Die Chinesen hatten wie die Griechen nur einen Begriff für Parfum, Räucherware und Duft, nämlich *heang*. Darüber hinaus wurde *heang* je nach der hervorgerufenen Stimmung in sechs Grundtypen eingeteilt: ruhig, zurückgezogen, luxuriös, schön, kultiviert oder edel.

Die chinesische Oberschicht machte während der T'ang-Dynastie, die im 7. Jahrhundert n. Chr. an die Macht kam, bis zum Ende der Ming-Dynastie im 17. Jahrhundert reichlich Gebrauch von Düften. Der Körper, ihre Bäder, Kleidung, Häuser und Tempel waren alle reich beduftet, ebenso wie Tinte, Papier, Kosmetik und Säckchen, die in die Kleider eingenäht waren. Fächerrippen wurden aus duftendem Sandelholz hergestellt, und gewaltige, wohlriechende Buddhastatuen schnitzte man aus Kampferholz. Bei Tanzveranstaltungen und anderen Zeremonien konnten die Besucher davon ausgehen, daß sie mit Parfumsäckchen beworfen wurden. China importierte nach Jasmin riechendes Sesamöl aus Indien, persisches Rosenwasser über die Seidenstraße und schließlich indonesische Aromapflanzen – Nelken, Benzoe Siam, Ingwer, Muskat und Patschuli – über Indien.

In China wurden zahlreiche Texte veröffentlicht, die mit der Aromatherapie in Zusammenhang standen. Die *Hsian-Pu*-Abhandlung von Hung Chu (1100 n. Chr.) beschreibt die Herstellung von Räucherware. Das 16. Jahrhundert brachte die berühmte chinesische Arzneimittellehre *Pen Ts'ao* hervor, in der fast 2000 Kräuter und in einem separaten Teil 20 ätherische Öle behandelt wurden. Jasmin wurde als allgemeines

Tonikum verwendet, Rosenöl regulierte die Verdauung, die Lebertätigkeit und reinigte das Blut; Kamille linderte Kopfschmerz, Schwindel und Erkältungen; mit Ingwer konnten Husten und Malaria behandelt werden.

Es waren allerdings die Japaner, die den Gebrauch von Räucherwaren zu einer hohen Kunst weiterentwickelten, obwohl diese Japan erst sehr spät erreichten, nämlich um 500 n. Chr. (zu jener Zeit hatten die Japaner die Destillation bereits perfektioniert).

Vom 4. bis zum 6. Jahrhundert stellte man Räucherpasten aus pulverisierten Pflanzen her, die mit dem Fruchtfleisch von Pflaumen, Seetang, Holzkohle und Salz gemischt wurden. Die Mischungen wurden dann in Kegel, Spiralen oder Blättchen gepreßt und anschließend auf Aschebetten verbrannt. Spezialschulen vermittelten die Kunst des *kodo*, d. h. die Kunst des Parfümierens (und tun dies auch heute noch). Die Schüler lernten, Räucherware bei zeremoniellen Anlässen zu verbrennen, und führten erzählende Tänze zu diesen Rauchritualen auf. Von der Nara- bis in die Kamakura-eriode (710–1333) hing man kleine, lackierte Kästchen an eine Spange am Kimono – das Behältnis für das heutige Opiumparfum wurde diesen Kästchen nachempfunden. Geishas berechneten die Kosten für ihre Dienstleistungen danach, wie viele Räucherstäbchen in der Zeit abbrannten, die sie mit dem Kunden verbrachten.

Das Mittelalter

Die Verbreitung des Islam führte dazu, daß Düfte stärker gewürdigt wurden und sich die Kenntnisse in diesem Bereich vertieften. Mohammed, der im 6. und 7. Jahrhundert lebte, soll nichts mehr geliebt haben als Kinder, Frauen und Düfte. Sein Lieblingsduft war vermutlich Henna, doch es war die Rose, deren Duft die moslemische Kultur durchdrang. Mit Rosenwasser wurden die Moscheen gereinigt, Handschuhe parfümiert, Limonade und Geleefrüchte *(turkish delight)* aromatisiert, und es wurde aus einem als *gulabdan* bezeichneten Flakon auf Gäste versprüht. Rosenkranzperlen aus Gummiarabikum und Rosenblütenblättern setzten bei Gebrauch ihren Wohlgeruch frei.

Schenkt man den Übersetzungen der »arabischen Klassiker« aus dem 7. Jahrhundert Glauben, so fanden arabische Alchimisten bei ihren Forschungen die »Quintessenz« der Pflanzen in den ätherischen Ölen. Das *Book of perfume chemistry und distillation* von Jaakub al-Kindi (803–870) beschreibt viele ätherische Öle, darunter auch aus China importierten Kampfer. Gerber (Jabir Ibn Hayyan) von Arabien schrieb in seiner *Summa perfectionis* mehrere Kapitel über die Destillation. Die Weiterentwicklung (gelegentlich auch irrtümlicherweise die Erfindung) der Destillation ist Ibn Sinah (980–1037) zu verdanken, im Westen als Avicenna bekannt, dem arabischen Alchimisten, Astronomen, Philosophen, Mathematiker, Arzt und Dichter, der das berühmte *Canon medisinae* schrieb. Er arbeitete sehr intensiv mit ätherischen Ölen, und eines seiner 100 Bücher war ausschließlich den Rosen gewidmet.

Auch der Text des arabischen Arztes al-Samarqandi aus dem 13. Jahrhundert enthielt umfangreiches Material über die Aromatherapie, u.a. ein Kapitel über Aromabäder und eines über aromatische Salben und Puder. Dämpfe und Gerüche von Majoran, Thymian, Wermut, Kamille, Fenchel, Minze, Ysop und Dill wurden zur Behandlung von Nebenhöhlen- und Ohrenentzündungen empfohlen. Kräuter wurden in einer Kürbisflasche verbrannt, als Dämpfe inhaliert oder auf heiße Steine oder Ziegel gesprenkelt. Someshvara, ein indischer Text aus dem 12. Jahrhundert, beschreibt ein tägliches Baderitual, in dem die duftenden Öle von Jasmin, Koriander, Kardamom, Basilikum, Zimt, Schraubenbaum, Kiefer, Safran, Champac und nach Nelke duftendes Sesamöl verwendet wurden. Personen, die an tantrischen Zeremonien teilnahmen, wurden mit Ölen eingerieben, die Männer mit Sandelholz, die Frauen mit Jasminduft an den Händen, Patschuli im Nacken und auf den Wangen, Ambra auf den Brüsten, Lavendel im Haar, Moschus auf dem Bauch, Sandelholz auf den Oberschenkeln und Safran an den Füßen. In anderen Ritualen hielten Frauen, die *dainyals* genannt wurden, Tücher über ihre Köpfe, um den Rauch der Tibetischen Zeder einzufangen, der sie zu prophetischen Gesängen inspirieren sollte. Spezielle Fingerringe enthielten kleine Hohlräume, die mit Moschus oder Ambra gefüllt waren. Tempelportale aus Sandelholz luden die Gläubigen zum Eintreten ein (und hatten den praktischen Nebeneffekt, daß sie die Termiten fernhielten).

Eine der berühmtesten Kräuterkundigen des Mittelalters in Europa war die Äbtissin von Bingen, die heilige Hildegard (1098–1179). In einer ihrer vier Abhandlungen über Heilpflanzen, *Causae et curae* (»Ursachen und Heilung von Krankheiten«), läßt sie sich lobend über Duftkräuter aus – speziell über ihr Lieblingskraut Lavendel, und in einigen Quellen wird Hildegard von Bingen als die Erfinderin des Lavendelwassers bezeichnet. In Europa hüteten Nonnen und Mönche sorgsam die Rezepte für Karmeliterwasser, das Melisse, Angelika und andere Kräuter enthielt, und für *Aqua mirabilis* (»Wunderwasser«), das zur Verbesserung des Gedächtnisses und der visionären Kräfte sowie zur Linderung von rheumatischen Schmerzen, Fieber, Melancholie und Verschleimung benutzt wurde.

Vom 9. bis zum 15. Jahrhundert zog die Medizinerschule von Salerno in Italien Gelehrte aus dem Westen wie aus dem Osten an. Die Häupter der Absolventen wurden mit Lorbeerkränzen geschmückt. In Salerno konnte sich das westliche Wissen erneut etablieren, das nach dem Fall von Alexandria durch die Moslems bewahrt und weiterentwickelt worden war. Das dort niedergeschriebene *Regimen sanitatis salernitanum* war mehrere Jahrhunderte lang eine Art medizinische Bibel.

Einfluß des Gewürzhandels

Im 13. und 14. Jahrhundert hatte Italien eine Monopolstellung im Osthandel, der sich während der Kreuzzüge entwickelt hatte. Die Gilden – Gemischtwarenhändler, Gewürzhändler, Apotheker, Parfümeure und Handschuhmacher – kontrollierten den Import enormer Mengen von Gewürzen, mit denen die Städte zum Schutz vor der Pest und anderen Krankheiten desinfiziert wurden. Das Ziel von Marco Polos Reise nach China bestand darin, die moslemischen Zwischenhändler und ihre 300prozentigen Preisaufschläge zu umgehen und den Fernen Osten zu einem direkten Handel mit Genua zu bewegen. Als Kolumbus auf die Neue Welt stieß, wollte er Spaniens Rolle im Gewürzhandel stärken und dabei die Konkurrenz ausstechen. Sein Weg nach Osten war kürzer. Tabak, Kokablätter, Vanille, Kartoffeln und Chili aus Amerika waren von großem Interesse für den Rest der Welt. Kolumbus bemühte sich, auch Gewürznelken und Zimt zu finden – allerdings vergeblich.

Die Portugiesen hatten das große Glück, endlich eine Handelsroute um die Südspitze Afrikas herum einrichten zu können. Aus dem Kap der Stürme war das Kap der Guten Hoffnung geworden. Im Jahre 1498 riefen die Matrosen auf Vasco da Gamas Schiff »Christos e espiciarias!« (»Für Christus und Gewürze«), als sie sich Indien und seinem Reichtum an Gewürznelken, Ingwer, Benzoe Siam und Pfeffer näherten. Aus Neid überredete Venedig die moslemischen Händler zum Kampf gegen die Portugiesen, die nun den gesamten Gewürzhandel kontrollierten. Die Händler hatten jedoch keinen Erfolg. So verlagerte sich der Handel aus dem Mittelmeer in den Atlantikraum.

Indien, das immer eine wichtige Rolle im Gewürzhandel innehatte – eher als willenloses Werkzeug denn als wirklicher Akteur –, verfügte über ein reichhaltiges Angebot an Aromastoffen mit allein 17 verschiedenen Jasminarten. Der moslemische Herrscher Babur, einer der indischen Mogulen, erklärte: »Man kann die Düfte Indiens denen aller Blumen der Welt vorziehen«. Die britische Ostindische Gesellschaft, die dem Beispiel der niederländischen Gesellschaft folgte, profitierte schließlich von den Ereignissen im 18. Jahrhundert und gewann die Kontrolle über Indien, indem sie die Reibereien zwischen Moslems und Hindus ausnutzte. Die britische Ostindische Gesellschaft veröffentlichte eine umfangreiche Sammlung über Heil- und Duftpflanzen mit dem Titel *The wealth of India* (»Der Reichtum Indiens«).

Amerika

Kolumbus' Vermutungen erwiesen sich zumindest in einer Hinsicht als richtig. Die Völker der Neuen Welt besaßen tatsächlich wahre Duftschätze: Peru- und Tolubalsam, Wacholder, amerikanische Zeder, Sassafras und tropische Blumen wie

Vanille. Wie andere Ureinwohner auf der Erde, so blickten auch die amerikanischen Eingeborenen auf eine lange Tradition des Dufträucherns und des Gebrauchs duftender Salben zurück. In ganz Amerika war die Massage mit Duftölen eine gebräuchliche Heilmethode.

Die Duftpraktiken der Azteken waren ähnlich ausgefallen wie die der Ägypter. Auch sie stellten Ziergefäße her, in denen die Räucherware verbrannt wurde. Verletzte Azteken wurden mit wohlriechenden Salben in den Schwitzhäusern oder *temazcalli* massiert. Die Inkas stellten Massagesalben aus Baldrian und anderen Kräutern her und dickten sie mit Seetang an. Bei den Mayas in Zentralamerika wurden die Kranken, einer nach dem anderen, in beengten Tonhäusern mit Dampf behandelt.

Auf dem gesamten nordamerikanischen Kontinent wurden kranke Menschen mit festen Bündeln aus Duftkräutern oder geflochtenem »Süßgras« *(Hierochloe odorata)* behängt, das wie Vanille riecht. Blutstau, Rheuma, Kopfschmerzen, Ohnmachtsanfälle und andere Krankheiten wurden mit dem Rauch brennender Pflanzen behandelt oder mit einem starken Kräutertee, der über heiße Steine gegossen wurde, so daß sich aromatisierter Dampf bildete. Die Bewohner der *Great Plains* verwendeten Echinacea zur Rauchbehandlung gegen Kopfschmerzen; viele Stämme benutzten Pflanzen mit einem stechenden Geruch, z. B. Goldrute, Poleiminze und Katzenpfötchenblüten, zu therapeutischen Zwecken.

Gerüche und »Kultur«

Auch nachdem Italien die Kontrolle über den Gewürzhandel verloren hatte, blieb es in Europa führend im Kosmetik- und Parfumbereich. Als Venedig sich zu einer Art »Weltstadt« entwickelte, begann es, duftende Pasten, Handschuhe, Beinkleider, Schuhe, Hemden und sogar Duftmünzen herzustellen. Das englische Wort *pomander* (»Ambrakugel«) geht auf das französische *pomme d'ambre* zurück, die Bezeichnung für ein duftendes Bällchen aus grauer Ambra, Gewürzen, Wein und Honig, das in einem kleinen, perforierten Gefäß entweder an einem Band um den Hals oder am Gürtel getragen wurde. Getrocknete Heilpflanzen wurden in schönen Porzellantöpfchen aufbewahrt, wäßrige Auszüge dagegen in Venezianischem Glas.

Der italienische Einfluß weitete sich auf Frankreich aus, was durch die Hochzeit Katharina von Medicis mit dem französischen Prinzen Heinrich II. noch verstärkt wurde. Katharinas Alchimist (der wahrscheinlich auch ihr Giftmischer war, doch das ist eine andere Geschichte) und ihr Parfümeur begleiteten sie auf ihrer Reise nach Frankreich, wo letzterer ein Geschäft in Paris eröffnete. In den Städten Montpellier und Grasse, die beide schon stark unter dem Einfluß des benachbarten Genua standen, produzierte man seit langem parfümierte Handschuhe, die bei der Oberschicht hoch im Kurs standen. Die Handschuhe waren größtenteils mit Neroli oder mit tierischen Duftstoffen wie z.B. Ambra und Zibet parfümiert. Offensichtlich wurde dies nicht immer gewürdigt. So beklagte sich ein Bühnendichter des 17. Jahrhunderts, Philip Massinger: »Meine Dame, wie gern würde ich mich herabbeugen, um Ihre Hand zu küssen, doch leider ist sie mit einem Handschuh bedeckt, und leider wird es mir von Zibet schlecht.« Montpellier und Grasse übernahmen die Führung in der Parfumindustrie, als Frankreich im Handel mit Duftwaren die Oberhand über Italien gewann.

Auch England blieb von der Liebe Italiens zum Duft nicht unbeeinflußt. Ein Paar parfümierte Handschuhe fesselte die Aufmerksamkeit von Elisabeth I. dermaßen, daß sie sich dazu ein Ledercape und Schuhe mit demselben Duft anfertigen ließ. Im 16. Jahrhundert bestäubten die Elisabethaner Haut, Haar und Kleidung mit duftendem Puder und tönten ihre Haut mit aromatisiertem Essig und Duftwässern. Diese Duftwässer dienten wie die römischen Mischungen gleichzeitig auch als innerlich angewandte Medizin.

Die Anzahl der destillierten Pflanzen nahm im 16. Jahrhundert zu, und es wurden viele Bücher über Alchimie und die Kunst des Destillierens veröffentlicht. Im Jahre 1732, als der Italiener Giovanni Maria Farina das Unternehmen seines Onkels in Köln übernahm, produzierte er *aqua admirabilis*, eine belebende Mischung aus Neroli, Bergamotte, Lavendel und

Rosmarin in destilliertem Weingeist. Damit wurde die Haut benetzt, und man benutzte sie auch bei Zahnfleischentzündungen und Verdauungsstörungen. Französische Soldaten, die in Köln stationiert waren, nannten diese Mischung scherzhaft *Eau de Cologne*. Napoleon soll davon mehrere Flaschen am Tag verbraucht haben. Diese Würdigung bewirkte einen solchen Popularitätsschub, daß 39 Mitanbieter auf den Markt drängten und die anschließenden Rechtsstreitigkeiten sich über ein halbes Jahrhundert hinzogen.

Andere beliebte Duftmischungen enthielten Rose, Veilchen und Patschuli, die man auf die importierten indischen Umhängetücher träufelte, die durch Napoleons berühmte Gemahlin Josephine bekannt geworden waren.

Die moderne Welt

Im 19. Jahrhundert kam es zu zwei bedeutenden Veränderungen in der westlichen Duftwelt. Die Weltausstellung in Paris stellte 1867 Parfums und Seifen erstmals außerhalb des pharmazeutischen Sektors aus, es wurde also ein unabhängiger Handelsbereich für Kosmetik geschaffen. Noch wichtiger war im Jahre 1868 die Produktion des ersten künstlichen Duftstoffs, des Kumarins (das nach frisch gemähtem Heu riecht). 20 Jahre später folgten Moschus, Vanille und Veilchen. Schließlich stieg die Anzahl der künstlichen Düfte auf viele Hunderte, ja Tausende – dies waren die ersten Parfums, die sich nicht für medizinische Anwendungen eigneten.

Bei der Wiederentdeckung des therapeutischen Gebrauchs von Duftstoffen spielte wiederum Frankreich eine führende Rolle. Die Parfumindustrie war 60 Jahre lang von der Heilmittelindustrie getrennt gewesen, begann dann jedoch langam, sich auf ihre Wurzeln im medizinischen Bereich zu besinnen. Der Begriff »Aromatherapie« wurde 1928 von dem französischen Chemiker René-Maurice Gattefossé geprägt. Sein Interesse an der therapeutischen Verwendung ätherischer Öle wurde durch eine Explosion im Labor seines Parfum-Familienbetriebs geweckt, bei der er sich an einer Hand schwere Verbrennungen zuzog. Er tauchte die verletzte Hand in einen

Behälter mit Lavendelöl und war erstaunt darüber, wie schnell die Heilung voranschritt.

In den sechziger Jahren dieses Jahrhunderts ließen sich einige Personen, u. a. der französische Arzt Jean Valnet und die in Australien geborene Biochemikerin Marguerite Maury, von der Arbeit Gattefossés inspirieren. Als Armeechirurg im Zweiten Weltkrieg benutzte Valnet ätherische Öle wie Thymian, Nelke, Zitrone und Kamille zur Behandlung von Verwundungen und Verbrennungen, später dann wandte er ätherische Öle erfolgreich in der Psychiatrie an. Valnet leistete mit seinem Buch Aromatherapie, das unter dem Titel *Aromathérapie – Gesundheit und Wohlbefinden durch pflanzliche Essenzen* ins Deutsche übersetzt wurde, die Vorarbeit für die Entwicklung der modernen Aromatherapie-Bewegung.

Entscheidend ist, daß Wegbereiter wie Valnet und Maury durch ihre Bemühungen aus der Aromatherapie eine ausgereifte Heilkunst machten, indem sie die Anwendung von Düften, wie sie in früherer Zeit üblich war, wiederentdeckten und deren weltweite Renaissance einleiteten.

KAPITEL 2

Der Geruchssinn

Es gibt nur wenige Dinge, die uns so tief bewegen oder einen so großen Einfluß auf unsere Psyche haben wie die Erinnerungen, die durch bestimmte Gerüche hervorgerufen werden. Gerüche können uns in die Kindheit zurückversetzen, eine frühere Liebe wieder heraufbeschwören oder eine Traurigkeit, die dann genauso unmittelbar erlebt wird wie in der Vergangenheit. Als unmittelbarster all unserer Sinne übt der Geruchssinn einen direkten Einfluß aus, der unabhängig ist von der Sprache und sich im Laufe der Zeit nicht abschwächt.

Die Sensibilität gegenüber Düften ist zum großen Teil kulturell bedingt, und es besteht kein Zweifel daran, daß die Kultur, in der wir leben, unsere Wahrnehmung von »erträglichen«, »normalen« oder »angenehmen« Düften beeinflußt. Primitive Kulturen akzeptieren ein viel breiteres Geruchsspektrum. Bei einem Stamm in Neuguinea ist es üblich, daß einer dem anderen bei der Verabschiedung die Hand in die Achselhöhle schiebt und sich dann mit dem Geruch des anderen einreibt. In der höherentwickelten Kultur Japans konnte früher ein starker Körpergeruch dazu führen, daß Männer vom Militärdienst ausgeschlossen wurden, was dadurch zu erklären ist, daß Asiaten im allgemeinen weniger Duftdrüsen an der Basis ihrer Haarfollikel besitzen als die Menschen im Westen und daher wesentlich sensibler auf Körpergeruch reagieren.

Mag es auch individuelle Unterschiede in der Wahrnehmung und in der Bevorzugung bestimmter Düfte geben, so üben Gerüche doch immer einen starken, wenn auch subtilen Einfluß aus. In ihrem Buch *Die Macht der Gerüche* schreibt Annick LeGuerer:

Menschen produzieren in ihrer Umgebung einen charakteristischen Geruch, der abhängig ist von Ernährung, Gesundheitszustand, Alter, Geschlecht, Tätigkeit und Rasse. Man kann sagen, daß aufgrund der Physiologie der Geruchsorgane der wohl tiefste und direkteste Eindruck, den man von einer Person haben kann, deren Geruch ist. Tatsächlich dringt der Geruch im Gehirn (unter Umgehung des Thalamus) direkt in den ältesten Teil des Organs ein, nämlich in das Rhinenzephalon, das schon bei den Griechen als »Riechhirn« bekannt war, in dem – wohl oder übel – Freude oder Widerwille erzeugt wird.

Durch den Geruchssinn treten wir am unmittelbarsten in Kontakt mit der Natur. Wir nehmen mit jedem Atemzug Gerüche wahr und überwachen damit ständig die Welt um uns herum, obwohl wir uns dessen nicht immer bewußt sind (nur 8 Moleküle einer Substanz können einen elektrischen Impuls an einem Nervenfortsatz nach sich ziehen, obwohl ungefähr 40 Nervenfortsätze stimuliert werden müssen, damit wir überhaupt einen Geruch wahrnehmen). Der Anthropologe Laurens van der Post drückt es so aus: »Der Geruchssinn ... ist nicht nur biologisch gesehen der älteste unserer Sinne, sondern er weckt auch die meisten Assoziationen. Er geht tiefer als der bewußte Gedanke oder das organisierte Gedächtnis, und er hat einen eigenen Willen, dem sich die menschliche Einbildungskraft unterordnen muß.«

Um die Aromatherapie und die Wirkungsweise der ätherischen Öle vollständig zu verstehen, müssen zunächst die Grundlagen zweier physiologischer Prozesse erklärt werden: zum einen die Funktionsweise der Geruchsorgane und zum anderen die Art und Weise, wie ätherische Öle vom Körper absorbiert werden.

Wie das Gehirn Gerüche verarbeitet

Gerüche werden durch flüchtige Moleküle erzeugt, die in der Luft schweben und die wir automatisch einatmen. Der Prozeß des Riechens läuft in drei Stufen ab. Der Geruch beginnt mit der Aufnahme von Duftmolekülen, die sich beim Einatmen an die Riechschleimhaut anlagern (Rezeptorzellen mit insgesamt etwa 20 Millionen Nervenfortsätzen). Zur Geruchsübertragung kommt es, wenn die »Botschaft« an die rechten und linken Riechkolben weitergeleitet wird, die oberhalb und hinter der Nase im Vorderhirn angesiedelt sind und in Größe und Form einer Limabohne ähneln. An dieser Stelle übersetzt, verstärkt und übermittelt eine Vielzahl von Zellen die Meldung an das Riechhirn.

Die Wahrnehmung findet statt, wenn die Botschaft am Hypothalamus, einer Art Schaltstation, ankommt. Dieser sendet Informationen an andere Gehirnteile, z.B. an die Hirnanhangdrüse, die wiederum Signale in Form chemischer Substanzen weiterleitet, und zwar

- in die Blutbahn;
- zum olfaktorischen Kortex, der zur Unterscheidung von Gerüchen beiträgt;
- zum Thalamus, der bei der Herstellung der Verbindung zwischen Geruchssignalen und höher angesiedelten Denkfunktionen behilflich ist;
- zum Neokortex, der die Geruchssignale genau analysiert und sie mit den anderen Sinnen und den Gehirnfunktionen in Verbindung bringt, die das bewußte Denken steuern.

All dies geschieht in weniger als einer Sekunde. Vor kurzem gelang es Forschern der *Columbia University* erstmals in der Medizingeschichte, Riechrezeptoren (oder zumindest Zellen, die sie dafür halten) zu isolieren. Diese große Familie von Genen – ihre Anzahl wird auf bis zu 1000 geschätzt – ist weitaus komplexer als die drei Typen von Rezeptoren, mit denen das Auge mehrere tausend Farben unterscheiden kann. Auf diese Weise ist ein durchschnittlicher Erwachsener in der Lage, in seinem Gehirn auf einer Fläche von ungefähr 6,5 cm² 10 000 unterschiedliche Gerüche zu verarbeiten.

Der Geruchssinn ist mit dem Geschmackssinn gekoppelt. Die Zunge schmeckt nur Süßes, Salziges, Saures oder Bitteres, und alle anderen Geschmackswahrnehmungen sind in Wirklichkeit Gerüche. Dr. James G. Boudreau, Geschmacksphysiologe an der *University of Texas*, glaubt, daß es möglicherweise mehr als 20 verschiedene menschliche Geschmackswahrnehmungen gebe, z.B. bitter, zwei Typen von süß, schal, metallisch, stechend/beißend, brennend, warm und kühl (wie in Menthol), zusammenziehend (adstringierend)/trocken und zusammenziehend/scharf.

Der Geruch ist der einzige Sinn, bei dem die Fortsätze der Rezeptornerven unmittelbar in Kontakt mit der Außenwelt treten und sozusagen einen direkten Kanal zum Gehirn bilden. Die »Blut-Hirn-Schranke« ist eine lipidreiche Membran, die das Gehirn umhüllt und schützt. Sauerstoff und einige Nährstoffe können diese Membran passieren, Makromoleküle, aus denen die meisten therapeutischen Arzneimittel bestehen, dagegen nicht. Da sich die Riechnerven zeitlich vor dem Gehirn entwickelt haben, werden sie nicht von dieser Hülle eingeschlossen.

Es ist eine bewegende Vorstellung, daß natürliche Gerüche, die nicht in den Körper eindringen, den Geist derart stark beeinflussen können. Forscher hoffen, sich eines Tages auf diesem Wege durch Duftmoleküle Zugang zu bestimmten Gehirnbereichen verschaffen zu können, um so die Behandlung verschiedener Störungen zu ermöglichen, u. a. der Alzheimer Krankheit. Bisherige Studien lassen vermuten, daß ätherische Öle das zentrale Nervensystem direkt beeinflussen und somit die Gehirnreaktionen verändern.

Die Reaktion unseres Gehirns auf einen Geruchswechsel kann von unseren Denkmustern beeinflußt werden. Bestimmte Gehirnwellen, die sogenannte »contingent negative variation« (oder CNV), reagieren sehr empfindlich auf emotionale Veränderungen und werden von bestimmten Düften aktiviert. Nach Robert Tisserand stimulieren verschiedene Düfte bestimmte Gehirnregionen, so daß diese Neurochemikalien (Neurotransmitter) abgeben, die uns dann auf unterschiedliche Weise beeinflussen.

So regen euphorisierende Düfte wie Muskatellersalbei und Grapefruit den Thalamus an, Enzephaline zu produzieren, körpereigene Schmerzkiller, die auch insgesamt ein Gefühl des Wohlbefindens auslösen. Zu den Düften, die die endorphinausstoßende Hirnanhangdrüse stimulieren, gehören u. a. aphrodisierende (sexuell anregende) Düfte wie Jasmin und Ylang-Ylang. Die Hirnanhangdrüse gibt auch chemische Überträgersubstanzen zur Regulierung anderer Drüsen, z. B. der Schilddrüse und der Nebennieren, an die Blutbahn ab. Beruhigende Düfte wie Majoran stimulieren den »Raphe nucleus«, eine bestimmte Gehirnregion, die wiederum die Sekretion des Hormons Serotonin auslöst, das schlaffördernd wirkt.

Die Absorption ätherischer Öle durch die Haut

Ähnlich wie bei der Absorption durch das Gehirn und das zentrale Nervensystem werden die ätherischen Öle wegen ihrer Fettlöslichkeit und kleinmolekularen Struktur und wegen des natürlichen Fettgehalts der Haut von dieser leicht und schnell aufgenommen. Ätherische Öle dringen durch feinste Kapillare in den Blutstrom ein. Sie beeinflussen das Nerven- und Lymphsystem, wenn sie mit den Nerven und Lymphgefäßen in der Lederhaut in Berührung kommen. Studien zeigen, daß nach einer Ganzkörpermassage mit einer 2%igen Lösung von Lavendelöl in Pflanzenöl erhöhte Mengen von Linalol und Linalylacetat, den chemischen Hauptbestandteilen des Lavendels, im Blut gefunden werden können. Die Konzentrationen sind nach 20 Minuten am höchsten und sinken innerhalb von 90 Minuten wieder unter die Nachweisgrenze. Die Studie läßt die Schlußfolgerung zu, daß ätherische Öle nicht nur von Natur aus fettlöslich (lipophil) sind, sondern daß außerdem die Massage mit einem fettigen Öl die Aufnahme ätherischer Öle durch die Haut beschleunigt. Man kann am eigenen Körper ein entsprechendes Experiment durchführen: Knoblauchöl, das auf der Fußsole verrieben wird, kann später im Atem gerochen werden.

Duft und Gesundheit

Während der Pestplage im Europa des 17. Jahrhunderts wurde Gestank verständlicherweise mit Krankheit, Verfall und Tod in Verbindung gebracht (in Frankreich beschrieb der Begriff peste zum einen die Krankheit und zum anderen den damit assoziierten Gestank). Die Menschen rochen an Ambrakugeln und kleinen Kästchen, die Zedernholz enthielten, und man benutzte Spazierstöcke, die oben hohl und mit duftenden Substanzen gefüllt waren, von denen man annahm, daß sie die Menschen vor der Pest schützen könnten. Blumensträußchen erfüllten denselben Zweck. Sie waren so beliebt, daß eine *London Bill of Mortality* von 1635 präzise Angaben zu deren Herstellung machte (das Rezept enthielt Essig, Reis, Wermut und Rosenwasser). Sogenannte Streukräuter wurden auf dem Boden verteilt; ihr Duft stieg auf, wenn sie von den Füßen zertreten wurden.

Viele Parfümeure – und Handschuhmacher, die ihre Produkte parfümierten – entkamen der Pest. Wir wissen heute, daß ihr Geheimnis in der antibakteriellen Wirkung der ätherischen Öle lag, denen sie Tag für Tag ausgesetzt waren. Es wird behauptet, daß der Ort Bucklersbury in England von der Plage verschont geblieben sei, weil er das Zentrum des Lavendelhandels war. Und auch heute noch ist die französische Parfumstadt Grasse für die geringe Häufigkeit von Atemwegserkrankungen bekannt.

Allerdings häufen sich die negativen Symptome, die auf synthetisch hergestellte Duftwässer und Parfums zurückzuführen sind und von Brustschmerzen bis zum anaphylaktischen Schock (einer lebensbedrohlichen allergischen Reaktion) und ähnlichen Anfällen reichen. Sie sind durch die immer stärkere Konzentration der Duftstoffe bei gleichzeitigem Mehrverbrauch von künstlichen Chemikalien bedingt.

Die amerikanische Lebensmittelbehörde geht davon aus, daß 4000 verschiedene Chemikalien in künstlichen Düften verwendet werden, wobei ein Duft teilweise aus mehreren hundert Chemikalien besteht. Ganz besonders besorgt zeigt sich die Behörde über künstliche, moschusartige Düfte, die im Verdacht stehen, das zentrale und periphere Nervensystem zu schädigen.

Der Geruchssinn hat schon immer eine wichtige Rolle bei der Diagnose von Krankheiten gespielt. Typhus soll nach frischgebackenem Brot riechen, Diabetes nach Zucker, die Pest nach Äpfeln, Gelbfieber nach Metzgereiprodukten und Nephritis (Nierenentzündung) nach Ammoniak. Der Chemiker John N. Labows verfügt über einen EDV-gestützten Katalog mit Geruchsprofilen, der bei der Identifikation von Infektionen hilft. Das *Connecticut Chesosensory Clinisal Research Center* hat sich auf solche Diagnosen spezialisiert. Man geht zum einen der Frage nach, inwiefern der Geruchssinn mit der natürlichen Alterung, dem Rauchen sowie mit der Diabetes und anderen Krankheiten in Verbindung steht, und zum anderen wird untersucht, ob mit Hilfe von Düften die Nebenwirkungen von Chemotherapie, Dialyse und Strahlentherapie reduziert werden können.

Neue Erkenntnisse geben Anlaß zu der Vermutung, daß wir Krankheit und Gesundheit direkt über den Hypothalamus steuern können. Die Funktionsweisen des Immunsystems und des zentralen Nervensystems sind nur in Ansätzen bekannt, und man weiß bisher lediglich, daß sie miteinander in Verbindung stehen. Bestimmte Gerüche bahnen sich einen Weg durch das zentrale Nervensystem, das die Antikörper des Immunsystems aktiviert. Nach neuesten Forschungsergebnissen scheint es möglich zu sein, den Körper durch gezieltes Einatmen bestimmter Düfte (welche, ist noch nicht ganz klar) dahingehend zu schulen, daß eine Immunreaktion aktiviert wird.

Der Verlust des Geruchssinns

Schätzungsweise 2 Millionen Amerikaner leiden an der Unfähigkeit zu riechen oder zu schmecken, was auf eine Reihe von Faktoren zurückgeführt werden kann. Am Zentrum für Geruchs- und Geschmacksstudien der Universität von Pennsylvania wurden 638 Personen auf ihre Geruchsempfindlichkeit getestet. Wie zu erwarten war, wiesen Raucher eine geringere Empfindlichkeit auf, die von der Intensität des Rauchens abhing. Ebenso kann der ständige Umgang mit Giftstoffen zu einem Verlust des Geruchs- und Geschmackssinns führen. In einigen wenigen Fällen waren Geruchsstörungen durch Zinkmangel bedingt, ähnlich wie manche Fälle von Unfruchtbarkeit. Hormone, Strahlung, Ernährung, Medikamente und der natürliche Alterungsprozeß beeinträchtigen den Geruchssinn, ebenso wie Antidepressiva, Angstblocker, Virusinfektionen, Kopfverletzungen und die Wechseljahre.

Es ist aber auf der anderen Seite möglich, das Riechvermögen durch gezieltes »Training« zu steigern. Robert Anholt, Wissenschaftler an der *Johns Hopkins University*, fand heraus, daß die meisten Menschen potentiell in der Lage sind, Gerüche genau zu differenzieren, wobei diese Fähigkeit allerdings trainiert werden muß. Indem sich Testpersonen so vielen natürlichen Gerüchen wie möglich aussetzten, schulten sie ihre Nasen darin, eine größere Anzahl von Düften zu unterscheiden. Zugaben von Zink können sich bei einem schwach ausgeprägten Geruchssinn als vorteilhaft erweisen.

Geruch und Eros

In ihrem Buch *A natural history of the senses* schreibt Diane Ackerman: »Da weibliche Wesen oft dafür verantwortlich waren, die Paarung einzuleiten, war der Geruch ihre Waffe ...« Duftstoffe üben auf das Unterbewußtsein oft eine sexuelle Anziehungskraft aus, die dem Bewußtsein verborgen bleibt. Ein Kuß – in vielen Sprachen ist übrigens der Begriff dafür identisch mit dem Wort für »Geruch« – ist ein verlängertes Einatmen des Geruchs des geliebten Menschen, und er bringt den Wunsch zum Ausdruck, dort zu verweilen, wo der Duft dieses Menschen entspringt.

Jeder von uns hat einen einzigartigen, persönlichen Geruch, so individuell wie unsere Fingerabdrücke, beeinflußt von Ernährung, Geschlecht, Erbanlagen, Gesundheit, Einnahme von Medikamenten, Beruf, emotionalem Zustand und Stimmung. Der persönliche Geruch drückt etwas darüber aus, wer wir sind, und er ist – instinktiv und unbewußt, mit positiver oder negativer Wirkung – eines der Kriterien, nach denen wir unsere Freunde und Sexualpartner aussuchen. Nach Dr. Susan Shiffman gilt: »Menschen, die sich gegenseitig ›nicht riechen können‹, werden kein glückliches Paar.«

Die westliche Kultur ist sich des Phänomens des Körpergeruchs allerdings in übertriebenem Maße bewußt. Da wir ständig bemüht sind, natürliche Gerüche durch Deodorant zu verdrängen und durch chemische Düfte zu ersetzen, vermuten Forscher, daß wir die uns angeborene Fähigkeit verloren haben, natürliche sexuelle Anziehung wahrzunehmen.

Die Geruchsstoffe, die von den apokrinen Drüsen produziert werden, heißen Pheromone – abgeleitet von den griechischen Wörtern *pherein* (»tragen«, »transportieren«) und *hormon* (»erregen«). Man findet sie in den Achselhöhlen, im Gesicht, an den Brustwarzen, in der Anal- und Genitalregion und in etwas geringerem Ausmaß in den Ohrmuscheln, auf den Augenlidern und auf der Kopfhaut. Die Pheromone werden während der Pubertät aktiv, wonach sie eine wichtige Rolle für das Sexualverhalten, den Verlauf der Pubertät, die Menstruation und die Wechseljahre spielen. Vor der Pubertät haben die Körperausdünstungen keinen Geruch, was biologisch gesehen auch sinnvoll ist; denn vor der Geschlechtsreife braucht der Körper keine Locksignale für das andere Geschlecht auszusenden.

In vielen interessanten Studien ist untersucht worden, wie Gerüche speziell auf Frauen wirken. Eine Studie zum Beispiel zeigte, daß bei Mädchen, die in der Pubertät von Jungen getrennt waren (im Internat), die Menstruation generell später begann als bei Mädchen in gemischten Schulen. Dies läßt die Annahme zu, daß der Kontakt mit den Pheromonen der Jungen eine Hormonreaktion verursacht, die bei den Mädchen die Geschlechtsreife auslöst. Wie andere Studien zeigen, produzieren Frauen ein Pheromon, das bewirkt, daß sich ihr Zyklus nach drei bis vier Monaten dem anderer Frauen in der Umgebung zeitlich angleicht. Die Geruchssensibilität der Frauen erreicht mit dem Eisprung ihren Höhepunkt und ist dann um ein Tausendfaches höher als normalerweise. Auf der anderen Seite ist der weibliche Geruchssinn während der Menstruation am schwächsten ausgeprägt.

Auch der männliche Unterarmgeruch kann einen Einfluß auf den weiblichen Zyklus ausüben, allerdings reicht ein engerer Kontakt über eine längere Zeit dafür nicht aus; es muß schon intimer körperlicher Kontakt bestehen. Andere Studien zeigen, daß Frauen, die mindestens einmal in der Woche mit einem männlichen Partner intim sind, auch einen gleichmäßigeren Zyklus, eher eine normale Zykluslänge sowie leichtere Wechseljahre haben und weniger häufig unter Unfruchtbarkeit leiden als enthaltsam lebende Frauen oder solche, die sehr unregelmäßig sexuell aktiv sind. Chemiker versuchen, die für dieses Phänomen verantwortlichen Chemikalien zu isolieren, um Nasensprays für die geruchsinduzierte Geburtenkontrolle und Zyklusregulation zu produzieren. Nach den Wechseljahren oder der Entfernung der Gebärmutter verlieren Frauen die Fähigkeit, Moschusdüfte wahrzunehmen, die eng mit dem männlichen Sexualhormon Testosteron verwandt sind und normalerweise in so geringen Mengen wie 10–13 g noch wahrgenommen werden können. (25 Prozent der Menschen mit Riechstörungen verlieren das Interesse an der Sexualität. In ihrer Sexualtherapie haben Masters und Johnson Paaren geholfen, gegenseitige Berührungen durch den Gebrauch von parfümierten Lotionen zu genießen.) Die Fähigkeit zur Moschuswahrnehmung wird durch eine Hormontherapie wiederhergestellt. Gebärfähige Frauen, die einem Moschusgeruch ausgesetzt werden, haben einen kürzeren Menstruationszyklus, ovulieren öfter und werden leichter schwanger.

Dagegen bietet die Forschung wenige Informationen darüber, wie sich Gerüche sexuell auf Männer auswirken. In einer Arbeit fanden wir einen Hinweis auf einen Wissenschaftler, der mehrfach für längere Zeit allein auf einer Insel lebte. Bei der Messung des Trockengewichts seiner Barthaare, die er bei der elektrischen Rasur jeden Tag auffing, entdeckte er, daß sein Bart jedesmal schneller wuchs, wenn er aufs Festland zurückkehrte und mit Frauen zusammenkam. Obwohl Sexuallockstoffe sowohl von Frauen als auch von Männern produziert werden, scheinen die männlichen Pheromone im wesentlichen sexuell anregend auf Frauen zu wirken, während die weiblichen dazu dienen, ihre Bereitschaft anzuzeigen.

Napoleon war sich des Einflusses von Gerüchen auf die Sexualität durchaus bewußt. Es wird berichtet, daß er einmal eine Nachricht an Josephine geschickt haben soll: »Bin in drei Tagen zurück. Bitte nicht (mehr) waschen.« Goethe trug das ungewaschene Mieder seiner Geliebten mit sich herum, um niemals ohne ihren Geruch sein zu müssen. In der elisabethanischen Zeit tauschten Verliebte sogenannte Liebesäpfel aus, geschälte Äpfel, die unter der Achselhöhle aufbewahrt und dem/der Geliebten mitgegeben wurden, so daß bei einer Trennung der Duft der anderen Person inhaliert werden konnte. Ein ähnlicher Brauch wurde auch in Teilen Tirols, Österreich, beobachtet. Dort war es üblich, daß ein junger Mann mit einem Taschentuch unter der Achselhöhle tanzte, mit dem er dann später unter der Nase der Angebeteten wedelte, um sie sexuell zu erregen.

Studien zeigen, daß Frauen generell einen ausgeprägteren Geruchssinn haben als Männer, sogar schon als Säuglinge. Forschungen von Hilary Schmidt vom *Monell Chemical Senses Center* in Philadelphia lassen den Schluß zu, daß es bei Kindern und Erwachsenen dieselben Duftpräferenzen gibt, zeigen aber auch Geschlechtsunterschiede. So ziehen z.B. weibliche Babys parfümierte Rasseln eher vor als männliche. Auch zeigte eine Studie, daß Frauen das Geschlecht von Personen genauer bestimmen konnten als Männer, wenn sie ein 24 Stunden lang getragenes T-Shirt »beschnüffeln« konnten. Forscher fanden heraus, daß sich bei Frauen nach Einnahme des männlichen Hormons Testosteron der Geruchssinn abschwächte. In einem weiteren Experiment, bei dem die Testpersonen den Ausstoß von Duftwolken regulieren konnten, schnitten Männer bei einfachen Denkaufgaben besser in unparfümierten Räumen ab, Frauen dagegen in parfümierten Räumen. Eine Gruppe von männlichen Interviewern stufte parfümierte Bewerberinnen als weniger intelligent, gleichzeitig aber als attraktiver ein. Als sie von Frauen interviewt wurden, wurden gut riechende Kandidatinnen dagegen als freundlicher und intelligenter beurteilt als jene, die keinen Duft an sich hatten.

Dr. Lewis Thomas entwickelte die Theorie, daß die Auswahl des Paarungspartners auf individuelle Geruchsmuster zurückzuführen sei, die das Produkt einer Gensequenz seien. 1974 stellte er die Hypothese auf, daß eine Gruppe tierischer Gene (bekannt als der Histokompatibilitätskomplex, MHC), die schützende Antikörper bildet, der Schlüssel zum Geruchscode sein könne. Der Immunologe Ted Boyse hat später die Verbindung zwischen Geruchssinn und Immunsystem bewiesen, indem er ein Experiment durchführte, das den Einfluß des Geruchssinns auf den MHC bestätigte. Bei seiner Arbeit mit Inzuchtmäusen konnte er nachweisen, daß die Mäuse durch Beschnuppern genetisch andersartige Mäuse für die Paarung auswählten, um so den Genpool zu mischen und ein leistungsfähigeres Immunsystem zu schaffen. Wissenschaftler gehen heute davon aus, daß eine große Varianz im MHC für die Krankheitsresistenz (der Nachkommen) von allergrößter Bedeutung ist.

KAPITEL 3

Duft und Psyche

Der Einsatz von Duftmanipulation zur Beeinflussung der Psyche ist nichts Neues. Schon die alten Ägypter und Griechen und später die Europäer erkannten, daß sich Majoran, Zypresse und Ysop zur Linderung von Kummer und Traurigkeit eigneten und das Gehirn »stärkten«, so daß das leidtragende Individuum sein Leben wieder ertragen konnte. Ein Kräuterkundler des 16. Jahrhunderts, John Gerard, empfahl den Duft von Majoran »jenen, die viel seufzen«.

Heutzutage wissen Immobilienmakler, daß das Aroma von einigen frisch gebackenen Keksen, die strategisch günstig plaziert werden, und der Duft von einigen Tropfen ätherischem Öl auf den Glühbirnen die Chancen, ein Haus zu verkaufen, erhöhen. Gebrauchtwarenhändler verjüngen heruntergekommene Autos auf magische Weise mit »Neuwagengeruch«, den es in Dosen zu kaufen gibt. Wenn man Personen beobachtet, die Körperpflegeprodukte kaufen, fällt auf, daß sie sich erst nach einer »Schnüffelprobe« entscheiden.

Düfte werden versuchsweise schon in einigen großen Kaufhäusern in den USA eingesetzt, um herauszufinden, ob sie das Kaufverhalten positiv beeinflussen. Der Direktor der Forschungsstiftung für Geruchs- und Geschmacksstudien in Chicago, Dr. Alan R. Hirsch, sagt: »Es ist wahrscheinlich, daß im Jahr 2000 Manager Parfums in Kaufhäusern auf der ganzen Welt einsetzen werden ... Duftstoffe sind potentiell effektiver als jedes andere Mittel, um den Verkauf anzukurbeln.«

Hirsch stellt Vergleiche an, wie verschiedene Düfte die Reaktionen von Verbrauchern beeinflussen können, während diese sich Werbung für Autos und Nike-Joggingschuhe ansehen. In einem anderen Projekt leitete er ansprechende Düfte ins Hilton-Hotel in Las Vegas, um zu sehen, ob sie einen Einfluß auf die Spieler haben. Einen Einfluß gab es sicherlich: Die

Besucher blieben länger, gaben mehr Geld aus, und die Einnahmen stiegen um 45 Prozent.

Während sich die Aromatherapieforschung bisher im wesentlichen auf die Vermarktung konzentriert hat, hält sie nun auch Einzug in die medizinische Wissenschaft. Die internationale Konferenz über ätherische Öle und aromatische Chemikalien, die 1990 in Malaysia stattfand, lieferte ungefähr 50 Beiträge zu den Wirkungen ätherischer Öle. Auf einer Konferenz, die 1991 von der angesehenen *American Assosiation for the Advancement of Science* (»Amerikanische Gesellschaft zur Förderung der Wissenschaft«), der größten Wissenschaftsorganisation der Vereinigten Staaten, veranstaltet wurde, hielten Wissenschaftler von bedeutenden amerikanischen Universitäten Vorträge zur Aromatherapie in der Medizin. Im allgemeinen bevorzugen Menschen Düfte, die ihnen vertraut sind, vorausgesetzt, es werden keine negativen Assoziationen geweckt. Forscher haben nachgewiesen, daß Gerüche mit negativen Assoziationen auch negative Gefühle hervorrufen. Als Studenten an der Universität von Warwick in England mitgeteilt wurde, daß sie bei einem relativ einfachen Test, bei dem sie einen bestimmten Geruch wahrnahmen, schlecht abgeschnitten hatten, waren sie beim nächsten Mal, als sie denselben Duft rochen, niedergeschlagen. Diejenigen, denen gesagt wurde, sie seien erfolgreich gewesen, zeigten eine entgegengesetzte Reaktion: Ihr Selbstvertrauen erlebte einen Höhenflug.

In den USA kommen die meisten Mittel für wissenschaftliche Forschungen in der Aromatherapie von der *International Fragrance and Flavor (IFF) Organization* (»Internationale Geruchs- und Geschmacksorganisation«), einem Zusammenschluß von Unternehmen der Duftindustrie. Diese Organisation stellte Gelder für die klinische Forschung zur Verfügung, so daß sieben Psychologen die Funktionsweise des Geruchssinns und dessen Einfluß auf Körper und Geist untersuchen konnten. Dabei richtet sich das Interesse der Forscher ganz besonders auf die Entdeckung aromatischer Entspannungsmittel, Stimulanzien, Antidepressiva und Schmerzmittel. Da zu diesen Gruppen einige der am häufigsten verschriebenen Medikamente gehören, dürften sich für die Pharmaindustrie weitreichende Veränderungen ergeben.

Durch die Unterstützung der IFF war Dr. Craig Warren in der Lage, mehr als 2000 Personen über einen Zeitraum von 20 Jahren zu testen, um herauszufinden, wie Gerüche Schmerz lindern, verborgene Erinnerungen wachrufen und sich auf die Persönlichkeit und das Verhalten von Menschen auswirken können. Sein Interesse gilt insbesondere stimmungsaufhellenden Gerüchen, die Schlaflosigkeit bekämpfen. Dr. Gary Schwartz von der Universität von Arizona, der ebenfalls von der IFF unterstützt wird, glaubt, daß Düfte eine wertvolle Ergänzung zur Behandlung sehr vieler psychisch bedingter Probleme darstellen könnten, z. B. von Erschöpfung, Migräne, Kopfschmerzen, Depressionen, Angst, Schizophrenie, unregelmäßigem Herzschlag und Eßsucht.

Da die Duftbranche sehr eng mit der Kosmetikindustrie verbunden ist, ist es nicht verwunderlich, daß die moderne Aromatherapie ihre Entstehung der Suche nach neuen und verbesserten Schönheitsprodukten verdankt. Ein »Set für den Schönheitsschlaf«, 1984 von der IFF entwickelt, enthält ein Duftkissen und Ampullen mit 30 Düften, z. B. Neroli und Baldrian. Henry D. Walter von der IFF stellt bereits die Prognose auf, daß immer mehr Firmen Parfums auf den Markt bringen werden, die dem Streßabbau dienen. Nach Ansicht von Marina Munteanu, der Vizepräsidentin der Abteilung Dufttechnologie in der IFF, wird es eines Tages für die Menschen gang und gebe sein, parfümierte Dinge des tägliches Bedarfs, z. B. Shampoos, nach ihren emotionalen Bedürfnissen auszusuchen. Redken, ein großes Kosmetikunternehmen, hat sich diesen Marketingtip bereits zu Herzen genommen und führte seine Haarpflegeserie *Shinsen* ein, die mit Rose, Geißblatt, Tuberose und Moschus »Streß abbaut und das Gemüt beruhigt«. Zugbegleiter in Japan und Rußland halten sich bereits mit einem sogenannten *odorphone* wach, einem kleinen Gerät, das heiße Wolken mit Rosen- oder anderen Pflanzendüften ausstößt – Kiefer oder Zeder, sogar Seetang oder Pilze. Mindestens eine neuseeländische Fluglinie versorgt Geschäftsreisende und Passagiere der ersten Klasse mit einem Set von Badeölen mit Pflanzenduft (von 50 verschiedenen Blumen), die vor und nach dem Flug benutzt werden, um so den Jetlag zu bekämpfen (Königin Elizabeth von England, so wird berichtet, mache auf ihren Flügen um die Welt regelmäßig davon Gebrauch).

Dr. Susan Schiffman, Professorin für medizinische Physiologie an der Duke-Universität in North Carolina, ließ die Duftstoffe bestimmter Nahrungsmittel in Wagen der New Yorker U-Bahn versprühen, um deren Effekt auf die Fahrgäste zu beobachten. Nachdem sie verglichen hatte, wie oft es in den parfümierten und unparfümierten Wagen zu Drängeleien und gehässigen Bemerkungen gekommen war, zog sie den Schluß, daß Düfte aggressives Verhalten dieser Art um bis zu 40 Prozent senken könnten.

Aromatherapieprodukte haben ihren Weg in viele Haushalte gefunden. Eine Studie zu Wohnzimmereinrichtungen, die von der Duftfirma PPF/Norda gesponsert wurde, zeigte, daß die Teilnehmer wohlwollender auf Möbel und Dekor reagieren, wenn ein Raum parfümiert ist. Robert Baron, Vorsitzender des *Rensselaer Polytechnic Institute* in Troy, New York, fand heraus, daß Menschen verschiedene Aufgaben akkurater und effektiver in parfümierten als in unparfümierten Räumen durchführen können. Büroangestellte setzten sich in einer weiteren Studie in parfümierten Büros höhere Ziele.

Besonders die Japaner haben sich der Aromatherapie angenommen und sind in diesem Bereich führend bei Innovationen. So fördert ein Futontrockner, der dem Bett einen Blumenduft verleiht, den Schlaf. Nach einer gut durchschlafenen Nacht braucht man vielleicht die Hilfe des Hattori-Seiko-Weckers, der Kiefern- und Eukalyptus-Düfte versprüht, um sich sanft wecken zu lassen, kurz bevor der eigentliche Alarmton losgeht. Weiterhin haben japanische Firmen Kleidung entwickelt, die mit Aromatröpfchen imprägniert ist, so wie die nach Lavendel und Rosen duftende Damenstrumpfllose, die jetzt schon auf dem europäischen Markt verkauft wird.

Sogar Malerfarben haben die Arena der Aromatherapie mittlerweile betreten. *City Surplus* und *Paint* in Denver, Colorado, bieten Farben in mehr als einem Dutzend stimmungsbeeinflussenden Duftvarianten an einschließlich Jasmin, Kiefer und Eukalyptus.

Im Unterhaltungssektor ist die Aromatherapie schon seit langem von Bedeutung. Eine »Duftorgel« im frühen 20. Jahrhundert beispielsweise stieß unterschiedliche Duftstoffe aus, je nachdem, welche Tasten angeschlagen wurden. Die einmal im Jahr in Las Vegas stattfindende Comdex-Computertagung stellte 1993 alle möglichen neuen Erfindungen im Computerbereich aus einschließlich eines Duftverteiler-Computers, der so programmiert war, daß er sich dem Rhythmus (und der Stimmung) der Musik anpaßte, während Tausende von Tagungsteilnehmern tanzten. In London wurde 1993 die Aufführung von Prokofievs *The love of three oranges* durch Düfte untermalt. Den Zuhörern wurde zu dem Zeitpunkt, als sie ihre aus sechs Düften bestehende Duftkarte benutzen sollten, ein Zeichen gegeben. Hollywood hatte Anfang der sechziger Jahre eine ähnliche Idee, als die ersten *Smell-o-Vision*-Kinos in New York und anderswo für die Premiere von Michael Todd jrs. Thriller *A scent of mystery* ausgestattet wurden. An den Rückseiten der Theatersitze verliefen Leitungen, die mit fortlaufender Handlung verschiedene Gerüche ausstießen. Allerdings gab es ständig Probleme mit der zeitlichen Abstimmung: Der Duft von Parfum trat lange vor dem Erscheinen der Heldin aus, wodurch die Spannung abfiel, und der verfrühte Pferdegeruch machte die Wirkung mindestens einer Liebesszene zunichte. Später sollte der Regisseur John Waters den Trick mit den Duftkarten für seine 1981 gedrehte Komödie *Polyester* wiederentdecken.

Weitere therapeutische Anwendungen

Eine 1992 erschienene Ausgabe des *British Journal of Occupational Therapy* beschreibt die Möglichkeiten, die die Aromatherapie bietet, um »Gesundheit und Wohlbefinden« der Krankenhauspatienten durch Massage, Inhalieren, Bäder, Kompressen, Cremes und Lotionen »positiv zu beeinflussen«. Gemäß der ausführlichen Liste der potentiellen Anwendungen kann Aromatherapie Streß und Depressionen lindern, beruhigend und kräftigend wirken, Aktivität und Konzentration fördern, die sinnliche Wahrnehmung stimulieren, Kommunikation und Interaktion erleichtern, für die Behandlung bestimmter medizinischer Probleme eingesetzt werden und Schmerzen lindern.

Seit Jahren verwenden Anästhesisten in zahlreichen Kranken-häusern Erdbeerduft auf Äthermasken, um Kinder vor chirur-gischen Eingriffen zu beruhigen. In New York City benutzt das *Memorial Sloan-Kettering Cancer Center* Vanilleduft zur Ent-spannung von Patienten.

In England erweisen sich ähnliche Aroma-Behandlungen als erfolgreich, wenn sie zusammen mit traditionellen Methoden angewandt werden, um Patienten bei der Bewältigung ihrer psy-chischen Probleme zu unterstützen, die bei schwerwiegenden Krankheiten auftreten können. Die Aromatherapie wird auch eingesetzt, um die bei Drogentherapien auftretenden Neben-wirkungen abzuschwächen. *Wirral Holistic Care Services* zum Beispiel greift zur Zeit auf die Aromatherapie zurück, um Krebspatienten dabei zu helfen, die Nebenwirkungen der Che-motherapie besser zu ertragen (*Nursing Standard Journal*, 1991).

IFF-Studien haben gezeigt, daß Orange und andere Zitrus-Düfte Streß und Depressionen lindern. Als Aromatherapeutin-nen haben wir beobachtet, daß je nach Krankheitsbild einige Zitrus-Düfte effektiver sind als andere. Zum Beispiel spricht eine echte klinische Depression besser auf den feineren Orangenblütenduft an, auch bekannt als »Neroli«, als auf Orangenschale. Der »saubere« Duft der Zitrone hilft bei dem Erhalt der emotionalen Ausgeglichenheit. Bergamotte trägt dazu bei, zwanghaftes Handeln, einschließlich Eßstörungen, zu überwinden. Mandarine und Grapefruit wirken bei Kin-dern, die unter Depressionen und Stimmungsschwankungen leiden, und helfen Erwachsenen, die an einer »Innere Kind«-Therapie teilnehmen.

Ängste und Streß

In seinem Werk *Herbal* aus dem 17. Jahrhundert schrieb Nicholas Culpeper, daß Kamille »sowohl dem Kopfe als auch den Gehirne guttut«. Wir empfanden Kamille als besonders nützlich bei der Behandlung von ängstlichen oder hyperakti-ven Kindern sowie von gestreßten Erwachsenen.

Der von der IFF unterstützte Psychologe Dr. Gary Schwartz beschäftigt sich mit der Frage, inwiefern der Geruchssinn den

Bereich des Gehirns beeinflußt, der Furcht und Angst steuert. Um zunächst das Gefühl der Angst zu steigern, wurden den 48 Versuchsteilnehmern eines Experiments provokante Fragen gestellt, z.B.: »Welche Personen machen Sie wütend?« Wie erwartet reagierten die Versuchsteilnehmer angespannt – allerdings nur so lange, bis sie an einem Apfel rochen, worauf ihre Atmung wieder ruhiger wurde und sich ihre Muskeln entspannten. Sie fühlten sich ausgeglichener und weniger ängstlich. Der systolische Blutdruck (Kontraktion des Herzens) senkte sich um einen Punkt, während der diastolische Blutdruck (Erschlaffung des Herzmuskels) um drei bis fünf Punkte fiel. Durch die Zugabe von etwas Gewürz – Zimt und Nelke – zu dem Apfel wurde dieser Effekt noch verstärkt.

Als Dr. Paolo Rovesti, Direktor des mailändischen *Instituto di Derivati Vegetali,* im Jahre 1973 ätherische Öle benutzte, um Patienten mit Angstzuständen und Depressionen zu behandeln, hatte er Erfolg mit Düften, die als »krautig« oder »grün« beschrieben wurden, z.B. Lavendel, Majoran, Veilchenblätter, Rose, Zypresse und Opopanax. Lavendel hat sich als besonders wirksam erwiesen bei Patienten, die nach einer Herzoperation unter Angst und Streß leiden. Aromatherapeuten benutzen dieselben Düfte bei Menschen, die mit Einsamkeit und Ablehnung zu kämpfen haben oder eine wichtige Übergangsphase in ihrem Leben durchmachen.

Forscher der IFF haben zwei Mischungen von ätherischen Ölen zur Minderung von Angst und Streß am Arbeitsplatz zusammengestellt und sich diese patentieren lassen. Bei der ersten handelt es sich um eine Kombination aus Neroli, Baldrian und Muskatnuß, und die andere Mischung besteht aus Komponenten, die sich in ätherischen Ölen finden: Myristicin aus der Muskatnuß, Elemicin und Isoelimicin aus Elemiharz. Beide Mischungen, die in die Haut eingerieben oder inhaliert werden, lindern Streß und senken den Blutdruck. Testpersonen gaben an, sie hätten nach der Anwendung dieser Mischungen wesentlich weniger Anspannung, Furcht und Angst empfunden. Klinische Versuche haben außerdem erwiesen, daß Pfirsichgeruch Panikattacken reduziert und Epilepsie lindert.

Dr. J.J. King, ein in Worcestershire in England praktizierender Psychiater, fand heraus, daß Düfte die Rückkopplungsschleife durchbrechen können, die durch Streß verursacht wird. Bei der Entstehung von Angst beschleunigen sich Puls und Atmung, was chemische Prozesse im Gehirn auslöst, wodurch wiederum die Angst gesteigert wird. Wenn diese Rückkopplung auf psychische oder physische Weise gestoppt wird, setzt die Entspannung ein. King benutzte während seiner Therapiesitzungen angenehme, natürliche Duftstoffe zusammen mit spannungslösenden Techniken wie tiefer Atmung, Visualisierung, Geräuschen und Wärme. Die Patienten lernten, einen bestimmten Duft mit tiefer Entspannung zu assoziieren, und waren später in der Lage, mit Hilfe des Duftes diese Assoziation zu wecken.

Die positive »Programmierung« mit Düften zur Bekämpfung von Ängsten und Streß ist schon von alters her bekannt. Im Arabien des 12. Jahrhunderts schrieb der moslemische Arzt al-Samarqandi, daß das Einatmen des Rauchs von Rose und Sandelholz »die Hitze des Gehirns beruhigt«. Auch Myrrhe und Weihrauch wird eine schlaffördernde und entspannende Wirkung nachgesagt. Der bekannte ägyptische Duft *kyphi*, ein Parfüm aus Weihrauch, Myrrhe, Kalmus und Indischer Narde, wurde als Schlafmittel, zur Linderung von Angst und zur Aufhellung von Träumen verwendet. Gegen Migräne empfahl al-Samarqandi das Einatmen von Veilchenduft.

Der Gebrauch von beruhigenden Düften blieb bis ins 19. Jahrhundert ein Teil der Gesundheitsfürsorge. Zu jener Zeit fand Dr. W. S. Watson heraus, daß gewisse Duftstoffe, speziell Rose, Geisteskranke beruhigen konnten. Rosenöl wurde in einer medizinischen Zeitschrift im 19. Jahrhundert als Heilmittel gegen »nervöse Verdauungsbeschwerden« vorgestellt. 1954 klassifizierte der österreichische Parfümeur Dr. Paul Jellinek Rose als einen »narkotischen« Duftstoff.

Anfang der zwanziger Jahre zogen die beiden italienischen Ärzte G. Gatti und R. Cayola den Schluß, »daß der Geruchssinn – durch die Wirkung der Reflexe – einen enormen Einfluß auf die Funktionsweise des zentralen Nervensystems hat«, nachdem zahlreiche Experimente gezeigt hatten, daß sich psychisch gestörte Patienten bei bestimmten Gerüchen entspannten. Wenn diese ätherischen Öle inhaliert (oder eingenommen) wurden, veränderten sich bei den Patienten Puls, Blutdruck und Atmung. Am stärksten ausgeprägt war die beruhigende Wirkung bei den Zitrus-Düften Melisse, Neroli und Petitgrain, ebenso bei Kamille, Asafetida, Baldrian und Opopanax. Gatti und Cayola beobachteten, daß in den Fällen, in denen eine wiederholte Einnahme oder erhöhte Dosen beruhigend wirkten, leichte Initialdosen oft als stimulierend empfunden wurden.

Als Dr. Henry D. Walter und seine Mitarbeiter in den sechziger Jahren begannen, Gehirnwellen aufzuzeichnen (die sogenannte *Contingent Negative Variation*, CNV), fanden sie heraus, daß diese Wellen immer dann besonders ausgeprägt waren, wenn sich eine Person auf etwas freute oder ein Stimulans, z. B. Kaffee, zu sich nahm. Wenn die Versuchsteilnehmer müde waren oder ein Beruhigungsmittel einnahmen, wurde die Aussendung der Gehirnwellen eingeschränkt. Auch Düfte hatten einen Einfluß auf die CNV, führten jedoch im Gegensatz zu Kaffee oder Medikamenten nicht zu einer Änderung der Pulsfrequenz, der Reaktionszeit oder der Konzentration. Die Duftstoffe mit der stärksten beruhigenden Wirkung waren (in der Reihenfolge ihrer Wirksamkeit) Lavendel, Bergamotte, Majoran, Sandelholz, Zitrone und Kamille – teilweise dieselben, auf die schon al-Samarqandi und später Cayola und Gatti aufmerksam geworden waren. In der heutigen Aromatherapie zählen diese Duftstoffe zu denjenigen, die am stärksten gefühlsausgleichend wirken und sich insbesondere für die Behandlung von Depressionen, Angst, Kopfschmerzen und arbeitsbedingtem Streß eignen.

Stimulation

Die Arbeiter der Baufirmen Kajima und Shimizu in Tokio und der Ölgesellschaft Idemitsu erfahren die Wohltaten der Aromatherapie aus erster Hand; denn bei der Arbeit werden sie die ganze Zeit durch Düfte wachgehalten, deren Ausstoß durch eine computergestützte Klimaanlage gesteuert wird. Bei Kajima ist Zitrone der morgendliche »Weckruf«, gefolgt von Rosenduft, der die Angestellten auch am späteren Vormittag zufrieden arbeiten läßt. Nach dem Mittagessen hält ein belebender Zypressenduft die Arbeiter wach. Shimizu verteilt Lavendel und Pfefferminz in den Büros und Konferenzräumen, um eine positive Stimmung zu erzeugen, die Arbeitseffektivität zu steigern und körperlicher sowie geistiger Ermüdung entgegenzuwirken. Aufenthaltsräume und Toiletten werden mit Zimt parfümiert, und das Foyer des Hotels erfüllt ein erfrischender Zitronenduft. Shimizu behauptet, daß parfümierte Luft sogar den Drang zum Rauchen mindere. Auf ihrem Heimweg können die Angestellten in der Innenstadt einen Stopp einlegen, um dem Streß des Pendelverkehrs in einer der mit einem Aromazerstäuber ausgestatteten Telefonzellen zu entkommen.

In Dr. Henry D. Walters Studien zu CNV-Gehirnwellenmustern erwiesen sich Pfefferminze, Nelke, Basilikum und Ylang-Ylang als Stimulanzien, ebenso wie die etwas schwächeren Substanzen Rose, Patschuli, Lemongras und Salbei. Wissenschaftler fanden heraus, daß diese Öle das vegetative Nervensystem anregen, das unbewußte Vorgänge wie Atmung und Blutdruck kontrolliert. Dadurch wird das starke Absinken der Konzentration verhindert, das normalerweise nach einer Arbeitszeit von 30 Minuten eintritt, manchmal sogar schon früher. Kommt zur Arbeitsbelastung noch physiologischer Streß, z.B. ein übermäßiger Adrenalinausstoß, Überanstrengung und/oder Langeweile, so kann dies zu Ermüdung, Gereiztheit und Kopfschmerzen führen.

Um die Wirkung des Dufts auf die Konzentrationsfähigkeit und bei Streß zu testen, gaben die Forscher William N. Dember und Joel S. Warm den Testpersonen an der Universität von Cincinnati die schwierige und anstrengende Aufgabe, 40 Minuten lang Linienmuster auf einem Computerbildschirm zu identifizieren. Jene Versuchsteilnehmer, die sich in Räumen aufhielten, die mit Maiglöckchen, Benzoin, Gewürzäpfeln, Sandelholz oder Pfefferminze beduftet waren, schnitten am besten ab: Sie gaben zu 88 Prozent korrekte Antworten, verglichen mit 65 Prozent bei den Testpersonen in nicht parfümierten Räumen. Wie sich interessanterweise bei der anschließenden Befragung herausstellte, glaubten die meisten Teilnehmer der ersten Gruppe nicht, daß die Düfte ihre Leistungen beeinflußt hätten.

Psychologen bezeichnen das Wachrufen von Erinnerungen durch Gerüche als »Marcel-Proust-Phänomen«: Als der französische Romanautor einen Keks in seinen Tee tauchte, brachte ihm das Aroma eine Flut von Kindheitserinnerungen zurück, die die Grundlage für sein mehrbändiges Meisterwerk *Auf der Suche nach der verlorenen Zeit* bildeten. Bestimmt haben wir alle schon mindestens einmal die Erfahrung gemacht, daß ein Duft lang vergessene, doch noch sehr klare Erinnerungen heraufzubeschwören vermag. Tatsächlich gehen Wissenschaftler davon aus, daß unser Gedächtnis in Verbindung mit bestimmten Gerüchen viel ausgeprägter ist als zum Beispiel in Verbindung mit optischen Eindrücken. Der Wissenschaftler Trygg Engen von der Brown-Universität stellte fest, daß das geruchsbedingte Erinnerungsvermögen mindestens doppelt so stark ist wie das optische Gedächtnis. Daher kann der Hauch eines bestimmten Parfums oder eines anderen Dufts, den man jahrelang nicht gerochen hat, einen in eine frühere Zeit zurückversetzen. Mit diesem Geruch werden alle Erfahrungen gegenwärtig, die damit in Verbindung stehen: Bilder, Klänge und emotionale Eindrücke.

In einer Studie, in der es um den Zusammenhang zwischen Geruchssinn und Erinnerungsvermögen geht, atmeten 72 Studenten Schokoladenduft ein, während sie auf eine Liste von Wörtern schauten und die Begriffe mit der jeweils entgegengesetzten Bedeutung notierten. Am nächsten Tag waren diejenigen, denen man wieder Schokolade gab, in der Lage, im Durchschnitt 21 Prozent der Wörter der Originalliste wiederzugeben, während die anderen, denen die Schokolade vorenthalten wurde, im Durchschnitt nur 17 Prozent nennen konnten. Spätere Experimente, in denen unangenehme Gerüche, z.B. der kampferartige Geruch von Mottenkugeln, verwendet wurden, lieferten dieselben Ergebnisse.

In Therapien haben sich Düfte als sehr nützlich erwiesen, wenn es darum geht, Patienten dazu zu bringen, sich frühere Erinnerungen und damit assoziierte Emotionen zu vergegenwärtigen. Der Psychologe André Virel läßt seine Patienten Vanilleduft einatmen, um Kindheitserinnerungen wachzurufen. Wie vielleicht zu erwarten war, hat Virel festgestellt, daß angenehme Gerüche im allgemeinen auch angenehme Erinnerungen hervorrufen.

Duftstoffe und die Seele

Tempeltüren aus Sandelholz begrüßen die Gläubigen in Indien. Die Ureinwohner Amerikas benutzen bei ihren rituellen Reinigungen Räucherstäbchen aus Zeder und Salbei. An kirchlichen Feiertagen füllen schwere Wolken aus Weihrauch und Myrrhe die katholischen Kirchen. Im Mittelmeerraum und schließlich auch in ganz Europa wurde der Duft von Rosmarin zu einem Symbol für Geburt, Tod und Zeiten des Übergangs. Es wurde »zur Erinnerung« auf den Sarg geworfen, wenn jemand gestorben war, und wurde auch von Bräuten getragen. Rosmarin war ein Bestandteil von Hochzeitszeremonien und sollte das Paar ermahnen, sich seines Eheversprechens immer bewußt zu sein. Auch diente es als Erinnerung an frühere Generationen und an jene, die aus der neuen Verbindung hervorgehen würden.

In den ältesten Kulturen lag die Parfumherstellung in den Händen der Priester, wobei sich die Produktionsstätten in den Tempeln befanden. Räucherware diente als Medium, durch das die Gebete der Menschen die Götter erreichten. Mit dem Räucherwerk wurde die »Seele« der Pflanze, d.h. die ätherischen Öle, aufgefordert, die Seele der Gläubigen zu emporzuheben. Ätherische Öle symbolisierten gleichzeitig die Fähigkeit der Seele, sich aus den Fängen der materiellen Welt zu lösen. Der biblische Prophet Jesaja zum Beispiel spricht von der »Seele« der Parfümkästchen, die von den »Töchtern Zions« getragen werden.

Viele bei religiösen Zeremonien verwendete Düfte stammen aus dem Saft von Bäumen, der – wie das Blut – als Träger einer erneuerbaren »Lebenskraft« angesehen wird. Da die Menschen in der Antike den Bäumen eine besondere Verehrung zuteil werden ließen – und sie als Bindeglied zwischen Erde und Himmel, zwischen dem Weltlichen und der Ewigkeit betrachteten –, war der süße Geruch von brennendem Baumsaft gleichbedeutend mit der Beschwörung der göttlichen Natur.

Die Geschichte der Aromatherapie, die reich an Symbolen ist, wird seit langem mit spirituellem Glauben in Verbindung gebracht. Auch der Psychologe Dwight Hine glaubt, daß Gerüche einen »emotionalen, ekstatischen Bewußtseinszustand herbeiführen, der den einzelnen gegenüber religiösen Erfahrungen empfänglicher [macht]«. Der dänische Psychotherapeut Arne Meander greift auf die Aromatherapie zurück, um seinen Patienten dabei zu helfen, ihr spirituelles Bewußtsein wiederzuerlangen und sich auf ihre Selbstheilungskräfte zu besinnen.

TEIL ZWEI: THERAPIE

KAPITEL 4

Anleitung für den Gebrauch von ätherischen Ölen und Kräutern

Ätherische Öle können aufgrund ihrer Eigenschaften auf vielfältigste Art und Weise verwendet werden. Um sie effektiv zu nutzen, sind allerdings Kenntnisse über Sicherheitsmaßnahmen, empfohlene Verdünnungen und Anwendungsmethoden unbedingt erforderlich. Dieses Kapitel soll außerdem einführend darüber informieren, welche Möglichkeiten es gibt, Kräuterzubereitungen in aromatherapeutische Behandlungen einzubinden, und es soll bei der Auswahl der verschiedenen Trägeröle behilflich sein. Es ist sinnvoll, immer genau aufzuschreiben, wie die Kräuterzubereitungen hergestellt wurden. Die Aufzeichnungen sollten Zutaten und Mengen enthalten, den ersten und letzten Tag der Zubereitung, Verarbeitungsvorgänge, Kommentare sowie Verbesserungsvorschläge. Zum Schluß werden die fertigen Produkte mit einem Etikett versehen, auf dem das Herstellungsdatum, die Inhaltsstoffe und die Gebrauchsanweisung vermerkt sind.

Sicherheitsvorkehrungen

Da es sich bei ätherischen Ölen um konzentrierte und hochwirksame Substanzen handelt, sind einige Grundkenntnisse im Hinblick auf eine sichere Handhabung unerläßlich. Die potentiellen Risiken eines ätherischen Öls hängen von seiner Zusammensetzung, der Dosierung sowie von der Häufigkeit und Art der Anwendung ab. Hier sind ein paar Richtlinien für den sicheren und effektiven Gebrauch ätherischer Öle:

• Ätherische Öle sollten niemals unverdünnt auf die Haut aufgebracht werden, da sie Verbrennungen, Hautirritationen und erhöhte Photosensibilität verursachen können. Hierbei gibt es allerdings einige Ausnahmen: Es ist unbedenklich, die nicht reizenden Öle von Lavendel oder Teebaum auf Verbrennungen, Insektenstiche, Pickel und Hautausschläge zu geben – wenn Sie keine extrem empfindliche Haut haben. Wenn ein ätherisches Öl Reizungen verursacht, Sie es aber trotzdem benutzen möchten und sicher sind, daß die Reizung nicht durch eine Allergie verursacht wurde, dann sollten Sie die verdünnte Mischung in die Fußsohlen einmassieren. Das Öl reizt an dieser Stelle die Haut nicht und gelangt trotzdem in den Körper.

• Sie sollten nur reine ätherische Pflanzenöle benutzen.

• Prüfen Sie die Verträglichkeit. Die meisten Menschen, die auf synthetische Düfte reagieren, sind gegenüber qualitativ hochwertigen ätherischen Ölen nicht empfindlich. Auch Personen, die z.B. eine Allergie gegen Kamillentee haben, müssen nicht unbedingt allergisch auf das ätherische Öl reagieren. Wenn Sie bei einem Öl unsicher sind, dann empfiehlt es sich, einen Test mit einer 2%igen Lösung in der Armbeuge oder im Nacken am Haaransatz durchzuführen. Zwölf Stunden reichen für das mögliche Auftreten einer Reaktion aus. Wenn sich eine Rötung oder ein Juckreiz einstellt, dann ist es ratsam, eine weniger konzentrierte Lösung auszuprobieren oder einen geeigneten Ersatz zu verwenden.

• Mit Vorsicht müssen besonders die ätherischen Öle verwendet werden, die Photosensibilität hervorrufen. Zitrusöle können die Haut reizen, und einige von ihnen verursachen eine ungleichmäßige Pigmentierung, wenn die Haut UV-Lampen oder dem Sonnenlicht ausgesetzt wird. Das gilt ganz besonders für Bergamotte, das Bergapten enthält, einen stark photosensibilisierenden Stoff, der bei manchen Menschen Allergien verursacht (es gibt aber auch bergaptenfreies Öl). Bergamotte ist von den Zitrusölen das am stärksten photosensibilisierende, gefolgt von kaltgepreßter Limone, Bitterorange und – in gewissem Maße – Zitrone und Grapefruit. Von den Zitronenölen wirkt das kalifornische am wenigsten lichtsensibilisierend.

Wenn Sie Öle für die Haut benutzen, die die Lichtempfindlichkeit steigern, dann sollten Sie sie abends anwenden, im Haus bleiben oder mindestens vier Stunden warten, bevor die Haut wieder der ultravioletten Strahlung ausgesetzt wird.

• Vorsicht ist geboten bei Ölen, die die Schleimhäute (im Bereich des Verdauungstraktes, der Atemwege und der Geschlechts- und Harnorgane) und die Haut reizen. Ätherische Öle dürfen nicht in die Augen gelangen.

Alle ätherischen Öle müssen für Kleinkinder unzugänglich aufbewahrt werden; älteren Kindern kann beigebracht werden, vorsichtig mit ätherischen Ölen umzugehen und sie richtig anzuwenden, aber sie sollten dessen ungeachtet dabei beaufsichtigt werden. Generell sollten Sie bei der Behandlung von Kindern mit ätherischen Ölen nur ein Drittel bis zur Hälfte der Erwachsenendosis verwenden und nur ungiftige Öle verabreichen. Zu den besten und unbedenklichsten ätherischen Ölen für Kinder gehören Lavendel, Mandarine, Neroli, Weihrauch, Petitgrain und Römische Kamille.

• Wichtig ist die Verwendung verschiedener ätherischer Öle. Die Anwendung derselben Gesichtsölmischung über einen längeren Zeitraum ist zwar unbedenklich, weil sie nur einen sehr kleinen Teil des Körpers betrifft, doch das tägliche Auftragen derselben Ölmischung auf den ganzen Körper über einen Zeitraum von mehr als zwei Wochen ist nicht ratsam. Es ist sinnvoll, mindestens alle zwei Wochen zu einer neuen Mischung mit anderen chemischen Bestandteilen zu greifen. Der kontinuierliche Gebrauch bestimmter Öle belastet Leber und Nieren mit chemischen Substanzen und wirkt sich mit der Zeit negativ aus. Der rotierende Gebrauch der Öle gibt dem Körper die Zeit, diese zu verarbeiten, und ermöglicht jedem Öl, seine einzigartige Wirkung auf verschiedenen Ebenen zu entfalten.

• Wenden Sie niemals ätherische Öle zu therapeutischen Zwecken innerlich an. Die fachgerechte orale Verabreichung von Ölen erfordert sehr viel Erfahrung und ist daher Anfängern nicht zu empfehlen. Die Ausnahme ist der Gebrauch von ätherischen Ölen zum Würzen von Speisen (siehe Kap. 10: »Ätherische Öle in der Küche«). Die Ölmengen pro Mahlzeit sind in diesen Rezepten sehr gering und daher harmlos.

• Benutzen Sie ätherische Öle vorsichtig bei älteren Menschen, bei Genesenden oder bei Menschen mit ernsten gesundheitlichen Problemen wie Asthma, Epilepsie oder Herzbeschwerden.

• Auch bei der Anwendung ätherischer Öle während der Schwangerschaft ist Vorsicht geboten, besonders in den ersten drei Monaten. Selbst Öle, die während dieser Zeit im allgemeinen unbedenklich sind, können bei Frauen, die zu Fehlgeburten neigen, dieses Risiko durch ihre stimulierende Wirkung noch erhöhen. Da viele Öle während der Schwangerschaft am besten zu vermeiden sind, werden hier nur die unbedenklichen aufgeführt: milde Blütenöle wie Rose, Neroli, Lavendel, Ylang-Ylang, Kamille und Jasmin-Absolue sowie Zitrusöle, Geranie, Sandelholz, Spearmint und Weihrauch.

• Der übermäßige Kontakt mit einem ätherischen Öl, sei es über die Haut oder durch Inhalieren, kann zu Übelkeit, Kopfschmerzen, Hautreizungen, emotionalem Unwohlsein oder einem »Rauschgefühl« führen. Etwas frische Luft kann bei der Überwindung dieser Symptome helfen. Sollten sich einmal Hautreizungen einstellen oder aus Versehen ätherische Öle in die Augen gelangen, dann müssen diese mit reinem Pflanzenöl ab-/ausgewaschen werden, nicht mit Wasser.

• Die folgenden Angaben stammen aus *The essential oil safety data manual* von Robert Tisserand. Dieses Buch ist all denjenigen zu empfehlen, die sich eingehender mit toxischen Ölen beschäftigen möchten.

Photosensibilisierende Öle:
Angelika, Bergamotte, Bitterorange, Kreuzkümmel, Zitrone, Limone, Opopanax (weibliche Myrrhe), Gartenraute, Verbena (Eisenkraut).

Schleimhautreizende Öle:
Zimt, Nelke, Oregano, Bohnenkraut, Thymian (außer Linalol), Piment, Spearmint.

Hautreizende Öle:
Zimt, Nelke, Oregano, Bohnenkraut, Thymian (außer Linalol), Piment, Wintergrün, Krüppelkiefer.

Potentiell toxische Öle:
Einige der im folgenden aufgeführten Öle werden in begrenztem Maße äußerlich angewandt; andere finden in der Parfümerie Verwendung. Zur Vermeidung von Mißverständnissen sind zusätzlich die lateinischen Namen angegeben.
Alant *(Inula graveolens)*
Beifuß *(Artemesia vulgaris)*
Bittermandel *(Prunus amygdalus var. amara)*
Khella *(Ammi visnaga)*
Poleiminze *(Mentha pelugium)*
Sassafras *(Sassafras albidum)*
Thuja *(Thuja occidentalis)*
Wintergrün *(Gaultheria procumbens)*

Sehr giftige ätherische Öle:
Von der Verwendung der folgenden Öle ist generell abzuraten:
Ajowan *(Ptychotis ajowan, Carum ajowan)*
Amerikanisches Wurmkraut *(Chenopodium ambrosioides, C. anthelmincticum)*
Arnika *(Arnica montana)*
Binsenginster *(Spartium junceum)*
Boldo *(Peumus boldus)*
Buccoblätter *(Barosma betulina)*
Gartenraute *(Ruta graveolens)*
Jaborandi *(Pilocarpus jaborandi)*
Kalmus *(Acorus calanus)*
Kampfer, brauner und gelber *(Cinnamomum camphora)*
Kaskarill *(Croton eluteria)*
Kerbel *(Anthriscus cerefolium)*
Kurkuma *(Curcuma longa)*
Meerrettich *(Cochlearia armoracia, Armoracia rustisana)*
Muskat *(Myristica fragrans)*
Narzisse *(Nareissus poeticus)*
Petersilie *(Petroselinum sativum, Carum sativum)*
Rainfarn *(Tanacetum vulgare)*
Santolina *(Santolina chamaecyparissus)*
Senf *(Brassica nigra)*
Tonka *(Dipteryx odorata)*
Wermut *(Artemisia absinthium)*

Anwendungsmethoden

Verdünnungen

Am besten verdünnen Sie ätherische Öle mit sogenannten Trägerölen. Zu diesem Zweck kann jedes qualitativ hochwertige Pflanzenöl verwendet werden, z.B. Aprikosen-, Mandel-, Haselnuß-, Oliven-, Grapeseed- oder Sesamöl.

Für die meisten aromatherapeutischen Anwendungen empfiehlt sich eine 2%ige Lösung (2 Tropfen eines ätherischen Öls auf 100 Tropfen Trägeröl), die effektiv und zugleich unbedenklich ist. Auf jeden Fall sollten Sie nicht mit stärkeren als 3%igen Lösungen arbeiten; denn gerade in der Aromatherapie ist eine konzentriertere Lösung nicht unbedingt vorteilhafter, da sie sich negativ auswirken kann. Einige Öle, z.B. Lavendel, sind in niedrigen Konzentrationen beruhigend und in höheren anregend. Bei älteren Menschen, Kindern, Schwangeren und Menschen mit ernsten Gesundheitsproblemen reicht eine 1%ige Lösung.

Ein unbedenkliches und wirksames Heilmittel läßt sich bereits mit ein, zwei oder drei Ölen zusammenstellen. Bei der Kombination ätherischer Öle zu therapeutischen Zwecken ist es am Anfang besser, mit einfachen Mischungen zu beginnen und nicht mehr als fünf Öle gleichzeitig zu benutzen. Der Gebrauch von mehr als fünf Ölen auf einmal kann zu unvorhersagbaren Ergebnissen führen, da sich durch die Kombination der Öle komplexe chemische Zusammensetzungen ergeben.

1%ige Lösung: 5–6 Tropfen ätherisches Öl
   pro 30 ml Trägeröl
2%ige Lösung 10–12 Tropfen ätherisches Öl
   pro 30 ml Trägeröl
3%ige Lösung: 15–18 Tropfen ätherisches Öl
   pro 30 ml Trägeröl

Die Größe eines Tropfens ist variabel und hängt von der Größe der Tropferöffnung, von der Temperatur und von der Viskosität des ätherischen Öls ab, doch die Genauigkeit eines Tropfers aus der Drogerie reicht im allgemeinen aus. Manche Personen rechnen in Tropfen, andere wiederum bevorzugen den Teelöffel als Maßstab, der sich besonders bei größeren Mengen eignet (50 Tropfen entsprechen ½ Teelöffel).

Lagerung und Haltbarkeit

Ätherische Öle sollten vor Hitze und Licht geschützt werden, damit ihre Frische und Wirksamkeit erhalten bleiben. Bei ordnungsgemäßer Lagerung beträgt ihre Haltbarkeitsdauer mehrere Jahre, wobei Zitrusöle am schlechtesten haltbar sind. Man verbraucht sie am besten innerhalb eines Jahres. Die langlebigsten Öle, die sogar mit zunehmendem Alter noch besser werden, sind dicke Harze wie Weihrauch und Myrrhe, Hölzer (z. B. Sandelholz), Wurzeln (z. B. Vetiver) und einige andere Öle, u. a. Indische Narde und Patschuli.

Auch Trägeröle sollten lichtgeschützt gelagert werden. Die Beimischung von 10 Prozent Jojobaöl zu dem Trägeröl kann die Haltbarkeitsdauer der gesamten Mischung verlängern, weil so die zur Ranzigkeit führende Oxidation verlangsamt wird. Da Vitamin-E-Öl ein hervorragendes oxidationshemmendes Mittel ist, verbessert es bei der Zugabe zu aromatherapeutischen Mischungen die Haltbarkeit der meisten Pflanzenöle. Ein oder zwei Kapseln (200–400 IE)[1] pro 60-ml-Fläschchen Trägeröl reichen aus. Es empfiehlt sich, nicht länger als für einen Zeitraum von einigen Monaten im voraus zu mischen. Eine gekühlte Mischung hält bis zu sechs Monaten oder länger. Grundsätzlich sollten alle Pflanzenöle kühl gelagert werden.

Anwendungsmethoden auf einen Blick

Ätherische Öle sind vielseitig verwendbar und wirken gegen viele häufig auftretende Beschwerden. Die folgenden Richtlinien beziehen sich sowohl auf einzelne Öle als auch auf Mischungen. Zahlreiche Beschwerden behandelt man am besten mit einer Kombination verschiedener Methoden; zur Bekämpfung einer Erkältung eignen sich z. B. Inhaliermittel, Bäder, Brusteinreibungen und Kompressen (zu den Details

---

[1] IE = Internationale Einheit der Enzymaktivität.

verschiedener Behandlungsarten siehe die Kapitel »Gesichtspflege«, »Aromatherapeutische Massagen« und »Therapeutische Anwendungen«).

Empfohlene Verdünnungen
für verschiedene Anwendungsmethoden

Massage-/Körperöl	2–3%ige Verdünnung (10–12 Tropfen auf 30 ml Pflanzenöl) 1%ig bei schwangeren Frauen, Personen mit gesundheitlichen Problemen und Kindern (5 Tropfen auf 30 ml Pflanzenöl)
Bad	Je nach Öl 3–15 Tropfen pro Wanne.
Kompressen	5 Tropfen pro Tasse Wasser.
Inhaliermittel	3–5 Tropfen auf eine Schüssel mit heißem Wasser. Vorsicht: niemals während eines Asthmaanfalls inhalieren!
Spülungen	3–5 Tropfen auf 1 Liter warmes Wasser. Vorsicht: nur Öle benutzen, die die Haut nicht reizen (z.B. Lavendel oder Teebaum).
Fuß- oder Handbad	5–10 Tropfen auf 1 Liter Wasser.
Sitzbad	5–10 Tropfen pro Sitzbad.
Duftendes Körperwasser	5–10 Tropfen auf 120 ml Wasser.
Raumspray	20 Tropfen auf 120 ml Wasser.
Gurgellösung oder Mundwaschung	1–2 Tropfen auf ¼ Tasse Wasser.
Einreibemittel	3%ige Lösung.

Trägeröle

Die besten Trägersubstanzen für ätherische Öle sind Pflanzenöle, die reich an Vitamin A, E und F sind und deshalb die Haut nähren, glätten und weich machen. Man nennt sie auch »fixierte Öle«, da ihre großen Moleküle eher in der Pflanze bleiben und nicht so leicht abgegeben werden wie die der ätherischen Öle. Deshalb werden sie häufig unter Hitzeeinwirkung oder mit Lösungsmitteln extrahiert (die Lösungsmittel werden nach der Extraktion durch Hitzeeinwirkung entfernt). Das einzige Öl, das in größerem Maßstab kalt gepreßt wird, ist das Olivenöl, doch auch Sonnenblumen-, Kürbiskern- und Färberdistelöl sind als kaltgepreßte Öle erhältlich. Die Kaltpressung liefert einen geringeren Ertrag und führt dementsprechend zu einem teureren Endprodukt. Wenn irgend möglich, sollten Sie sich für expeller- oder kaltgepreßte Pflanzenöle entscheiden; denn dadurch ist garantiert, daß das Öl nicht über 43°C erhitzt worden ist.

Im Gegensatz zu ätherischen Ölen sind die Moleküle der Pflanzenöle groß und dringen nicht so leicht in die Haut ein, so daß sie ein optimales Medium für Kosmetikprodukte sind. Die »Sättigungsrate« der Trägeröle ist ein Indikator für ihre »Dicke«. Je gesättigter ein Öl, desto dicker ist es, um so länger bleibt es auf der Haut und um so länger ist seine Haltbarkeitsdauer. Auf der anderen Seite vermitteln ungesättigte Öle den Eindruck, schnell in die Haut einzuziehen, auch wenn sie in Wirklichkeit verdunsten. Das Öl muß immer dem Verwendungszweck entsprechend ausgesucht werden. Für Massagen werden meist gesättigte Öle bevorzugt, während man sich in der Kosmetik eher für die ungesättigten Öle entscheidet, weil sie nicht so dick und klebrig sind.

Auch Faktoren wie Geruch und Farbe spielen eine Rolle. Aufgrund ihres dezenten Geruchs und ihrer leichten Färbung gehören Mandel-, Haselnuß- und Grapeseedöl zu den bevorzugten Ölen in der Kosmetik (bei der Benutzung von nicht raffiniertem Öl besteht die Gefahr, daß Sie sehr schnell von einer Art »Küchengeruch« umgeben sind).

Eigenschaften gängiger Trägeröle

Aprikose: Dieses Öl wird aus dem Kern des Aprikosensteins gewonnen. Vom Preis her ist es vergleichbar mit Mandelöl, es hat aber eine leichtere Konsistenz. Geeignet für Körperöle und Lotionen.

Avocado: Dieses dicke, tiefgrüne Öl mit vielen hautnährenden Vitaminen ist in reiner Form schon sehr nahrhaft, läßt sich aber auch gut mit anderen Ölen kombinieren. Sehr zu empfehlen bei trockener Haut.

Borretsch, Nachtkerzenöl, Schwarze Johannisbeere: Die Öle dieser Gruppe sind reich an Gamma-Linolsäure, einer wichtigen Fettsäure, die die Haut gesund erhält und sonnenbedingte Hautschäden mindert. Besonders reifere Haut profitiert von den hauterneuernden Eigenschaften dieser Öle, die in einer Trägermischung sparsam verwendet werden können (10 Prozent). Da es sich um teure Öle handelt, werden Sie wahrscheinlich schon aus Kostengründen nicht zuviel davon benutzen.

Färberdistel (Saflor): Dieses Öl gewinnt man aus einer Pflanze, die u. a. in Kalifornien und Arizona angebaut wird, wo sie die Felder durch ihre farbenprächtigen Blüten leuchten läßt. Saflor oxidiert leicht, besonders das naturbelassene Öl. Es kann für Massagemischungen benutzt werden.

Frauenwurzel (Caulophyllum Inophyllum): Dieses Öl, das in den asiatischen Tropen beheimatet ist, wurde auf vielen polynesischen Inseln benutzt, wo es als heilig galt. Auf Hawaii ist es als *kamanu* oder *kamani* bekannt, in der Südsee als *tamanu* und in Samoa als *'fetau* (eine andere Variante, *faraha*, stammt aus Madagaskar). Es ist nicht giftig oder reizend, allerdings ziemlich teuer und dickflüssig, so daß man es meistens mit einem anderen Trägeröl kombiniert. Aufgrund ihrer entzündungshemmenden und schmerzstillenden Eigenschaften hilft Frauenwurzel bei Ischiasschmerzen, Rheuma und Gürtelrose. Es wirkt antibakteriell, reizt die Schleimhäute nicht und kann zur Behandlung von Scheidenentzündung,

zervikaler Erosion, Wundinfektionen, Ekzemen, Schuppenflechte, rissiger Haut, chemischen oder thermischen Verbrennungen, gesprungenen Brustwarzen und Analfissuren benutzt
werden. Früher spielte Frauenwurzel eine große Rolle in der
Leprabehandlung.

Grapeseed: Dieses leichte und geruchlose Öl wirkt mild adstringierend und ist nützlich bei Akne und fettiger Haut. Leider wird das Samenöl nicht durch Kaltpressung, sondern nur
durch Lösungsmittelextraktion gewonnen, so daß einige Menschen empfindlich darauf reagieren.

Hagebuttensamen: Dies ist ein weiteres Öl mit einem hohen
Gehalt an Gamma-Linolsäure. Das scharfe Hagebuttensa-
menöl ist das beste Mittel fur die regenerative Hautbehand-
lung. Das es sehr nährstoffreich und teuer ist, sollten Sie es mit
anderen Ölen kombinieren (10–20 Prozent Hagebuttensa-
menöl pro Trägermischung). Zur Behandlung von Narben,
Verbrennungen und Bindegewebsrissen sollten Sie es mit Öl
mischen, das Calendulaauszüge enthält.

Haselnuß: Das leichte und mild duftende Öl, das schnell in
die Haut einzieht, empfiehlt sich für Gesichtspflegemischun-
gen, wenn eine Neigung zu fettiger Haut besteht. Haselnußöl
eignet sich hervorragend für die Herstellung von Calendulaauszügen (siehe weiter unten den Abschnitt über Öle mit
Kräuterauszügen) und für alle kosmetischen Anwendungen,
u. a. für Massagen.

Jojoba: Jojoba, die bevorzugte Trägersubstanz bei der Parfumherstellung, ist technisch gesehen eigentlich gar kein Öl, sondern ein flüssiges Wachs. Es oxidiert nicht und wird nicht
ranzig. Eine kleine Menge (10 Prozent) reicht aus, um die
Haltbarkeit aller Mischungen zu verlängern. Da das Jojobaöl dem hauteigenen Talg ähnelt, wirkt es in Gesichts- oder
Körperölen besonders wohltuend und wird auch für Haar-
und Kopfhautbehandlungen empfohlen. Gewonnen wird das
Jojoböl aus den Samen des in der Wüste gedeihenden Jojoba-
strauches.

Kakaobutter: Die Kakaobutter, deren Konsistenz der des Kokosöls ähnelt, wird aus Kakaobohnen gewonnen und hat einen typisch schokoladeartigen Geruch. Es überlagert den Duft der meisten ätherischen Öle, kann aber in kleinen Mengen als Verdickungsmittel in Lotionen und Cremes verwendet werden. In Kombination mit Neroli erinnert der Duft an ein exotisches und köstliches Dessert.

Kokosnuß: Das Kokosnußöl, das den höchsten Anteil an gesättigten Fettsäuren enthält, ist bei Zimmertemperatur fest (es ist doppelt so stark gesättigt wie Schweineschmalz). Zusammen mit anderen Ölen kann es zur Massage verwendet werden, ebenso in Körperlotionen und Rezepten für Cremes. Obwohl Kokosöl in vielen tropischen Ländern schon seit langer Zeit Verwendung findet, wird es häufig mit Lösungsmitteln extrahiert, und in diesem Fall eignet es sich nicht für die Gesichtspflege; bei empfindlichen Menschen kann es allergische Reaktionen auslösen.

Kukui: Als dünnflüssigstes, leichtestes Gesichtspflegeöl bietet Kukui die optimale Fettmenge, ohne daß ein schmieriger Film zurückbleibt. Die in Hawaii heimische Kukuinuß ist reich an Linol- und Linolensäuren, und das Öl wird rasch von der Haut absorbiert. Von den Bewohnern Hawaiis wurde es früher zur Pflege der Haut benutzt, wenn diese längere Zeit der Sonne ausgesetzt war (es ist jedoch kein Sonnenschutzmittel). Kukuiöl ist kaum giftig, aber es wirkt abführend und sollte deshalb nicht innerlich angewendet werden. Es hat einen charakteristischen Geruch und ist sehr teuer, deshalb kombiniert man es häufig mit anderen Ölen.

Macadamianuß: Dieses Öl, das auch aus Hawaii stammt, ist etwas dickflüssiger als Kukui und ähnelt sowohl dem hauteigenen Talg als auch dem Nerzöl. Es mischt sich leicht mit Kukui und stellt aufgrund seiner Leichtigkeit eine ideale Basis für Gesichts- oder Haarpflegeprodukte dar.

Mais: Maisöl wird aus dem bekannten Speisemais gewonnen, und zwar zum größten Teil aus dem Keim des Maiskorns. Dieses Öl ist aufgrund seines hohen Gehalts an oxidationshemmendem Vitamin E recht stabil. Es gibt auch Maiskeimöl, das allerdings einen strengen Geruch hat.

Mandel: Mandelöl ist ein erschwingliches, nahrhaftes Öl, das sich gut für Massagen eignet. Es stellt gerade den richtigen Gleitfilm her, ohne daß man verschwenderisch damit umgehen muß.

Olive: Olivenöl eignet sich sehr gut für trockene Haut, der Geruch ist manchen Menschen allerdings etwas zu streng. Es kann mit anderen Ölen kombiniert werden und empfiehlt sich aufgrund seiner Beschaffenheit für Massagen. Darüber hinaus ist es eines der besten Medien für medizinisch verwendete Kräuterauszüge, z.B. für Salben und Rektal- oder Vaginalzäpfchen. Reines Olivenöl ist sehr gut haltbar und kann ein Jahr lang bei Zimmertemperatur gelagert werden (griechisches Olivenöl hat eine stärkere grüne Färbung und einen höheren Säuregehalt als Olivenöl aus Italien oder Kalifornien).

Reiskleie: Dieses Öl ist von Natur aus reich an gemischten Tocopherolen (Vitamin E) und Ferulasäure, einem weiteren natürlichen Antioxidans. Es verteilt sich leicht und dringt mäßig gut in die Haut ein, ohne dabei fettig oder klebrig zu sein. Geeignet für Massagen und Lotionen.

Rizinus: Rizinusöl ist sehr dickflüssig und findet normalerweise in der Aromatherapie keine Verwendung, obwohl es in kleinen Mengen Mischungen zugefügt werden kann, die gegen Ekzeme und trockene Haut wirken. In der Kräuterheilkunde wird Rizinusöl u.a. zur Stärkung des Immunsystems und zur Entgiftung der Leber eingesetzt. Schwefeliges Rizinusöl ist wasserlöslich und wird oft für aromatherapeutische Badeöle benutzt.

Sesamsamen: Dieses Öl enthält Sesamol, einen natürlichen Konservierungsstoff. Es wird seit langem für Zubereitungen in der ayurvedischen Medizin verwendet, und man sagt ihm verjüngende Wirkung nach. Die nicht raffinierte Variante hat einen strengen Geruch, was auch der größte Nachteil ist, wenn dieses Öl als alleiniges Trägeröl benutzt werden soll. Gut als Basis für Kräuterzubereitungen.

Sojabohne: Das Öl, das vom Orient aus zuerst in die Vereinigten Staaten eingeführt wurde, fand bis 1950 kaum Verwendung. Inzwischen hat es in den USA jedoch einen Anteil von über 65 Prozent an allen kommerziell genutzten Ölen. Wegen des geringen Ölgehalts der Sobabohne (16–18 Prozent) wird das Öl oft mit Lösungsmitteln extrahiert. Sojaöl ist reich an Linolsäure und oxidiert leicht. Es eignet sich als Zusatz zu Massagemischungen.

Squalen: Pflanzliche Quellen dieses Ölprodukts sind Oliven-, Weizenkeim- und Reiskleieöl. Auch kann es aus dem Öl der Haileber gewonnen werden. Es dient als Bakterizid und Fixierer bei der Parfumherstellung und ist sehr teuer; in einer Trägermischung reichen 5–10 Prozent aus. Der menschliche Hauttalg besteht zu 25 Prozent aus Squalen.

Weizenkeim: In reiner Form ist das Öl zu reichhaltig und dickflüssig, Sie können es jedoch als Zutat für jede Trägermischung verwenden. Es ist reich an Vitamin B, und da es auch die Antioxidanzien Vitamin A und E enthält, verlängert es die Haltbarkeit von Mischungen. Es empfiehlt sich, den Trägerölmischungen 10 Prozent Weizenkeimöl beizumengen.

Pflanzliche Öle

Je gesättigter ein Öl, desto dickflüssiger ist es und desto länger kann es bei Zimmertemperatur aufbewahrt werden. Je geringer der Jodwert, um so haltbarer ist das Öl. Die Werte können je nach Herkunft des Ols variieren. Einige Öle enthalten auch noch andere Inhaltsstoffe, die ihre Haltbarkeit verbessern, z.B. Sesamol.

Öl / gesättigte Fette	in Prozent	Jodwert
Kokosnuß	91	9
Kakaobutter	50	40
Olive	20	84
Erdnuß	20	92
Reis	17	104
Mais	17	124
Weizenkeim	18	125
Walnuß	16	138
Soja	15	130
Sesam	13	110
Mandel	5–10	100
Aprikose	5–10	100
Sonnenblume	6–8	130
Färberdistel	6	143
Rizinus	3	84

Die Werte basieren auf Informationen aus *Bailey's industrial oil and fat products*, herausgegeben von Daniel Swern, und *Food oils and their uses* von Theodore J. Weiss, Chemiker im Ministerium für Landwirtschaft und Ernährung in den USA.

Kräuterzubereitungen

Sie sollten jede Gelegenheit nutzen, um aromatherapeutische Rezepte durch Kräuter zu bereichern. Wenn das ätherische Öl einer Pflanze für eine bestimmte Person oder Anwendung möglicherweise zu stark ist, dann kann das Kraut in Form eines Tees oder einer Tinktur einen wirksamen und unbedenklichen Ersatz darstellen. Bei der gleichzeitigen Verwendung von ganzen Pflanzen und ätherischen Ölen läßt sich oft eine Synergie feststellen, das heißt, Pflanzen und Öle verstärken sich gegenseitig in ihrer heilenden Wirkung.

Die Kräuterqualität ist in der Kräuterkunde genauso wichtig wie die Reinheit der ätherischen Öle in der Aromatherapie. Der eigene Anbau von Kräutern wäre natürlich ideal, doch die meisten Menschen beziehen sie aus Kräuter- oder Naturkostläden. Das ist aber kein Nachteil, denn es ist viel einfacher, eine gute Kräuterqualität anhand des Geruchs, des Aussehens und des Geschmacks festzustellen, als dies bei ätherischen Ölen der Fall ist. Getrocknete Kräuter dürfen nicht braun und leblos sein, sie sollten duften, eine kräftige Farbe haben und im Idealfall aus biologischem Anbau stammen oder in der freien Natur (unter sachkundiger Anleitung) gesammelt worden sein. Die zweitbeste Möglichkeit – neben dem eigenen Anbau – besteht darin, die Kräuter direkt beim Erzeuger, Sammler oder auf dem Markt in Ihrer Nähe zu kaufen, wo Sie sich direkt nach den Anbaumethoden erkundigen können.

Die folgenden Rezepte liefern einige nützliche Grundlagen für die Herstellung einfacher Kräuterpräparate. Sie können sie mit nur einer Kräuterart oder auch mit mehreren Kräutern herstellen. Wenn Sie an weiterführenden Informationen zu einzelnen Kräutern interessiert sind, dann sollten Sie ein spezielles Kräuterbuch zu Rate ziehen.

Herstellung von Ölen mit Kräuterauszügen

Öle, die durch das Einlegen von Kräutern in Pflanzenöle entstehen, nennt man »Auszugsöle« (Infusionen). Diese können anstelle von reinen Ölen als Trägersubstanzen für sämtliche aromatherapeutischen Zubereitungen dienen.

Zu Beginn wird eine Tasse getrocknete Kräuter fein gehackt oder grob gemahlen. Geben Sie die Kräuter anschließend in ein Glas mit weiter Öffnung und gießen soviel Öl dazu, daß die Kräuter bedeckt sind. Die Mischung in ein oder zwei Tagen noch einmal überprüfen – eventuell muß noch etwas Öl hinzugefügt werden. Das Gemisch sollte an einem warmen Platz stehen und täglich geschüttelt werden. Die Idealtemperatur liegt bei 20–27°C, doch Temperaturschwankungen schaden dem Öl nicht. Die Mischung muß eine Woche lang durchziehen. In dieser Zeit sollte das Öl die Farbe, das Aroma und die Heilwirkungen der Pflanze aufnehmen.

Nach einer Woche seihen Sie das Öl durch einen Filter, ein Baumwolltuch oder ein dünnes Geschirrtuch ab. Auf diese Weise sickert das meiste Öl heraus. Damit kein kostbarer Tropfen verlorengeht, pressen Sie mit der Rückseite eines Löffels nach oder wringen soviel Öl heraus wie möglich. Die Kräuter danach kompostieren und das Öl kühl lagern.

Bei der Herstellung von Auszügen gibt es viele Variationsmöglichkeiten. Für medizinische Zwecke, zum Beispiel für Salben, wählen Sie Olivenöl, für kosmetische Anwendungen oder Massagen Haselnußöl oder ein anderes leichtes Öl. Es ist schwierig, exakte Maßangaben für einzelne Kräuter zu machen, da sie in Gewicht, Beschaffenheit und Volumen unterschiedlich sind. Um die Stärke zu verdoppeln, geben Sie ein weiteres Bündel getrocknete Kräuter in dasselbe Öl, so daß ein zweifaches Auszugsöl entsteht.

Ein Auszugsöl kann auch auf dem Herd hergestellt werden. Dazu gibt man die Kräuter in einen Topf und bedeckt sie mit Öl. Bei niedriger Hitze (ungefähr 40°C) und offenem Topf die Mischung langsam erwärmen und gelegentlich umrühren (Vorsicht, die Kräuter dürfen dabei nicht »fritiert« werden). Nach etwa sechs Stunden seihen Sie ab, lassen das Öl abkühlen und füllen es in Flaschen.

Manche Menschen benutzen gern frische Kräuter, obwohl das Wasser in den Frischpflanzen zu Schimmel und Fäulnis des Öls führen kann. Einige Auszüge müssen dagegen mit frischen Pflanzen hergestellt werden, was zum Beispiel bei Johanniskraut der Fall ist. Das Pflanzenmaterial wird über Nacht angewelkt, damit ein Teil des Wassers entweicht, dann hacken oder zerquetschen Sie es. Die Verarbeitung erfolgt wie oben beschrieben. Wichtig ist, daß das gesamte Pflanzenmaterial mit Öl bedeckt ist und sich keine Luftblasen bilden.

Beim Abseihen des Öls die Mischung nur abtröpfeln lassen; Wringen oder Pressen würde zwar die Ölausbeute erhöhen, aber auch den Wasseranteil. Wenn sich das Wasser der Frischpflanze unten im Glas abgesetzt hat, dann können Sie das Öl von oben abgießen und das Wasser wegschütten (dabei geht ein wenig Öl verloren).

Sie brauchen sich nicht auf die Herstellung kosmetischer oder medizinischer Öle zu beschränken. Es lohnt sich, auch mit kulinarischen Ölen zu experimentieren, zum Beispiel mit einer Mischung aus Basilikum, Oregano, Rosmarin und Knoblauch in Olivenöl. Diese Zusammenstellung ist köstlich auf Nudelgerichten oder Baguette.

Es empfiehlt sich, über die Zubereitung der Kräuterpräparate immer äußerst genau Buch zu führen. Die Notizen sollten Angaben über Art und Anteile der Inhaltsstoffe, Anfangs- und Enddatum der Zubereitung, Verarbeitungsschritte, Kommentare und mögliche Verbesserungsvorschläge enthalten. Die fertigen Produkte versehen Sie mit einem Etikett, auf dem Sie Herstellungsdatum, Bestandteile und Gebrauchsanweisungen vermerken.

Weitere Beispiele für Kräuterauszugsöle

Alkanet (Färberkrautwurzel): Dies ist ein Auszug aus Alkanetwurzeln in Pflanzenöl. Wegen seiner leuchtend rosa Farbe wird das Öl zur Färbung von Kosmetikprodukten benutzt.

Calendula (Ringelblume): Dieses Öl ist sehr heilsam für die Haut und empfiehlt sich besonders bei Verbrennungen und – aufgrund seiner antimikrobiellen Eigenschaften – bei vielen Arten von Hautinfektionen. Weiterhin gibt es ein Calendula-Kohlendioxidextrakt, das hochkonzentriert und teerähnlich ist. Es kann mit Pflanzenöl verdünnt werden und sämtlichen Zubereitungen mit ätherischen Ölen beigemischt werden.

Johanniskraut: Aus den frischen Blüten(spitzen) wird das begehrte tiefrote Öl gewonnen, das sehr viel Hypericin enthält, eine Substanz mit heilenden Eigenschaften. Johanniskraut ist ein hervorragendes Mittel gegen Prellungen, Entzündungen und Nervenschäden.

Neem: Das Neemöl wird aus einem Baum gewonnen, der aus Indien stammt. Mit seinen adstringierenden (straffenden), antibakteriellen und antiviralen Eigenschaften findet Neemöl Verwendung bei der Behandlung einiger Hautkrankheiten. Darüber hinaus hat es konservierende Eigenschaften. Das Neemöl wird bereits seit langer Zeit zur Behandlung von Haarausfall, Schuppen, übermäßiger Talgproduktion, brüchigen Nägeln, Nagelpilzen und Zahnfleischentzündungen eingesetzt. Das »Kraut« ist schwierig zu finden, es sei denn, Sie haben einen Neembaum, doch das Öl ist in vorverarbeiteter Form im Handel erhältlich.

Schafgarbe: Geeignet für die Behandlung der Genital- und Harnorgane (siehe Kapitel 5: »Therapeutische Anwendungen«).

Kräuterzäpfchen

Kräuterboli sind Scheiden- oder Darmzäpfchen zur Behandlung von chronischen Infektionen, Scheidenentzündungen, Zysten und Hämorrhoiden (siehe »Geschlechtsorgane«, Kapitel 5).

Zutaten: ⅛ Tasse feinpulverisierte Kräuter, ¼ Tasse Kakaobutter, 15–20 Tropfen geeignetes ätherisches Öl.

Die Kakaobutter bei kleiner Hitze schmelzen und das Kräuterpulver zugeben, so daß daraus eine dicke, knetbare Masse entsteht. Das ätherische Öl hinzufügen. Die Mischung teelöffelweise auf einen kalten Teller klecksen und in Zäpfchenform – ungefähr so dick wie der kleine Finger – bringen (Sie können die Masse auch zu einer langen Rolle formen). Kühlen, bis die Masse fest wird. Die hartgewordene Mischung aus dem Kühlschrank nehmen und mit einem warmen Messer in Stücke von knapp 4 cm Länge schneiden. Die Boli datieren und in einem Glas- oder Plastikgefäß im Kühlschrank lagern.

Zur Behandlung sieben Tage lang abends je einen Bolus einführen. Frauen tragen am besten während der Zeit Slipeinlagen und führen alle paar Tage milde Spülungen durch.

Kräutersalben

Zutaten: 1 Tasse Kräuterauszugsöl, 20 g geraspeltes Bienenwachs

Das Öl in einem Topf erwärmen und das Bienenwachs hinzufügen (mehr Wachs führt zu einer festeren Salbe, die auch bei höheren Temperaturen nicht schmilzt). Man kann das Bienenwachs mit einer groben Käsereibe raspeln (zur schnellen Reinigung die Reibe erhitzen und mit einem Papiertuch abwischen). Zum Schluß die ätherischen Öle untermischen, wenn die Salbe schon ein wenig abgekühlt ist, damit die Öle nicht sofort verdunsten. Eine andere Möglichkeit besteht darin, die ätherischen Öle erst in die Gläser zu geben, kurz bevor die Salbe hineinkommt. Lippenbalsam wird genau wie Salbe hergestellt, Sie benötigen dafür jedoch 30 mg Bienenwachs.

Kräutertee: Aufgüsse und Absude

Für Aufgüsse schütten Sie kochendes Wasser über frische oder getrocknete Kräuter, lassen sie 5–10 Minuten ziehen und seihen anschließend ab. Die im Wasser ziehenden Kräuter abdecken, damit die kostbaren flüchtigen Öle nicht entweichen. Aufgüsse eignen sich für empfindliche Pflanzenteile, z. B. Blätter, Blüten und Früchte, sowie für Samen und Wurzeln, die reich an flüchtigen Ölen sind. Die Menge der Kräuter variiert, doch im allgemeinen nimmt man einen Teelöffel getrocknete Kräuter oder einen Eßlöffel frische Kräuter pro Tasse Wasser.

Für harte Pflanzenteile, z. B. Wurzeln, Rinde, Zweige und einige Samen, sind Absude vorzuziehen. Am besten lassen Sie die Kräuter über Nacht in kaltem Wasser einweichen, bringen die Mischung anschließend zum Kochen und lassen alles abgedeckt bei reduzierter Hitze mindestens 15 Minuten lang köcheln. Wurzeln und Samen, die reich an ätherischen Ölen sind, z. B. Ingwer und Baldrianwurzel oder Fenchel- und Anissamen, sollten allerdings aufgegossen werden.

Um einen Tee aus Blättern und Wurzeln herzustellen, weichen Sie die Kräuter zunächst über Nacht ein (im Kühlschrank). Sie bringen die Mischung dann zum Kochen, nehmen sie vom Herd und lassen sie 15 Minuten lang ziehen. Sie können die Wurzeln auch zuerst abkochen, dann vom Herd nehmen, die Blätter hinzufügen und das Ganze ziehen lassen. Tees sind ein sehr guter Badezusatz, besonders für Menschen mit sehr empfindlicher Haut. Fast jede Pflanze und jedes ätherische Öl (allein oder mit anderen kombiniert) eignen sich dafür. Tees können bis zu 3 Tagen im Kühlschrank aufbewahrt werden.

Kräutertinkturen

Zutaten: frische oder getrocknete Kräuter, Wodka

Die Kräuter hacken oder mahlen, damit durch die Vergrößerung der Pflanzenoberfläche die Wirkstoffe besser im Alkohol gelöst werden können. Die Kräuter in ein Glas mit einem fest schließenden Deckel geben und mit Wodka bedecken. Das Verhältnis von Kräutern zu Wodka läßt sich nur schwer bestimmen, weil das spezifische Gewicht von Pflanze zu Pflanze stark schwankt. Auf jeden Fall müssen die Pflanzen vollständig mit Wodka bedeckt sein. Eventuell muß nach einigen Tagen noch etwas Wodka nachgegossen werden. Das Glas fest verschließen und die Kräuter zwei Wochen an einem kühlen, dunklen Platz einweichen lassen. Jeden Tag schütteln, danach abseihen. Sie werden überrascht sein, wie einfach die Herstellung einer Tinktur ist und wieviel billiger die eigenen Präparate gegenüber den im Handel erhältlichen Tinkturen sind.

Tinkturen stellen Sie am besten aus nur einer Kräuterart her. Die fertigen Tinkturen können Sie dann mischen oder als Komponenten anderer Rezepturen verwerten. So werden unerwünschte Wechselwirkungen zwischen Inhaltsstoffen vermieden, die bei der Herstellung von Tinkturen aus mehreren Kräutern auftreten können. Außerdem sind Sie mit »reinen« Tinkturen flexibler bei der Zusammenstellung von Mischungen. Tinkturen werden oral eingenommen, und zwar üblicherweise dreimal am Tag 15–30 Tropfen in etwas Wasser oder Saft. Kräutertinkturen haben gegenüber Tees den Vorteil, daß ihre Qualität bei Zimmertemperatur viele Jahre lang erhalten bleibt. Sie nehmen nur wenig Platz ein, sind unkompliziert in der Anwendung und auch für Personen mit wenig Zeit geeignet. Tinkturen werden vom Körper schnell und leicht absorbiert.

Kräuteressig

Zutaten: frische oder getrocknete Kräuter, Essig

Der Essig muß die Kräuter vollständig bedecken. Zwei Wochen lang täglich schütteln, dann abseihen. Nach dem Abseihen ätherische Öle hinzugeben und daran denken, vor jedem Gebrauch gut zu schütteln, da sich die ätherischen Öle nicht mit einem wäßrigen Trägerstoff verbinden. Kräuteressig eignet sich für die Herstellung von Gesichtstonern, Badezusätzen, Haarspülungen und anderen Spülungen. Essig kann auch den Alkohol in Tinkturen ersetzen, falls eine Alkoholunverträglichkeit besteht, doch die harzartigen Substanzen, die in einigen Pflanzen enthalten sind, lassen sich damit nur unzureichend extrahieren.

KAPITEL 5

Therapeutische Anwendungen

In diesem Kapitel geht es um die heilende Wirkung der ätherischen Öle. In verschiedenen Abschnitten werden Herz und Kreislauf, Verdauung, Atemwege, Bewegungsapparat, Nerven, Drüsen, Harn-, Geschlechtsorgane und Haut behandelt; auch den Augen und Ohren, dem Immunsystem und der Behandlung von Kindern ist ein Abschnitt gewidmet. Es werden Vorschläge zur Behandlung von Alltagsbeschwerden gemacht, die Sie normalerweise ohne Konsultation eines Arztes kurieren können: Erkältung, Kopfschmerzen, leichte Verdauungsstörungen, Menstruationsbeschwerden (PMS), leichte Verbrennungen, Bisse und Stiche sowie Muskelschmerzen. Aufgrund ihrer biochemischen Komplexität sind die ätherischen Öle – von denen die meisten nicht künstlich hergestellt werden können – in der Lage, auf den unterschiedlichsten Ebenen und in vielfältiger Art und Weise ihre Wirkung zu entfalten. Nicht nur für die Gesundheit ist der Gebrauch ätherischer Öle von Nutzen, sondern auch für die Brieftasche.

Als Kräuter- und Aromatherapeutinnen sind wir nicht auf ein bestimmtes Heilverfahren festgelegt und verwenden die Mittel, die sich unserer Meinung nach für den jeweiligen Fall am besten eignen. Manchmal raten wir ausschließlich zur Aromatherapie, in anderen Fällen erscheint es jedoch sinnvoller, Aroma- und Kräutertherapie miteinander zu kombinieren. Um Ihnen die Kombination beider Methoden zu erleichtern, machen wir Vorschlage für »Kräuterzusätze«, die im allgemeinen mehrmals am Tag in Form von Tee, Tinkturen, Kapseln oder Tabletten empfohlen werden.

Da für eine wirklich ganzheitliche Behandlung und Heilung eine individuelle Beobachtung und eine Abstimmung der Öl-/Kräutermischung auf die einzelne Person erforderlich sind, werden nur wenige Rezepte für spezifische Beschwerden angeführt. Andererseits bedarf es jedoch einiger Anweisungen, deshalb enthält jeder Teilbereich eine Reihe von Rezeptbeispielen für allgemeine Beschwerden. Ziel dieses Kapitels ist es, Ihnen das »Handwerkszeug« für die Herstellung eigener Mischungen zur Verfügung zu stellen und die Zusammenhänge, die für die Arbeit mit ätherischen Ölen notwendig sind, zu vermitteln (siehe auch die Tabellen/Darstellungen am Ende des Buches und Kapitel 6).

Ätherische Öle sind extrem konzentriert, und die meisten sind mindestens fünfzigmal wirksamer als die Pflanzen, aus denen sie gewonnen wurden. In ihrem Buch Heilen mit Aromaölen stellt Daniele Ryman fest, daß 1 Tropfen ätherisches Öl häufig dieselbe Wirkung entfaltet wie etwa 30 g Pflanzenmaterial. Dies vermittelt eine Vorstellung von der Heilkraft dieser Öle – und natürlich auch von den potentiellen Risiken einer unsachgemäßen Anwendung.[1] Nur ungefähr 5 Prozent der heute produzierten ätherischen Öle werden in der Aromatherapie verwendet, doch trotzdem ist die Auswahl groß genug. Wenn Sie sich nur mit 10–15 Ölen vertraut machen, werden Sie schon in der Lage sein, etliche häufig auftretende Probleme in den Griff zu bekommen (es ist besser, ein paar ätherische Öle wirklich gut zu kennen, als ein wenig über viele Öle zu wissen).

Einige ätherische Öle wirken entspannend auf die Muskeln (Majoran und Schwarzer Pfeffer), andere fördern die Verdauung (Kardamom und Minze) oder regen den Kreislauf an (Rosmarin und Basilikum), wieder andere sind Ausgangsstoffe für die Bildung von Hormonen (Muskatellersalbei und Fenchel). Viele von ihnen regenerieren beschädigte Zellen (Lavendel und Helichrysum) oder unterstützen die Entschlackung (Grapefruit und Wacholder). Darüber hinaus stärken einige Öle das Immunsystem, indem sie die Selbstheilungskräfte des Körpers anregen. Sie sind in der Lage, die Produktion der Phagozyten (Freßzellen) im Blut zu stimulieren, die Infektionen abwehren. Teebaum, Lavendel und einige andere Öle entgiften Insektenstiche und -bisse.

---

[1] Zu den Grenzen der Aromatherapie siehe Kapitel 7 (*Gesetzliche Bestimmungen und Sicherheitsmaßnahmen*).

Zehn ätherische Basisöle

Lavendel   allgemeines »Erste-Hilfe Öl«, antivarial und antibakteriell, stärkt das Immunsystem, wirkt antidepressiv, entzündungshemmend und entkrampfend

Kamille   entzündungshemmend, antiallergisch, verdauungsfördernd, entspannend, antidepressiv

Majoran   entkrampfend, entzündungshemmend, antiseptisch

Rosmarin   regt den Kreislauf an, lindert Schmerzen, entwässert

Teebaum   wirkt gegen Pilze, Hefen und Bakterien

Zypresse   adstringierend (zusammenziehend), kreislaufanregend, antiseptisch

Pfefferminze   verdauungsfördernd, reinigt die Nebenhöhlen, antiseptisch, entwässernd, anregend

Eukalyptus   entwässernd, antiviral, antibakteriell, anregend

Bergamotte   wirkt gegen Depressionen, Parasiten und Entzündungen

Geranie   wirkt ausgleichend auf Körper und Geist, pilztötend, entzündungshemmend

Es ist nachgewiesen, daß viele Öle als wirksames Mittel gegen Pilzerkrankungen und Hefen (Teebaum, Lavendel und Geranie), Parasiten (Bergamotte) und Viren (Zimt, Thyrnisn und Eucalyptus radiata) eingesetzt werden können. Andere wirken sehr gut gegen Infektionen, indem sie in den Lebenszyklus der Bakterien eingreifen. Laut Dr. med. Jean-Claude Lapraz, Spezialist für ätherische Öle, führen die meisten ätherischen Öle zu einer leichten Senkung des pH-Wertes im Blut, wodurch Bakterien, die ein alkalisches Umfeld benötigen, das Nähr-medium entzogen wird.

Anders als herkömmrnliche Antibiotika, die u.U. unangenehme Nebenwirkungen haben, sind ätherische Öle »lebensbejahend«; denn sie töten nicht nur pathogene Bakterien, sondern lassen die nützlichen Bakterienstämme (Darmflora) intakt. Dies scheint eine einzigartige Eigenschaft der Naturheilmethoden zu sein, die der Wissenschaft nach wie vor Rätsel aufgibt. Außerdem entwickeln Bakterien normalerweise keine Resistenz gegen ätherische Öle, was oft bei Antibiotika der Fall ist.

Der Körper reagiert sehr schnell auf ätherische Öle. Einige lassen sich schon wenige Minuten nach dem Auftragen auf die Haut im Atem feststellen und werden nach mehreren Stunden vom Körper wieder ausgeschieden. Wiederholte Anwendungen sind nötig, vor allen Dingen bei der Behandlung akuter Erkrankungen, wenn der Körper einen konstanten Level des ätherischen Öls braucht.

Immer wieder sei an den Grundsatz »Weniger ist mehr« in der Aromatherapie erinnert: Kontinuierliche, niedrige Dosen sind am unbedenklichsten und gleichzeitig am effektivsten.

Ein großer Vorteil der Aromatherapie liegt darin, daß sich die Wirkstoffe nicht erst durch den ganzen Körper vorarbeiten müssen, bevor sie dort angelangen, wo sie ihre Wirkung entfalten. Die meisten in diesem Abschnitt erwähnten ätherischen Öle sind für die Verdünnung in einem Trägeröl vorgesehen. Sie können diese verdünnten Öle direkt über dem zu behandelndem Organ in die Haut einmassieren, zum Beispiel auf der Brust (bei einer Verschleimung der Lunge) oder auf dem Bauch (bei Verdauungsstörungen). In vielen Fällen empfiehlt sich auch das Inhalieren oder die Verwendung der Öle als Badezusatz.

Ätherische Öle sind in den hier vorgeschlagenen Verdünnungen absolut ungefährlich. Allerdings ist bei Epilepsie, in der Schwangerschaft, bei ernsten Erkrankungen und bei der Einnahme bestimmter Medikamente Vorsicht geboten. Ein Verträglichkeitstest auf der Haut ist vor der Anwendung einer Mischung empfehlenswert (siehe den Abschnitt »Sicherheitsvorkehrungen« im Kapitel 4 sowie die »Warnhinweise« im Kapitel 6).

Organsysteme

Gesundheit und Lebenskraft hängen von dem harmonischen Zusammenspiel der Organe im Körper ab. Wenn wir im folgenden zwischen einzelnen Organsystemen unterscheiden und sie bestimmten Ölen zuordnen, dann ist das sicherlich eine Vereinfachung, die für das Verständnis jedoch erforderlich ist. Da die meisten Pflanzen mehrere Heilwirkungen haben, sind viele mehrfach aufgeführt.

Herz und Kreislauf

Der Kreislauf transportiert das Blut durch den Körper. Er umfaßt das Herz und die Blutgefäße sowie das Lymphsystem, das Nährstoffe befördert sowie Schlacken und Gifte entsorgt. Lymphknoten befinden sich im ganzen Körper, besonders im Hals, in den Leisten, den Brüsten und unter den Armen. Sie fungieren als Schaltstellen für die Filtration des Blutes.

Die für die Lymphmassage am besten geeigneten Öle sind Echter Lorbeer *(Laurus nobilis)*, Zitrone und Grapefruit, wobei Sie zum Beispiel Calendula als Trägeröl verwenden können. Zur allgemeinen Anregung der Durchblutung empfehlen sich Basilikum, Rosmarin, Thymian, Majoran und Nelke. Streßbedingte Herzprobleme klingen bei einer beruhigenden Massage mit Melisse, Neroli, Lavendel und Ylang-Ylang ab. In Verbindung mit Majoran und Ingwer senken diese Öle auch den Blutdruck (Studien haben gezeigt, daß allein schon das Riechen an Neroli blutdrucksenkend wirkt).

Kamille, Myrte und Zypresse lindern Schmerzen und Entzündungen bei Krampfadern, Venenentzündungen und Hämorrhoiden. Weihrauch verengt erweiterte Venen. Die genannten Öle sind besonders wirksam, wenn sie mit Johanniskrautöl verdünnt werden. Auf eitrige und rissige Haut legen Sie Kompressen mit Karottensamenöl. Tränken Sie dafür ein Tuch mit Wasser, das einige Tropfen des ätherischen Öls enthält, wringen Sie es aus und legen es auf die betroffene Stelle.

Rezept gegen Krampfadern
   6 Tr. Zypresse
   3 Tr. Myrte
   3 Tr. Deutsche Kamille
   2 Tr. Weihrauch (nach Belieben)
   30 ml Johanniskrautöl

Die Zutaten verrühren und äußerlich anwenden. Sie können auch eine Salbe herstellen, indem Sie das Johanniskrautöl erhitzen und vor Zugabe der ätherischen Öle ½ Teelöffel geraspeltes Bienenwachs einrühren.

Kräuterzusätze: Weißdornblüten und -beeren sowie Herzgespann *(Leonurus cardiaca)* gehören zu den Kräutern, die das Herz stärken und den Kreislauf anregen. Lymphreinigend wirken zum Beispiel Echinacea, Labkraut und Sauerdorn, die auch in Form von Tee, Tinkturen oder Pillen verabreicht werden.

Viele Nahrungsmittel enthalten ätherische Öle, die den Kreislauf anregen, die Blutgefäße elastisch halten und so die Thrombosegefahr verringern. Dazu zählen Knoblauch, Zwiebeln, Cayennepfeffer und Ingwer. Ingwer vermag den Blutruck sowohl nach oben als auch nach unten zu regulieren. Knoblauch und Zwiebeln helfen bei zu hohem Blutdruck. Lemongras enthält fünf verschiedene Komponenten, die der Blutverklumpung entgegenwirken.

Verdauung

Unsere Gesundheit und Vitalität hängen ganz wesentlich von der Qualität der Nährstoffaufnahme wie auch von der gründlichen Ausscheidung der Stoffwechselschlacken ab. Neben der Beschaffenheit der Nahrung spielen der Zeitpunkt und die Umstände der Nahrungsaufnahme eine Rolle. Der Verzehr frischer, vollwertiger Nahrungsmittel in einer ruhigen Umgebung und gründliches Kauen sind wichtige Voraussetzungen für eine gute Verdauung.

Dem Gehirn wird durch Aromastoffe signalisiert, daß es bald etwas zu essen gibt. Allein schon das Riechen zum Beispiel an Spaghettisauce oder frischgebackenem Brot setzt eine Kettenreaktion in Gang: Der Magen beginnt zu knurren, die Produktion von Speichel und anderen Verdauungssäften in Magen und Darm wird gesteigert.

Die ätherischen Öle, die sich in Küchenkräutern wie Rosmarin, Basilikum, Kreuzkümmel, Anis, Koriander, Ingwer und Zimt finden, machen das Essen nicht nur schmackhafter, sondern fördern auch die Verdauung. Außerdem haben einige Gewürze ganz spezifische Wirkungen: Kreuzkümmel zum Beispiel lindert verdauungsbedingte Kopfschmerzen, Rosmarin verbessert die Nährstoffaufnahme, und Basilikum hilft bei Übelkeit, sogar wenn diese chemo- oder röntgentherapeutisch bedingt ist und herkömmliche Medikamente nur wenig anschlagen. In Südostasien wird Lemongras als Mittel gegen Verdauungsbeschwerden verwendet. Dill und Fenchel eignen sich als Appetitzügler.

Bei Magengeschwüren oder Sodbrennen können Sie es mit Kamille und Sandelholz versuchen. Fenchelsamen und Melisse entspannen die Magenmuskulatur und lindern Reizungen und Entzündugen. Dazu trinken Sie eine Tasse Kräutertee mit etwas Honig, der mit einem dieser Öle aromatisiert ist (siehe Kapitel 10: »Ätherische Öle in der Küche«).

Eine schlechte Verdauung kann auch eine Folge von zu wenig Salzsäure sein, die für den Eiweißaufschluß erforderlich ist. Unverdautes Eiweiß ist vermutlich der Grund für einige Lebensmittelallergien. Der Zusatz von frisch gemahlenem Schwarzem Pfeffer zum Essen oder das Zerkauen einiger Wacholderbeeren vor den Mahlzeiten kann helfen, die Magensäureproduktion anzuregen. Äußerlich können Sie die entsprechenden ätherischen Öle als Bestandteile für eine Massagelotion verwenden.

Ingwer ist ein bewährtes Mittel gegen Übelkeit, besonders bei bewegungsbedingter (Auto, Flugzeug, Schiff) Übelkeit und Unwohlsein am Morgen, und Pfefferminze kommt gleich danach. Nach Darstellung der britischen Medizinerzeitschrift *Lancet* ist Ingwer wirksamer gegen bewegungsbedingte Übelkeit als das bekannte Antihistamin Dramamine. Im Gegensatz zu diesem Medikament erzeugt Ingwer keine Müdigkeit. Ingwer- und Pfefferminzöl können in einer 2%igen Verdünnung als Massageöle verwendet werden, aber auch ein Kräutertee ist wohlschmeckend und effektiv. Sogar Ingwerkekse, ein Stück kandierter Ingwer (aus dem Asienladen) oder Pfefferminzbonbons helfen.

Magenberuhigendes Massageöl
   5 Tr. Kamille
   3 Tr. Dill
   2 Tr. Ingwer

2 Tr. Pfefferminze
30 ml Trägeröl
Zutaten mischen und vorsichtig den Bauch massieren; für
Kinder die Konzentration (Anzahl der Tropfen) halbieren.

Verdauungstee
1 TL Ingwerwurzel
¼ TL Zimtrinde
1 TL Pfefferminze
½ TL Anis
¼ TL Kardamom
3 Tassen kochendes Wasser
Die Kräuter mischen und mit dem heißen Wasser übergießen. Je eine Tasse 30 Minuten nach den Mahlzeiten trinken (das heiße Wasser extrahiert die ätherischen Öle aus
den Kräutern).

Natürliches Ginger Ale
3 Tassen Verdauungstee (Rezept oben)
¼ Tasse Honig
1 Tasse Mineralwasser mit Kohlensäure
1 Zitronenscheibe
Den Honig in den warmen Tee einrühren und das Mineralwasser und die Zitrone kurz vor dem Servieren zugeben.

Darmbeschwerden

Der Verdauungstrakt kann auf einige Nahrungsmittel mit Reizungen oder Infektionen reagieren. Auch Aufregung und Streß
beeinträchtigen die Verdauung. Ingwer, Pfefferminze, Fenchel,
Koriander und Dill verhindern Blähungen, besonders Pfefferminze eignet sich für die Beruhigung des Darms. Bei Verstopfung wirken Rosmarin oder Schwarzer Pfeffer, bei Durchfall
Zypresse, Zimt und Myrrhe. Mit frischem Knoblauch (als Zutat zu den Mahlzeiten) lassen sich Würmer beim Menschen
und auch bei Haustieren bekämpfen; ebenso helfen Rosmarin,
Thymian, Teebaum und Kamille bei vielen Wurmarten. Kamille lindert außerdem die als Begleiterscheinung auftretenden
Darmentzündungen. Wissenschaftler haben festgestellt, daß

alle 42 Bestandteile des Ingweröls, das in Ostafrika zur Parasitenbekämpfung angewendet wird, bei separater Verwendung Spulwürmer im Darm abtöten (in Experimenten waren einige dieser Bestandteile sogar wirksamer als die häufig verschriebenen Präparate mit Piperazincitrat). Die genannten Öle können zusätzlich als Bauchmassage verabreicht werden.

Zum Verdauungssystem gehört auch die Leber, deren Zustand den ganzen Körper beeinflußt.

Lebertrank
Jeweils 3 Tr. von: Kamille, Zitrone, Karotte, Helichrysum
30 ml Trägeröl
Jedes dieser Öle kann auch separat angewendet werden. Das Tonikum über der Leber einmassieren oder als Badezusatz verwenden.

Kräuterzusätze: Sie sollten mindestens ein aromatisches Kraut zu jedem Mittel gegen Verstopfung oder Durchfall geben, um Darmkrämpfen vorzubeugen. Langzeitstörungen der Verdauung, z.B. chronischer Durchfall, ständige Verstopfung, schlechte Verdauung und einige Lebensmittelallergien, sollten mit einem Magenbitter, der Kräuter wie Enzian, Sauerdorn, Löwenzahn und Berberitze enthält, behandelt werden. Diese bitteren Stärkungsmittel werden am besten vor den Mahlzeiten eingenommen. Zur Gruppe der abführenden Kräuter gehören der milde Gelbe Ampfer und die stärkeren Kräuter Kaskararinde und Sennablatt. Gegen Durchfall wirkt eine Brombeerwurzeltinktur. Bei Magengeschwüren oder Sodbrennen helfen Ulme und Echter Eibisch (beruhigend), die entkrampfenden Kräuter Kamille und Yamswurzel, das natürliche Entsäuerungsmittel Mädesüß und Süßholz (Lakritze).

Zur Wurmbekämpfung empfiehlt sich der Verzehr von rohen Möhren, Knoblauch und Kürbiskernen sowie von faserigem Gemüse. Kohlenhydrate und Milchprodukte sollten vermieden werden, da Würmer den darin enthaltenen Zucker als Nährstoff benötigen. Zuletzt nehmen Sie ein pflanzliches Abführmittel. Um überlebenden oder neuen Parasiten keine Chance zu geben, sollten Sie die Behandlung nach einer Woche wiederholen.

85

Atemwege

Atemwegsbeschwerden können in Form von Reizungen und Infektionen der Ohren, der Nase und des Halses auftreten. Es kann auch zur Verschleimung kommen, die durch das Inhalieren von Rosmarin (besonders Typ Verbenon) und Ysop (nur *var. decumbens*), Teebaum, Eukalyptus, Lavendel oder Pfefferminze gelindert wird. Zypresse wirkt gegen Nasenlaufen, und Pfefferminze, Teebaum und Eukalyptus lindern Nebenhöhlenentzündungen. Anis und Zypresse kurieren Husten.

Viele Asthmapatienten führen einen permanenten Kampf gegen die Verschleimung der Atemwege. Auf keinen Fall dürfen ätherische Öle während eines Asthmaanfalls verabreicht werden, doch zwischen den Anfällen kann die Brust mit Deutscher Kamille, Weihrauch oder Lavendel eingerieben werden. Das Chamazulen (der blaue Farbstoff) in der Kamille setzt Cortison aus den Nebennieren frei. Während eines Asthmaanfalls können diese Öle als Bad oder Fußeinreibung verabreicht werden. (Sie können auch Ysop verwenden, doch nur *var. decumbens*.)

90 Prozent der Atemwegserkrankungen werden von Viren verursacht. Die meisten Grippeviren können mit Ölen von Thymian, Rosmarin, Pfefferminze, Ravensara, Teebaum, Eukalyptus, Bergamotte, Schwarzem Pfeffer, Melisse und Ysop bekämpft werden. Zitronen- und Eukalyptusöle helfen gegen Bakterien, die Staphylokokkus, Streptokokkus und Lungeninfektionen verursachen. Eine 2%ige Verdünnung ergibt eine wirksame, antiseptische Gurgel- oder Inhalierlösung.

Durch Dampfbäder gelangen die ätherischen Öle direkt in die Nebenhöhlen und in die Lunge, und die warme, feuchte Luft trägt zur Befreiung von Nase und Bronchien bei. Für Dampfbäder bringen Sie Wasser zum Kochen, lassen es dann eine Minute lang abkühlen und geben 3–6 Tropfen ätherisches Öl hinein. Dann beugen Sie sich – mit einem Handtuch über dem Kopf, um die heiße Luft einzufangen – über das Gefäß und atmen tief ein. Ätherische Öle können auch in Luftbefeuchter und in dampfend heißes Badewasser gegeben werden.

Wenn Dampfbäder nicht möglich sind, zum Beispiel im Büro oder auf Reisen, können Sie auch ein Taschentuch mit ätherischem Öl beduften oder eine natürliche Inhalier-mischung für die Nase verwenden. Diese ist in Naturkost-läden oder Reformhäusern erhältlich, kann aber auch selber hergestellt werden.

Selbstgemachte Inhaliermischung
2 Tr. Eukalyptus
2 Tr. Rosmarin
1 Tr. Pfefferminze
1 EL Steinsalz
Einige Salzbrocken in ein Glasfläschchen legen und die Öle darüber tropfen. Wenn das Salz die Öle absorbiert hat, inha-lieren.

Ein Aromazerstäuber – ein (meist mundgeblasenes) Glasstück, das an einen kleinen elektrischen Kompressor angeschlossen ist – desinfiziert die Raumluft, indem er die Öltröpfchen in Form eines feinen, kühlen Nebels ausstößt. Der Vorteil eines Zerstäubers liegt darin, daß sich der Dunst in Rachen, Nase oder sogar ins Ohr leiten läßt. Das Gerät kann für 10–15 Mi-nuten pro Stunde in einem Krankenzimmer eingeschaltet wer-den, um die Bakterien in der Luft abzutöten. Dicke Öle, wie Vetiver, Sandelholz, Vanille, Myrrhe und Benzoe Siam, müssen vor der Verwendung in einem Zerstäuber mit einem dünnflüs-sigeren Öl, z.B. Zitrusölen, Eukalyptus oder Rosmarin, oder mit Alkohol verdünnt werden. Wenn Öle zu lang im Zerstäu-ber aufbewahrt werden, oxidieren sie und verdicken. Zudem enthalten frischgepreßte Zitrusöle oft Festbestandteile, die den Zerstäuber verstopfen können. Um diesen zu reinigen, legen Sie das Glasteil in Alkohol und stochern die Düse mit einem Zahnstocher frei.

Verdünnte ätherische Öle können auch in den Rachen ge-sprüht werden. Früher gehörte ein Zerstäuber mit einer langen Düse, die bis in den Rachen reichte, zur Standardausrüstung der Hausapotheke. Auch ein Parfumzerstäuber leistet gute Dienste.

Wenn Sie keinen Zerstäuber haben, können Sie ätherische Öle mit Wasser mischen und sie in eine Sprühflasche füllen. Untersuchungen haben ergeben, daß Eukalyptusöl in einer

2%igen Verdünnung 70 Prozent der Luftbakterien (Staphylokokken) abtötet.

Spray zur Raumdesinfektion

3 Tr. Eukalyptus
1 Tr. Pfefferminze
2 Tr. Kiefernnadel
1 Tr. Teebaum
2 Tr. Bergamotte
30 ml Wasser

Zutaten mischen und vor Gebrauch gut schütteln. Wenn Sie statt Wasser ein Trägeröl nehmen, eignet sich die Mischung auch zum Einreiben der Brust.

Seit Generationen gurgeln die Menschen in Europa (insbesondere Sänger) mit Salbei-, Thymian- oder Majorantee (mit Honig gesüßt), um Kehlkopf- und Mandelentzündungen zu lindern. Einige Tropfen ätherisches Öl in 60 ml Wasser können denselben Zweck erfüllen. Bei Heiserkeit sollten Sie mindestens jede halbe Stunde gurgeln.

Rachenspray oder Gurgellösung

¼ Tasse Thymian- oder Salbeitee
je 3 Tr. Zitrone, Zypresse und Teebaum

Vor der Anwendung immer gut schütteln. Zum Gurgeln kann ein halber Teelöffel Salz zugegeben werden.

Bei Lungenverschleimung empfiehlt es sich, eine Salbe oder ein Massageöl mit ätherischen Ölen auf Brust, Hals und Rücken zu reiben. Die Öle werden durch die Haut aufgenommen und die Dämpfe gleichzeitig inhaliert. Nach dem Einreiben legen Sie noch ein Flanelltuch auf die Brust, um den Heileffekt durch Wärme zu unterstützen. Im Handel erhältlicher ätherischer »Inhalationsbalsam« (ätherische Salbe) enthält häufig Derivate ätherischer Öle (oder die entsprechenden synthetischen Substanzen), wie Thymol aus Thymian und Menthol aus Minze, in einer Ölbasis. Die natürlichen pflanzlichen Mittel werden in Reformhäusern und Naturkostläden angeboten.

Balsam zum Einreiben

2 TL Pfefferminze
3 TL Eukalyptus
1 TL Thymian (am besten Chemotyp Linalol)
1 Tasse Olivenöl
20 g Bienenwachs

Das Bienenwachs bei sehr geringer Hitze im Olivenöl schmelzen. Etwas abkühlen lassen und die ätherischen Öle zugeben, umrühren (Vorsicht vor heißen Spritzern beim Einrühren der Öle). Abkühlen und fest werden lassen, bei Zimmertemperatur lagern.

Breiumschläge sind ein traditionelles Heilmittel bei Verschleimungen der Bronchien. Eine Ingwer- oder Zwiebelkompresse auf der Brust löst den Schleim in der Lunge und erleichtert das Atmen. Zwiebeln helfen auch bei Asthma und allergischen Reaktionen.

Breiumschläge

1 gehackte Zwiebel
¼ Tasse geriebener Ingwer
Wasser

Alles mit etwas Wasser bei geringer Hitze weich kochen. Etwas abkühlen lassen, zu einem Brei verarbeiten und warm auf die Brust auftragen. Mit einem weichen Tuch abdecken.

Kräuterzusätze: Schleimlösende Kräuter sind z. B. Alant, Gemeiner Andorn und Königskerze. Bei starken Hustenkrämpfen sind u. a. Wildkirschenrinde und Wilder Salat zu empfehlen, die entspannend auf die Atmungsorgane wirken. Kräuter, die bei entzündeten Schleimhäuten Linderung verschaffen, sind u. a. Leinsamen, die Wurzel des Echten Eibisch und Süßholz (Lakritze), die als Tee, Tinkturen, Pillen oder Sirup verabreicht werden.

Bewegungsapparat

Knochen und Muskeln geben dem Körper Halt und ermöglichen ihm die Bewegung. Von Verletzungen einmal abgesehen, hängt die Funktionstüchtigkeit des Bewegungsapparates von der Gesundheit des gesamten Körpers ab. Bei degenerativen Erkrankungen wie Arthritis und Rheuma muß der gesamte Körper in die Behandlung einbezogen werden, besonders das Verdauungs- und Stoffwechselsystem. Entzündungshemmende, entgiftende und kreislaufbelebende ätherische Öle wie Grapefruit, Wacholder und Helichrysum sollten – wie auch Birkenöl als Schmerzmittel – zur Anwendung kommen. Außerdem ist eine Schonkost, die keine säureproduzierenden Nahrungsmittel wie rotes Fleisch, Eier und Milchprodukte enthält, von Vorteil. Das Kapitel 7 (»Massagen«) gibt weitere Anregungen für die Behandlung von Muskelschmerzen.

Einige Aromatherapeuten verwenden Rosmarin und Lemongras zur Behandlung von Versteifungen. Laut Dr. Dietrich Gumbel entfernen sie Milchsäureansammlungen in den Muskeln. Das folgende Rezept empfiehlt sich auch bei Arthritis.

Schmerzmittel
6 Tr. Helichrysum
4 Tr. Majoran
2 Tr. Wacholder
4 Tr. Birke oder Wintergrün
3 Tr. Kamille
3 Tr: Lavendel
3 Tr. Ingwer
60 ml Trägeröl
Zutaten vermischen. Die Mischung kann als Massage- oder Badeöl verwendet werden.

Kräuterzusätze: Entzündungshemmend wirken Mädesüß, Weidenrinde und Teufelskralle sowie (die Gewürze) Cayennepfeffer, Ingwer, Senf und Meerrettich. Löwenzahn, Sarsaparilla, Große Klette, Selleriesamen, Petersilie und Schafgarbe regen die Nieren zur Giftausscheidung an. Baldrian und Johanniskraut eignen sich als Schmerzmittel.

Nerven

Das Nervensystem stellt eine komplexe Verbindung zwischen Körper und Geist dar. Infolge psychischer und emotionaler Reaktionen können in einem Körperteil auftretende Beschwerden auf andere Bereiche ausstrahlen.

Gegen allgemeinen Streß helfen Bergamotte, Kamille, Lavendel, Melisse, Muskatellersalbei, Neroli, Rose und Jasmin. Bei Schlaflosigkeit aufgrund von Nervosität oder Überarbeitung bieten sich Muskatellersalbei, Majoran, Ylang-Ylang und Neroli zur Beruhigung an. Kopfschmerzen, die durch nervliche Anspannung bedingt sind, können mit denselben Ölen gelindert werden. Sie sollten jedoch bedenken, daß Kopfschmerzen vielerlei Ursachen haben können (von Verdauungsstörungen bis zu hormonellen Problemen), die entsprechend behandelt werden müssen.

Entspannungsmitte/Antidepressivum
3 Tr. Neroli
3 Tr. Lavendel
2 Tr. Majoran
2 Tr. Ylang-Ylang
1 Tr. Kamille
2 Tr. Muskatellersalbei
30 ml Trägeröl
Als Massage- oder Badeöl anwenden.

Neuralgien (Nervenschmerzen) lassen sich am besten durch die Bekämpfung der Ursachen beheben, allerdings können ätherische Öle den Schmerz lindern, besonders dann, wenn sie in Verbindung mit Massagen angewendet werden.

Rezept gegen Nervenschmerzen
5 Tr. Helichrysum
3 Tr. Kamille
2 Tr. Majoran
2 Tr. Lavendel
30 ml Trägeröl
Mischen und einmassieren.

Kräuterzusätze: Kräuter können die Nerven anregen oder beruhigen. Kalifornischer Mohn (*Escholzia californica*; absolut
ungefährlich, enthält keine suchterzeugenden Alkaloide), Hopfen, Baldrian, Passionsblume und Echte Katzenminze wirken
beruhigend und entspannend.

Eines der besten Nervenstärkungsmittel ist Wilder Hafer
(sogar in Form von Hafergrütze). Andere Mittel sind Helm-
kraut und Eisenkraut sowie Johanniskraut, das geschädigte
Nerven regeneriert und Depressionen lindert.

Drüsen

In seinem Buch *The new holistic herbal* stellt David Hoffmann fest: »In unserem inneren Kontrollsystem mit seiner
ganzen Vielschichtigkeit sind sich Körper und Geist am nächsten. Wenn man das Bewußtsein als eine Domäne des Gehirns
versteht, dann stellt das Zusammenspiel von Nervensystem
und endokrinen Drüsen die Verbindung zwischen Bewußtsein und Körper her.« Das Drüsensystem besteht aus Hirnanhangdrüse, Schilddrüse, Nebenschilddrüse, Nebenniere,
Bauchspeicheldrüse, Zirbeldrüse, Thymusdrüse und Ge-
schlechtsdrüsen (Eierstöcken und Hoden). Die endokrinen
Drüsen sondern Sekrete ab und leiten Hormone direkt in die
Blutbahn. In jeder Zelle gibt es für verschiedene Hormone sogenannte Rezeptorstellen, die Veränderungen oder Reaktionen
im Zellstoffwechsel auslösen. Müdigkeit ist häufig eine Folge
von überlasteten Nebennieren. Arbeit, Familie, Lärm und der
Streß unseres heutigen Lebensstils tragen dazu bei. Der Genuß
von Kaffee und anderen koffeinhaltigen Getränken stellt eine
zusätzliche Belastung für die Nebennieren dar.

Kiefer und Fichte helfen bei der Reaktivierung der Nebennieren. Ein Bad oder eine Massage mit der unten aufgeführten
Mischung unterstützt die Funktion der Nebennieren – Sie sollten aber auch immer daran denken, genügend Zeit zum Entspannen einzuplanen.

Stärkung der Nebennieren
    4 Tr. Kiefernnadel *(Pinus syluestris)*
    4 Tr. Fichte *(Picea mariana)*

2 Tr. Lavendel
30 ml Trageröl
Diese Mischung kann als Bade- oder Massageöl verwendet
werden. Bei Zugabe von 2 Tropfen Rosmarin wirkt sie besonders anregend.

Kräuterzusätze: Zur Regulierung der Schilddrüsenfunktion reichen ätherische Öle allein u.U. nicht aus. Um einen größtmöglichen Erfolg zu erzielen, sollten Sie auf eine ausgewogene
Mischung aus Kräutern, Ernährung und körperlicher Ertüchti-
gung achten. Bei einer Unterfunktion der Schilddrüse verwenden einige Aromatherapeuten eine 3%ige Lösung aus Seetang-
Absolue, die auf die Schilddrüse gerieben wird, obwohl häufiger zum direkten Verzehr von Seetang geraten wird.

Bei Schilddrüsenunterfunktion sind auch Magenbitter – z.B.
Kanadische Gelbwurzel, Löwenzahn und Gelber Ampfer – zu
empfehlen, da sie die Reflexe stimulieren. Wenn Sie den Speisen Knoblauch, Zwiebeln und Meerespflanzen, zum Beispiel
Riementang oder Speiserotalge, beimischen, können Sie die
Schilddrüse anregen. Für die Nebennieren eignen sich Ginseng
und Lakritze.

Harnorgane

Die Harnorgane, d.h. Nieren und Blase, regeln den Wasser-
und Salzhaushalt des Körpers, und in den Nieren entscheidet
sich, was ausgeschieden und was dem Körper wieder zugeführt
wird. Die Nieren sind zudem an der Regulierung des Blutdrucks beteiligt.

Antiseptische, harntreibende Mittel zur Heilung von Blasenentzündungen sind u.a. die ätherischen Öle von Zedernholz,
Teebaum, Bergamotte und Fenchel. Anders als einige Kräuter,
mit denen Blasenentzündungen behandelt werden, z.B. Bärentraube, wirken diese Öle sowohl in saurer wie in alkalischer
Umgebung, so daß sie auch in Verbindung mit Preiselbeeren,
die den Urin sauer machen, verwendet werden können. Diese
Öle können prophylaktisch dem Sitz- oder Vollbad zugesetzt
werden.

Rezept gegen Blasenentzündung
  6 Tr. Teebaum
  2 Tr. Thymian (Linalol)
  2 Tr. Wacholder
  2 Tr. Nelke
  2 Tr. Oregano
  30 ml Trägeröl, am besten Calendula
  Öle mischen und zweimal täglich über der Blasenregion einmassieren. Bei Verdacht auf Nierenentzündung sollten Sie
  unbedingt einen Arzt aufsuchen.

Kräuterzusätze: Ätherische Öle sind gut geeignet als Teil einer
umfassenden Behandlung, die Kräuter und Schonkost mit ein-
bezieht. Eine wirkungsvolle Ergänzung zu jeder Behandlung
sind beruhigende Kräutertees. Diese können aus Spitzwegerich, Eibischwurzeln sowie den Narbenfäden der Maiskolben
hergestellt werden, wobei Sie die Maisfäden auch frisch essen
können.

Nierensteine sind meist Mineralablagerungen aus Kalzium
und Harnsäure. Eine falsche Ernährung scheint die Hauptursa-
che dafür zu sein, aber auch Faktoren wie Übergewicht, Veran-
lagung und frühere Nierenentzündungen begünstigen die Entstehung von Nierensteinen. Studien in Paraguay, einem Land,
in dem Rosmarin eine wichtige Volksmedizin ist, haben ergeben, daß dieses Kraut die Bildung des Enzyms Urease, das sich
in alkalischem und infiziertem Urin findet, zu 95 Prozent verhindert und wahrscheinlich auch der Entstehung von Nierensteinen entgegenwirkt. Zitrone und Grapefruit reduzieren die
Größe der Nierensteine und beugen Infektionen vor.

Zur Behandlung einer Blasenentzündung nimmt man Bärentraube, Schafgarbe und Goldrutenblüten. Ein gutes Tonikum
für die Harnwege ist eine Tinktur oder ein Tee aus Löwenzahn,
Brennesselblättern, frischem Hafer und Hagebutte. Gegen Nierensteine helfen Hortensienwurzel, Yamswurzel, Gemeiner
Schneeball, die Narbenfäden der Maiskolben und Spitzwege-
richblätter. Auf ärztlichen Rat sollten Sie aber dennoch nicht
verzichten.

Geschlechtsorgane

Bei den Frauen zählen Erkrankungen der Geschlechtsorgane zu den häufigsten Beschwerden. Aufgrund unserer eigenen Erfahrungen in diesem Bereich wenden wir uns zunächst den typischen Frauenbeschwerden zu. Wenn Sie sich eingehender mit dieser Thematik beschäftigen möchten, sind die folgenden Bücher zu empfehlen: *Herbal healing for women* von Rosemary Gladstar, *Hygeia: a woman's herbal* von Jeannine Parvati Baker sowie *Naturheilkunde für schwangere Frauen und Säuglinge* von Susun Weed (siehe Bibliographie: »Bücher zur Kräuterkunde«).

Menstruationsbeschwerden

Je mehr die Medizin über die als »Prostaglandine« bezeichneten hormonähnlichen Substanzen herausfindet, um so offensichtlicher wird, daß diese Stoffgruppe das prämenstruelle Syndrom (PMS) und Menstruationskrämpfe hervorruft. Einige Prostaglandine, die PG2, können für Kopfschmerzen, eine Veränderung des Stuhls, Übelkeit, Brustspannungen, Gelenkschmerzen und Wasseransammlungen im Gewebe verantwortlich sein und zu Launenhaftigkeit, Reizbarkeit und Verlangen nach Alkohol führen – alles häufige PMS-Symptome. Ingwer, Zimt, Thymian, Nelke und Knoblauch senken den PG2-Gehalt. Sie können als Gewürze den Mahlzeiten zugesetzt werden. Menstruationsbedingte Krämpfe lassen sich mit den ätherischen Ölen von Kamille, Lavendel, Majoran und Melisse lösen. Das beste Mittel gegen Depressionen, die durch PMS bedingt sind, ist Muskatellersalbei, doch auch Neroli, Jasmin und Ylang-Ylang können in die Behandlung einbezogen werden. Leiden Sie unter Wasseransammlungen im Gewebe, so lindern Grapefruit, Karottensamen und Wacholder die Beschwerden. Außer Knoblauch sind all diese Öle als Badezusatz oder Massageöl geeignet. Bei PMS-bedingten Kopfschmerzen empfiehlt sich das Inhalieren von Lavendel, Majoran oder Melisse. Um den größtmöglichen Erfolg bei den genannten Behandlungen zu erzielen, sollten Sie schon einige Tage vor dem Auftreten der Beschwerden damit beginnen.

Bei Problemen, die durch Störungen im hormonalen Gleichgewicht hervorgerufen werden, sollten Sie die Leber mit Karottensamen, Rosmarin, Helichrysum und Rose behandeln. Zur Anregung der Menstruation eignet sich Muskatellersalbei. Die meisten Frauen wissen während der Menstruation die ausgleichendem Eigenschaften von Lavendel, Geranie und Rose zu schätzen.

Öl gegen Menstruationskrämpfe
  4 Tr. Lavendel
  2 Tr. Majoran
  2 Tr. Kamille oder Muskatellersalbei (siehe »Warnhinweise« im Kapitel 6)
  3 Tr. Geranie
  1 Tr. Ingwer
  30 ml Auszugsöl mit Schafgarbe
  Zutaten vermischen, auf den Unterleib, die Hüften und die untere Rückenpartie auftragen.

Hefepilzinfektionen

Viele Frauen haben mindestens schon einmal mit einer Hefepilzinfektion zu tun gehabt, die allerdings meist leicht in den Griff zu bekommen ist. In Laborversuchen verringerten Kamille, Lavendel, Bergamotte und Teebaum das Wachstum des Hefepilzes Candida albicans um 70 Prozent. Da Hefepilzinfektionen eventuell auch auf den/die Geschlechtspartner/in übertragen werden können, sollten beide Partner behandelt werden.

Um die Wirksamkeit von Spülungen hat es in den letzten Jahren immer wieder Diskussionen gegeben; denn einige Gynäkologen nehmen an, daß diese die natürliche Vaginalflora einer gesunden Frau erheblich stören oder Infektionen auf die Gebärmutter übertragen können. Wenn die Spülungen allerdings vorsichtig durchgeführt werden, sind sie ein gutes Mittel gegen Infektionen der Vagina. Damit sich die Infektion nicht ausbreitet, sollte die Spülung nicht zu stark sein. Auch eine Mischung aus ätherischen Ölen kann dem Unterleib verabreicht werden oder als Bad ihre Wirkung tun. Eine andere Möglichkeit besteht darin, einen Tampon – oder noch besser einen kleinen, weichen Naturschwamm – in Wasser einzuweichen, das ätherische Öle enthält. Verwenden Sie zwei Schwämme und desinfizieren Sie den, der gerade nicht gebraucht wird, indem Sie ihn vorsichtig auskochen oder ihn in Essig, der mit ein paar Tropfen Lavendelöl versetzt ist, einweichen (vor der Verwendung gut ausspülen).

Teebaum oder Lavendel sind sehr wirksam bei vaginalen Hefepilzinfektionen. Als Trägeröl ist Frauenwurzel *(Caulophyllum)* oder Schafgarbe zu empfehlen.

Mittel gegen Hefepilze

1 Tr. Thymian (nur Chemotyp Linalol)
1 Tr. Kamille
1 Tr. Lavendel
2 Tr. Teebaum
2 Tr. Bergamotte
1 Tr. Geranie
2 Tassen warmer Schafgarbentee

Zutaten vermischen. Wenn Thymian vom Chemotyp Linalol nicht verfügbar ist, sollten Sie ihn keinesfalls durch eine andere Thymianart ersetzen! Als einfacheres Rezept bietet sich eine Mischung aus je 4 Tropfen Lavendel und Teebaum an (zwei Spülungen täglich).

Sie können die ätherischen Öle auch in 15 ml Auszugsöl mit Calendula oder in Frauenwurzel *(Caulophyllum)* geben. Verabreichen Sie sich jeweils morgens und abends die Füllung eines Tropfers. Tagsüber wird eine Slipeinlage empfohlen.

Scheidenzäpfchen

Bei vielen Erkrankungen der Vagina ist eine Behandlung mit Zäpfchen erfolgversprechend, besonders bei zervikaler Dysplasie (unregelmäßigem Zellwachstum am Gebärmutterhals, Vorkrebsstadium). Eines der besten Heilmittel ist *Eucalyptus polibractea* (Typ Crypton). Das folgende Rezept kann für spezifische Infektionen individuell abgewandelt werden.

Zäpfchenrezept
　2 TL Calendulablüten
　1 TL Kanadische Gelbwurzel
　1 TL Schafgarbenblüten oder -blätter
　8 Tr. Teebaum
　8 Tr. Eucalyptus polibractea (Typ Crypton)
　¼ Tasse Kakaobutter
　Wenn dieser Eukalyptustyp nicht zur Verfügung steht, kann
　er durch Lavendel oder 16 Tropfen Teebaumöl ersetzt wer-
　den.

Durchblutungsstörungen

Viele Beschwerden, unter denen Frauen leiden, beruhen auf
einem Phänomen, das von der traditionellen chinesischen Medizin (TCM) als »Blutstagnation« bezeichnet wird. Damit ist eine
schlechte Durchblutung des Unterleibs gemeint, die wiederum
zu Hämorrhoiden und Beckenentzündungen führen kann. Die
Durchblutung kann durch Rizinusölpackungen oder Sitzbäder
mit ätherischen Ölen angeregt werden. (Einen Einblick in die
chinesische Medizin vermittelt das Buch *Herbs for life* von Leslie Tierra; siehe Bibliographie: »Bücher zur Kräuterkunde«.)

Sitzbäder: Ein Sitzbad kann menstruationsbedingte Krämpfe,
Beckenentzündungen und Hämorrhoiden bekämpfen. Für ein
Sitzbad sind zwei Wannen erforderlich, die so groß sein müssen, daß der Unterleib beim Sitzen mit Wasser bedeckt ist. Sie
füllen eine Wanne mit heißem Wasser und eine Wanne mit
kaltem Wasser und wechseln viermal zwischen dem kalten
und dem warmen Bad. Es wird empfohlen, jeweils eine Minute
im kalten und vier Minuten im heißen Wasser zu sitzen (schon
nach kurzer Zeit haben Sie das Gefühl, das heiße Wasser
könnte noch heißer und das kalte Wasser noch kälter sein).
Wenn Sie danach aus der Wanne steigen, ist der Unterleib aufgrund der stärkeren Durchblutung leuchtend rot (als ich,
Mindy Green, eine Beckenentzündung hatte, waren die beschriebenen Wechselbäder das einzige Mittel, das die Schmerzen minderte). Dieser Vorgang sollte während des Tages so oft
wie möglich wiederholt werden.

Packungen mit Rizinusöl: Für diese Art der Behandlung, die etwas aufwendiger ist, brauchen Sie Geduld; denn es kann Wochen, ja sogar Monate dauern, bis sich erste Erfolge einstellen. Allerdings kann die Behandlung bei Schmerzen, die durch innere Vernarbungen, Zysten an den Eierstöcken und Bindegewebsgeschwulste bedingt sind, und sogar bei Infektionen Wunder wirken. Sie brauchen dazu mehrere Lagen Baumwollflanell, um den Unterleib zu bedecken, und etwa zwei Tassen Rizinusöl. Das Öl wird vorsichtig erwärmt und der Baumwollflanell hineingetaucht. Die Lappen auswringen und überschüssiges Öl entfernen, bis sie nicht mehr tropfen. Die warmen Lappen auf den Unterleib plazieren, darüber eine Plastikfolie und darauf ein Heizkissen legen und 30 bis 60 Minuten einwirken lassen. Danach die Packung in einer Plastiktüte aufbewahren und vor der nächsten Anwendung im Backofen wieder vorsichtig erwärmen. Ungefähr alle 2 Wochen sollte die Packung erneuert werden – je nach Häufigkeit der Anwendung. Es empfiehlt sich, zusätzlich noch ¼ Teelöffel Lavendelöl (oder ein anderes ätherisches Öl) zu jeweils 2 Tassen Rizinusöl zu geben.

Wechseljahre

In den Wechseljahren kann es zu Symptomen wie aufsteigender Hitze, Osteoporose, Verwirrtheit und Depressionen kommen, außerdem ist es möglich, daß die Vagina trockener wird und an Elastizität verliert und die Hautauskleidung dünner wird. Haut und Vagina brauchen ein belebendes Massageöl oder eine Massagecreme. Geranie und Lavendel vermögen durch Ausgleichen des Hormonhaushaltes die Symptome der Wechseljahre abzuschwächen. Wie der Pharmakologe Tony Balacs feststellt, haben viele ätherische Öle hormonähnliche Eigenschaften, und er vermutet, daß ihre Struktur denen der Hormone so ähnlich ist, daß sie mit denselben Rezeptoren in Wechselwirkung treten. Östrogenische Öle sind Muskatellersalbei, Salbei, Anis, Fenchel, Angelika, Koriander, Zypresse und Niaouli, eine Art Teebaumöl.

Kräuterzusätze: Gute Stärkungsmittel für die Gebärmutter sind zum Beispiel Himbeerblätter, Sternwurzel und Herzgespann *(Leonurus cardiasa).* Kräuter, die eine normale Menstruation fördern, sind Blauer Hahnenfuß und Rebhuhnbeere. Zu den Kräutern, die übermäßige Menstruations- oder Nachgeburtsblutungen reduzieren, gehören Hirtentäschel und Frauenmantel.

Wirksame Mittel gegen PMS und Menstruationskrämpfe sind GammaLinolsäure (die in Nachtkerze, Schwarzer Johannisbeere und im Samenöl des Borretsch vorkommt), Mönchspfeffer, Yamswurzel, Himbeerblätter, Süßholzwurzel (Lakritze) und der Gemeine Schneeball.

Neun ätherische Öle gegen Frauenbeschwerden

Rose
   allgemeines Frauentonikum und ausgleichende Mittel, gegen alle gynäkologischen Probleme einsetzbar

Muskatellersalbei
   gegen Depressionen, PMS, Beschwerden während der Wechseljahre, Nachgeburtsdepression (vermeiden Sie die Langzeitanwendung bei Brust- oder Gebärmuttergeschwüren)

Majoran
   entkrampfend, hilft bei Kopfschmerzen, Monatsbeschwerden und Verstopfung

Kamille
   entzündungshemmend, beruhigt strapazierte Nerven, wirkt bei PMS und Migräne

Lavendel
   allgemein ausgleichendes Mittel, zur Hautpflege und gegen Schock

Geranie
   hormonausgleichend, hilft in den Wechseljahren, bei PMS, wirkt gegen Hefepilze.

Teebaum
   antibakteriell, gegen Herpes und Blasenentzündung, das beste Heilmittel gegen Hefepilze

Bergamotte

stark antiseptisch, gegen Wasseransammlung im Körper, Hefepilz und Depressionen

Neroli

gegen Schlaflosigkeit, Depressionen, Angst, Geweberisse/Schwangerschaftsstreifen

Der beste Hormonausgleich stellt sich durch Mönchspfeffer ein, der bei fast allen Beschwerden im Bereich der Geschlechtsorgane wirkt, besonders aber bei der Behandlung von PMS, unregelmäßiger Menstruation, zervikaler Dysplasie, Bindegewebsgeschwulsten in der Gebärmutter und Beschwerden in den Wechseljahren. Die Kräuter *Cimicifuga racemosa*, Ginseng, Chinesischer Engelwurz, Sibirischer Ginseng, Süßholz, Bockshornklee-Samen und Hopfen haben sich – ebenso wie Vitamin E – beim Ausgleich der Hormone in den Wechseljahren als nützlich erwiesen.

Schwangerschaft

Inhalieren von Spearmint hilft bei morgendlicher Übelkeit; Neroli und Lavendel sind wirksame Entspannungsmittel während der Schwangerschaft und bei Einsetzen der Wehen. Ein Massagerezept für die Zeit der Schwangerschaft findet sich im Kapitel 7: »Aromatherapeutische Massagen«. Im Kapitel 4 werden Gegenanzeigen während der Schwangerschaft aufgelistet und Informationen zu unbedenklichen Ölen gegeben.

Kräuterzusätze: Im ersten Drittel der Schwangerschaft sind milde Kräutertees aus Kamille und Zitronenbalsam gegen die üblichen Beschwerden zu empfehlen. Vermeiden sollten Sie auf jeden Fall Kräuter, die menstruationsfördernd wirken, wie Poleiminze, Gartenraute, Wermut, Kanadische Gelbwurzel, Wacholder, Salbei und Gänsefingerkraut. Wenn die Gefahr einer Fehlgeburt besteht, sind u. a. Gemeiner Schneeball und Sternwurzel zu empfehlen. Stärkende und nahrhafte Kräuter für die Schwangerschaft sind Himbeere, Hagebutte, Kamille, Wilder Hafer, Nessel und Rebhuhnbeere. Gegen morgendliche

Übelkeit wirkt ein Kräutertee aus Mädesüß, Spearmint, Ingwer und Kamille.

Stillperiode

Anis-, Dill- und Fenchelöl sorgen als Bade- oder Massageöl für einen gesunden Milchfluß. Die entsprechenden Kräuter können Sie in Form von Tee oder Gewürzen zu sich nehmen. Kräutertees können nicht nur die Milchqualität verbessern, sondern unterstützen auch die Milchproduktion, indem sie den Körper mit genügend Flüssigkeit versorgen. Wenn das Baby alt genug ist, um entwöhnt zu werden, hilft Salbei, die Milchproduktion zu verringern (mindestens 2 Tassen Tee pro Tag).

Prostataentzündung

Bei Prostataentzündung kann die Aromatherapie gute Dienste leisten, wenn sie durch Kräuter und eine vernünftige Ernährung unterstützt wird. Ein Sitzbad mit Kamille und Rosmarin wirkt entzündungshemmend und durchblutungsfördernd und lockert die Muskulatur in der Beckenregion. Nicht ganz so wirksam, für einige Männer dafür aber praktischer, sind warme Kompressen oder eine Ölmassage hinter dem Hodensack. Gerade die Muskelentspannung spielt erwiesenermaßen für die Heilung eine große Rolle, wenn die Prostata aufgrund eines Hormonungleichgewichts chronisch entzündet ist. Vor der Eigenbehandlung sollte auf jeden Fall ein Arzt konsultiert werden.

Prostata-Öl
6 Tr. Lavendel
3 Tr. Kiefernnadelöl
3 Tr. Deutsche Kamille
30 ml Calendulaöl
Die Öle mischen und im Prostatabereich zweimal täglich einmassieren, um die Entzündung zu bekämpfen.

Tonikum für den männlichen Hormonhaushalt
   2 Tr. Niaouli
   5 Tr. Kiefernnadelöl
   3 Tr. Sandelholz
   2 Tr. Myrte
   1 Tr. Patschuli (nach Belieben)
   30 ml Trägeröl
   Täglich als Badezusatz oder als Massage-/Körperöl verwenden.

Kräuterzusätze: Bei einer Prostataentzündung empfehlen sich Tees (bzw. Pillen oder Tinkturen) aus den Beeren der Sägepalme, aus Brennessel-, Sarsaparilla-, Echinaceawurzeln und den Blättern der Bärentraube.

Virale Hautinfektionen

Genitalwarzen treten sowohl bei Frauen als auch bei Männern auf und werden durch das Papilloma-Virus verursacht. Im Anfangsstadium sind sie nur schwer zu erkennen, aber beim Betupfen mit einer Mischung, die jeweils zur Hälfte aus Wasser und Essig besteht, färben sie sich weiß. Ätherische Öle sind eines der wirksamsten Mittel zur Behandlung von Genital- und anderen Warzen. Das Auftragen der Öle erfolgt mit einer Glaspipette oder mit einem Wattestäbchen zwei- bis viermal täglich (nur auf die Warze selbst auftragen, da das hochkonzentrierte Öl die Haut reizen kann). Am besten schützen Sie die umliegende Haut mit einer Salbe. Geschlechtswarzen sollten – falls die Öle nicht wirken – von einem Arzt entfernt werden. Diese Warzenart kann auf den/die Partner/in übertragen werden und zervikale Dysplasie hervorrufen.

Öl gegen Genitalwarzen
   6 Tr. Thuja
   10 Tr. Teebaum
   7 ml Rizinus oder Frauenwurzel
   Vitamin-E-Öl (800 IE)
   Die Inhaltsstoffe mischen. Vitamin E beschleunigt die Heilung.

Herpes

Herpes ist eine Virusinfektion, die bei Männern und Frauen mit gleicher Häufigkeit auftritt. *Herpes simplex* kommt im Mundbereich (Bläschenbildung) vor, während der *herpes genitalis* die Geschlechtsorgane befällt. Der schmerzhafte *herpes zoster* (Gürtelrose) wird durch den Windpockenvirus verursacht. Diese Herpesarten können im Nervensystem schlummern und kommen oft in Streßsituationen zum Ausbruch.

Mittel gegen Herpes
  4 Tr. Eucalyptus citriodora
  4 Tr. Niaouli
  1 Tr. Geranie
  2 Tr. Teebaum
  2 Tr. Bergamotte
  30 ml Trägeröl (am besten mit Calendulaauszügen)
  Zwei- oder dreimal täglich auf die betroffene Stelle auftragen.

Sonstiges

Kratzer und Schnitte

Ein Spray aus verdünnten ätherischen Ölen ergibt ein hervorragendes Antiseptikum. Die keimtötende Wirkung von Ölen wie Teebaum, Lavendel, Eukalyptus und Zitrone, die reich an Terpenen sind, ist besonders stark, wenn eine 2%ige Lösung im Raum versprüht wird. Die antiseptische Wirkung des Teebaumöls erhöht sich noch, wenn es mit Blut oder Eiter in Berührung kommt. Leichte Schnitte, Kratzer und Verbrennungen können auch mit einer Salbe behandelt werden. Untersuchungen haben gezeigt, daß ätherische Öle antiseptisch wirken, wenn sie mit Alkohol anstatt mit Öl verdünnt werden, allerdings brennt die alkoholische Lösung bei offenen Wunden. Teebaum, Lavendel, Helichrysum, Zistrose, Eukalyptus, Rosengeranie, Sandelholz und Rose fördern die Heilung der beschädigten Haut, indem sie das Zellwachstum anregen.

Antiseptisches Hautspray
15 Tr. Teebaum oder Eukalyptus
10 Tr. Helichrysum
5 Tr. Lavendel
60 ml destilliertes Wasser
15 ml Äthylalkohol oder eine Tinktur aus Kanadischer
Gelbwurzel
Mischen und vor jedem Gebrauch kräftig schütteln, damit
die Öle sich gut vermischen. Nach Bedarf auf kleine
Schnitte, Verbrennungen und Abschürfungen sprühen, um
Infektionen vorzubeugen und die Heilung zu beschleunigen.

Pilzinfektionen

Pilzinfektionen sollten mit Teebaum, Lavendel, Eukalyptus,
Myrrhe und Geranie behandelt werden. Etwas Pfefferminze
verringert den Juckreiz. Eine Kompresse mit diesen Ölen, die
mit Essig verdünnt werden (das ebenfalls die Pilzbildung verhindert), sollte auf die betroffenen Stellen aufgelegt werden.
Auch die Verwendung eines pilztötenden Puders ist sinnvoll,
damit der Bereich möglichst trocken bleibt.

Puder zur Pilzbekämpfung
¼ Tasse Bentonit-Ton
1 EL Kanadisches Gelbwurzelpulver jeweils 12 Tr. ätherisches Öl von Teebaum, Nelke, Geranie
Alle Zutaten mischen und den Puder großzügig auf die betroffenen Stellen auftragen. Auch ein aromatisches Fußbad
kann sehr wohltuend sein, zum Beispiel bei Fußpilz.

Fußbad
5 Tr. Teebaum
5 Tr. Salbei
2 Tr. Pfefferminze
Sie füllen eine Schüssel mit Salbeitee, geben die ätherischen
Öle hinzu und stellen dann Ihre Füße mindestens 15 Minuten lang hinein. Stark transpirierende Füße zum Schluß mit
einem Fußpuder behandeln.

Ausschläge durch giftige Pflanzen

Das in der Pfefferminze enthaltene Menthol verschafft Linderung bei schmerzhaftem Brennen und Jucken, das durch Gifteiche, Efeu oder Sumachbaum hervorgerufen wird. Eine 2–3%ige Verdünnung (12–24 Tropfen auf 30 ml) in Essig oder Hexenhasel beruhigt die Nervenfortsätze. Auch können Sie 4 Tassen schnellkochenden Hafer (löst sich am besten) – eingewickelt in ein Baumwolltuch – und/oder 1 Tasse Epsomer Bittersalz in ein lauwarmes Bad geben oder in kleinerer Menge mit einem Schwamm auf den Ausschlag tupfen. Ebenso helfen Lavendel und einige Mentholkristalle, die einer Tinktur aus Springkraut *(Impatiens capensis)* oder Sassafras zugefügt werden, im frühen Stadium der Reaktion. Normalerweise werden in diesen Fällen keine Mittel auf Ölbasis empfohlen, obwohl bei manchen Patienten eine (fetthaltige) Lotion den Juckreiz im späteren, trockenen Stadium bei Efeu, Gifteiche und Sumachbaum lindert.

Heilmittel gegen Gifteiche, Efeu und Sumachbaum
Je 3 Tropfen von: Lavendel, Helichrysum, Römischer Kamille, Geranie, Zypresse
½ TL Salz
1 EL Wasser
1 EL Essig
½ TL Mentholkristalle
30 ml Calendulatinktur
Die Zutaten vermischen und äußerlich nach Bedarf anwenden. Wenn der Heilungsprozeß beginnt, je 6 Tropfen Stoechas-Lavendel und Zistrose (auf 2 Prozent verdünnt) in Aloegel oder -saft äußerlich anwenden.

Kräuterzusätze: Verwenden Sie Leberkräuter, z.B. Mariendistel, Große Klette und Löwenzahn, und vermeiden Sie Süßes und Früchte; Vitamin C und Pantothensäure einnehmen.

Entzündungen und Verbrennungen

Bei Entzündungen oder Verbrennungen (auch bei Sonnenbrand) sollten Sie die verbrannten Hautstellen möglichst umgehend in kaltes Wasser halten, das mit einigen Tropfen eines entzündungshemmenden Öls wie Kamille, Lavendel oder Majoran versetzt ist, oder Sie legen eine kalte Kompresse auf, die Sie mit diesen Ölen getränkt haben. Lavendelöl und Aloe-Vera-Saft unterstützen die Bildung neuer Zellen, lindern das Brennen und sind gut gegen Entzündungen. Aloe fördert die Heilung so stark, daß sie sogar bei strahlungsbedingten Verbrennungen mit Erfolg eingesetzt wird. Sie enthält Salicylsäure, eine Art natürliches »Aspirin«.

Sonnenbrandspray
   60 Tr. Lavendel (½ TL)
   120 ml Aloe-Vera-Saft
   1 TL Vitamin-E-Öl
   1 EL Essig
   Zutaten mischen. In eine Spritzflasche geben, vor Gebrauch gut schütteln. Zur Schmerzbekämpfung und Unterstützung der Heilung so oft wie nötig anwenden. Flasche im Kühlschrank aufbewahren, damit ein zusätzlicher Kühleffekt entsteht.

Insektenstiche u. ä.

Bei Mücken- oder anderen Insektenstichen, die keiner besonderen Aufmerksamkeit bedürfen, verschafft schon das Betupfen mit Lavendel- oder Teebaumöl Erleichterung. Kamillen- und Lavendelöl wirken der Schwellung, dem Juckreiz und dem Brennen entgegen. In Verbindung mit einer Tinktur aus Echinacea und Spitzwegerich verhindern sie zudem in vielen Fällen allergische Reaktionen (falls eine Reaktion auftritt, nehmen Sie ½ Teelöffel Echinaceatinktur ein).

Erste-Hilfe-Mittel
   Je 3 Tropfen Lavendel, Teebaum, Deutsche Kamille und Helichrysum
   30 ml Auszugsöl mit Calendula
   Vermischen. Dieses Heilmittel ist bei Hautreizungen, Bissen, Stichen, Verbrennungen, Entzündungen, Prellungen oder Kratzern sehr wirkungsvoll.

Rezept für Tonumschläge

12 Tr. Lavendelöl
1 EL Bentonit-Ton
je 1 TL Tinktur von: Echinaceawurzel, Kamillenblüten und
Spitzwegerichblättern

Durch die Zugabe des ätherischen Öls und der Tinktur zum Ton wird die Mischung konserviert. Wenn der Ton trocknet, zieht er die Gifte von Stichen und Bissen an die Hautoberfläche und verhindert so ihre Ausbreitung. Er zieht auch Eiter und eingeschlossene Splitter heraus.

Den Ton in einen Behälter legen. Unter Rühren zuerst die Tinkturen und dann das Lavendelöl langsam hinzugeben und gleichmäßig verteilen. Den Brei in einem Behälter mit gut schließendem Deckel vor Austrocknung schützen. So bleibt die Masse mindestens mehrere Monate frisch. Falls die Mischung doch austrocknet, fügen Sie destilliertes Wasser hinzu.

Nichts ist ärgerlicher, als sich im Sommer draußen aufzuhalten und dabei ständig lästige Insekten verscheuchen zu müssen. Viele Menschen mögen den Duft von Citronella, einem traditionellen Abwehrmittel gegen Insekten, nicht besonders, aber die folgende Mischung hat wirklich einen äußerst angenehmen Duft.

Insektenschutzmittel

5 Tr. Eukalyptus
2 Tr. Orange
4 Tr. Lavendel
2 Tr. Zitrone
8 Tr. Zeder
1 Tr. Pfefferminze
1 Tr. Nelke
1 Tr. Zimt
30 ml Trägeröl
Mischen und gleichmäßig auf der Haut verteilen. Nicht in die Augen bringen.

Nur wenige Krabbeltiere überleben die folgende Mischung, die sich auch für die Bekämpfung von Hautpilz, Krätze und verschiedenen anderen Schädlingen eignet.

Öl gegen Kleiderläuse
    10 Tr. Thymian (Linalol)
    3 Tr. Zitrone
    5 Tr. Lavendel
    5 Tr. Rosmarin
    1 Tr. Nelke
    1 Tr. Zimtrinde
    30 ml Trägeröl
    Mischen und nach Bedarf anwenden.

Kräuterzusätze: Die Blätter des Springkrauts *(Impatiens capensis)*, die Schale der Schwarzen Walnuß, Knoblauch und auch die Usnea-Flechte wirken speziell gegen Pilze und können äußerlich in einem Tauchbad oder zum Waschen benutzt werden (zu anderen Kräuterzusätzen siehe Kapitel 9: »Gesichtspflege«).

Augen und Ohren

Antiseptische ätherische Öle wie Lavendel und Teebaum können mit Olivenöl verdünnt und im Bereich um die Ohren – niemals *in* die Ohren – und über den Lymphknoten am Hals einmassiert werden. Ist die Ursache für die Ohrenschmerzen eine Halsinfektion, sollten Sie auf jeden Fall ein antiseptisches Gurgelmittel verwenden. Heiße Kompressen lindern die Ohrenschmerzen. Man muß immer beide Ohren behandeln, auch wenn nur eines schmerzt, und die Behandlung einige Tage, nachdem der Schmerz verschwunden ist, fortführen, um sicherzugehen, daß die Beschwerden nicht wiederkehren.

Mittel zum Einreiben der Ohren
    3 Tr. Lavendel
    3 Tr. Teebaum
    6 Tr. Römische Kamille
    30 ml Trägeröl

Den Bereich um die Ohren herum und die Seitenpartie des Halses einreiben. Einen Tropfen auf ein Baumwolläppchen geben und nach der Behandlung der Ohren mit dem Kräuteröl (s.u.) ins Ohr stecken. Für Kinder wird eine 50%ige Lösung verwendet (insgesamt 6 Tropfen ätherische Öle auf 30 ml Trägeröl).

Knoblauch ist antibakteriell, mindert den Schmerz und die Entzündung bei einer einfachen Ohreninfektion und ist das bevorzugte Heilmittel für die als »Schwimmerohr« bezeichnete Pilzinfektion, die normalerweise mit starkem Juckreiz einhergeht.

Kräuteröl für die Ohren
Je 15 ml Auszugsöl mit Knoblauch, Calendula und Königskerzenblüten
Olivenöl als Trägeröl benutzen.
Das Öl erwärmen, bevor Sie es ins Ohr tropfen. Einen Löffel unter heißem Wasser anwärmen, abtrocknen und das Öl auf den warmen Löffel tropfen; danach das Öl zurück in die Tropfflasche füllen und je 2 Tropfen in jedes Ohr geben.

Bei Augenproblemen wie Entzündungen und Gerstenkörnern können Sie Kompressen auflegen, die mit entzündungshemmenden Hydrosolen getränkt sind. Im Mittleren Osten ist z.B. eine Augenwaschung mit Lavendel-, Kamillen- oder Rosenwasser sehr beliebt. Wenn Hydrosole gerade nicht verfügbar sind, können Sie auch Beutel mit Kamillentee oder Schwarzem Tee nehmen. Sie tauchen sie für ein paar Minuten in warmes Wasser, legen sie dann auf die Augen und bedecken sie mit einem Tuch.

Stärkung des Immunsystems

Natürliche Heilmittel verbessern die Resistenz des Körpers gegen Krankheiten, indem sie die Abwehrkräfte gegen Infektionen stärken. Ein Mensch kann nicht durch ein einzelnes ätherisches Öl geheilt werden, aber viele Pflanzen beeinflussen durch ihre Inhaltsstoffe das Immunsystem. Wie auch bei anderen natürlichen Heilmethoden, so sollten Sie sich im Falle einer ernsten Krankheit nicht völlig auf die Wirkung der ätherischen Öle verlassen – diese können jedoch in jede Therapie integriert werden.

Lavendel, Zitrone, Bergamotte, Thymian, Kamille, Kiefernnadel, Sandelholz, Myrrhe und Vetiver stimulieren die Produktion der weißen Blutkörperchen, die Infektionen bekämpfen. Die antivirale Wirkung mancher ätherischer Öle ist eine ihrer wertvollsten Eigenschaften – besonders weil die Schulmedizin auf diesem Gebiet wenig zu bieten hat. Ätherische Öle mit ihren terpenhaltigen Bestandteilen wirken sehr spezifisch, besonders die Kiefernnadel- und Zitrusöle, genauso wie manche Öle aus der Phenolgruppe (siehe Kapitel 13: »Chemie«).

Die Stärkung der Gesundheit ist der beste Schutz vor Krankheiten. Die folgende Mischung erhöht die natürliche Widerstandskraft des Körpers.

Basismischung zur Stärkung des Immunsystems
 3 Tr. Lavendel
 3 Tr. Teebaum
 2 Tr. Bergamotte
 2 Tr. Ravensara
 2 Tr. Eukalyptus
 10 Tr. Frauenwurzel *(Caulophyllum inophyllum)*
 30 ml Trägeröl (mit Calendulaauszügen)

Als Körperöl im Bad zur allgemeinen Gesundheitsvorsorge verwenden oder auch zur Behandlung akuter Krankheiten wie Erkältung oder Grippe.

Kräuterzusätze: Unter »Adaptogenen« versteht man Kräuter, die eine wohltuende, ausgleichende und belebende Wirkung haben. Es herrscht Uneinigkeit darüber, welche Kräuter diese Kriterien erfüllen, aber zweifellos gehören die Ginseng-Arten der Panaxgruppe (Koreanischer und Amerikanischer Ginseng) und der Sibirische Ginseng dazu. Außerdem stärken Echinacea, Myrrhe, Calendula, Knoblauch, Wilder Indigo, Astragalus, Shiitake- und Reishi-Pilze, Schizandra-Beeren und Ligusticum das Immunsystem.

Kinder

Bei der Behandlung von Kindern mit ätherischen Ölen ist Vorsicht geboten, obwohl es genügend unbedenkliche Öle gibt. Sie verwenden zwischen einem Drittel und der Hälfte der Erwachsenendosis oder eine 1%ige Lösung (das entspricht 5 bis 6 Tropfen ätherischem Öl auf 30 ml Trägeröl). Zu beachten ist auch, daß Zitrusöle die Haut reizen können (siehe Kapitel 4).

Kamille, Melisse und Fenchel (in Form eines Massageöls oder als Tee) helfen bei Bauchweh und auch bei Problemen, die zu Magenbeschwerden führen können, z.B. Nervosität, Ängstlichkeit und übermäßige Gereiztheit. Ebenso können Koliken, schmerzhafte Blähungen, Übelkeit und Nahrungsmittelallergien mit diesen Heilmitteln kuriert werden. Eine israelische Studie hat gezeigt, daß ein Kräutertee aus Kamille, Melisse und Fenchel mit Lakritz beruhigend auf Kinder mit Koliken wirkt.

Wissenschaftler vermuten, daß die ätherischen Öle die Muskelverspannungen lösen, die entstehen, wenn das Baby beim Essen Luft schluckt. Im 19. Jahrhundert gaben Eltern ihren unter Koliken leidenden Kindern ein »Bauchgrimm-Wasser« aus Dill, Fenchel oder Anis, und noch heute verabreichen Mütter im Libanon und in Ostindien ihren Kindern Dill zur Linderung von Koliken. Ein blähungstreibendes Mittel enthält Fenchel, Kamille, Kümmel, Koriander und Bitterorangenschale, die alle für ihre antibakterielle und entblähende Wirkung bekannt sind.

Die meisten Verdauungsbeschwerden können mit einer leichten Bauchmassage behoben werden.

Öl zum Einreiben des Bauches
2 Tr. Römische Kamille
1 Tr. Fenchel
2 Tr. Dill
1 Tr. Melisse
30 ml Trägeröl
Mischen und das Bäuchlein vorsichtig massieren.

Um Kinder vor dem Einschlafen zu beruhigen, eignet sich ein warmes Bad mit ätherischem Lavendel- und Kamillenöl. Die meisten Kinder sind begeistert von aromatischen Bädern, besonders dann, wenn sie ihre eigenen Mischungen haben. Auch möchten sie vielleicht bei der Auswahl und Mischung der Öle mithelfen. Bei Kindern beliebte Düfte sind Orange, Grapefruit und Mandarine – alle antidepressiv und entspannend (zur notwendigen Verdünnung siehe Abschnitt »Aromabad« im Kapitel 8). Natürliche, milde Tees wie Melisse, Lavendel und Kamille können ein nervöses, hyperaktives und reizbares Kind beruhigen, Kopfschmerzen beseitigen oder das Kind sanft in den Schlaf wiegen – außerdem tragen sie zur Beruhigung der erschöpften Eltern bei.

Ein Kind, das unter Kopfschmerzen, Schlaflosigkeit oder Überanstrengung leidet, findet durch eine kühle Stirnkompresse mit Lavendel Erleichterung. Ein wirksames, unbedenkliches Mittel ist auch Weihrauch in einem Zerstäuber oder als Massageöl; es hilft bei Verschleimungen der Atemwege oder Infektionen und ist auch bei Säuglingen bedenkenlos anzuwenden. Andere geeignete Massageöle für Kinder sind Mandarine, Majoran, Neroli, Jasmin und Petitgrain. Bei Fieber, Masern, Windpocken oder Mumps empfiehlt sich ein Tee aus Schafgarbe, Echter Katzenminze, Pfefferminze und Holunder – ebenso Ingwer mit einem Spritzer Zitronensaft. Die bei Mumps auftretenden Entzündungen können durch Sirups und Gurgellösungen gemindert werden, die Sie aus Thymian-, Rosmarin- oder Salbeitee herstellen. Die antiviralen Öle von Melisse und Bergamotte haben sich als wirksam gegen Mumps- und Windpockenviren erwiesen (Sie müssen nur sicher sein, daß es sich tatsächlich um Melisse und nicht um Citronella oder Lemongras handelt; denn diese haben nicht dieselben heilenden Eigenschaften). Am besten verwenden Sie diese ätherischen Öle als Dampfbad oder bereiten einen Tee aus den Kräutern. Gegen die Schmerzen beim Zahnen können Sie Kamillentee geben und den Kiefer mit etwas verdünntem Nelkenöl einreiben.

Das folgende Rezept kann bei geschwollenen Mandeln, Mumps und anderen Lymphschwellungen im Halsbereich angewendet werden.

Halswickel
2 Tassen warmes Wasser
8 Tr. Lavendel

Das Wasser mit dem ätherischen Öl mischen. Solange das Wasser noch warm ist, weichen Sie ein Tuch (am besten ein Flanelltuch) darin ein und wringen es anschließend aus. Das Tuch um den Hals legen und mit einem Handtuch umwickeln, damit die Wärme erhalten bleibt. Den Wickel abnehmen, bevor er abkühlt. Nach Belieben wiederholen.

In ganz Europa wurden Kindern früher Dillkissen verabreicht, die mit aromatischen Kräutern wie Lavendel und Dill gefüllt waren und den Kindern süße Träume bescheren sollten. Zudem glaubten die Menschen, der Geruch wirke verdauungsfördernd. Kamille und Thymian werden hinzugefügt, um Alpträumen vorzubeugen.

Dillkissen
Insgesamt eine Tasse mit:
Lavendelblüten
Hopfendolden
Zitronenbalsamblättern
Kamillenblüten
Dillsamen

Ein Stück Stoff (etwa 12 x 25 cm) in der Mitte falten und an den Seiten zusammennähen, dabei gerade soviel Platz lassen, daß die Kräuter hineingestopft werden können. Die Kräuter in gleichen Teilen mischen und das Kissen damit füllen, dann zunähen. Neben oder unter das Kopfkissen des Kindes legen.

KAPITEL 6

Beschreibung des pflanzlichen Ausgangsmaterials – eine Enzyklopädie der ätherischen Öle

In diesem Kapitel werden die für die Aromatherapie wichtigsten Öle aufgeführt und beschrieben, es wird also eine Art Zusammenfassung des gesamten Buches gegeben. Der Übersichtlichkeit halber wurden diejenigen Öle in einer Gruppe aufgeführt, die sich im Hinblick auf die Gattung der Ursprungspflanze oder bezüglich ihrer chemischen Zusammensetzung, ihres Geruchs und ihrer Wirkungsweise ähneln. Die Pflanzennamen sind fett gedruckt und erscheinen in alphabetischer Reihenfolge; in Klammern folgt der kursiv gedruckte botanische Name. Im Anschluß an Informationen zur Geschichte der Pflanze sowie Anekdoten folgen die unten beschriebenen Rubriken. Wo es angebracht ist, werden diese noch durch andere Unterpunkte erweitert, z.B. »Kosmetik/Hautpflege« und »Verwandte Öle«.

Familie: Hier handelt es sich um die botanische Familie der Pflanze. Wenn sich die Bezeichnung im Laufe der Zeit geändert hat, wurde der früher übliche Name in Klammern gesetzt, um Verwechslungen auszuschließen.

Extraktion: Aufgelistet sind die Extraktionsmethode, mit der das ätherische Öl gewonnen wurde, die verwendeten Pflanzenteile (siehe auch Kapitel 12: »Extraktion«) und der Duft.

Medizinische Wirkung: Die medizinischen Wirkungen werden im Überblick dargestellt (siehe Kapitel 5: »Therapeutische Anwendungen« und Kapitel 4: »Anleitung« für Gebrauchsanweisungen und Rezepte).

Emotionale Wirkung: Die Anmerkungen zu den emotionalen Wirkungen der Düfte gehen auf wissenschaftliche Studien, historische Überlieferungen, persönliche Erfahrungen und die Beobachtungen anderer Aromatherapeuten zurück. Bei den Anmerkungen handelt es sich zu einem großen Teil um unbewiesene Behauptungen, die jedoch im Interesse der Leser/innen trotzdem vorgestellt werden sollen.

Warnhinweise: Warnungen beziehen sich auf die ätherischen Öle, aber nicht auf die Pflanze. Potentiell giftige ätherische Öle, auf die Sie ganz verzichten sollten, sind im Kapitel 4: »Anleitung« aufgelistet.

Alant, Süßer (*Inula graveolens* oder *Inula odorata*)
Diese in Asien beheimatete und in vielen Gegenden angebaute Pflanze ergibt ein ätherisches Öl, das stark schleimlösend wirkt und am besten in Form von Spray bei Atemwegsproblemen angewendet wird.

Familie: Asteraceae (Compositae) Korbblütler

Extraktion: Bei der Destillation aus der Wurzel entsteht ein reichhaltiges, blaugrünes Öl. Es hat einen starken, stechenden Geruch, der in gewisser Weise an Eukalyptus erinnert.

Medizinische Wirkung: löst Muskelverspannungen, hilft bei Entzündungen, Nebenhöhlenvereiterung, Bronchitis und senkt hohen Blutdruck. Süßer Alant eignet sich besser für die Behandlung von chronischen als akuten Lungenproblemen. Ein Bestandteil des Öls wird zur Bekämpfung von Darmwürmern eingesetzt.

Kosmetik/Hautpflege: wirkt gegen Hautausschläge, Herpes und Juckreiz.

Warnhinweis: enthält viele potentiell giftige Ketone, deshalb sollte das Öl nur unter ärztlicher Aufsicht verwendet werden.

Verwandtes Öl:
Alant (*I. helenium*): Diese Heilpflanze wird sehr häufig gegen Lungenverschleimung benutzt. Da in Versuchen das ätherische Öl bei 23 von 25 Testpersonen allergische Hautreaktionen hervorrief, empfiehlt es sich, diese Pflanze in Form eines Tees oder einer Tinktur zu verwenden.

Angelika (*Angelica archangelica*)
Diese Pflanze, deren Ursprung in Syrien vermutet wird, war

einer der wenigen Aromastoffe, die in den Orient exportiert wurden. Das Öl war ein allgemein gebräuchliches Würz- und Arzneimittel, und dieser »Wurzel des Heiligen Geistes« wurden magische Kräfte nachgesagt. Kein Wunder bei der Intensität, mit der der Angelikaduft über dem Kräutergarten schwebt. Angelika entfaltet erst seinen vollen Duft, wenn man auf ein Samenkorn beißt oder eine Wurzel aufbricht. Auch heute noch findet Angelika zur Aromatisierung von Cointreau Verwendung.

Familie: Apiaceae (Umbelliferae) – Doldenblütler

Extraktion: Destillation der Wurzeln oder Samen. Absolue. Das Wurzelöl ist stärker und auch ein wenig teurer und riecht erdig/krautig Das Samenöl hat einen würzigen/scharfen Geruch.

Medizinische Wirkung: Angelika reguliert die Menstruation, regt die Verdauung an und hilft bei Husten.

Emotionale Wirkung: Der Duft lindert Depressionen (besonders nervlich bedingte) und verleiht innere Sicherheit. Warnhinweis: Verwenden Sie das Öl nur sehr vorsichtig, denn es kann das Nervensystem überstimulieren. Das Wurzelöl enthält Bergapten, das die Lichtempfindlichkeit erhöht.

Anis *(Pimpinella anisum)*

Anis stammt ursprünglich aus Kleinasien und Ägypten, wächst aber inzwischen im gesamten Mittelmeerraum. Turner empfiehlt die Pflanze in seinem Werk Herbal von 1551, da sie »den Atem süßer macht«. Auch heute noch findet sich der faszinierende Geschmack des Öls in Arzneimitteln, Konfekt, Zahnpasta, in »Lakritz«-Bonbons und in zahlreichen alkoholischen Getränken auf der ganzen Welt, z.B. in Anisette in Frankreich, Raki in der Türkei, Aguardiente in Lateinamerika, Kummel in Lettland, Ojen in Spanien und Ouzo in Griechenland.

Familie: Apiaceae (Umbelliferae) – Doldenblütler

Extraktion: Anis wird aus den Samen destilliert und hat einen süßen, lakritzartigen Duft. Das Öl wird bei Zimmertemperatur fest.

Medizinische Wirkung: Anis ist beruhigend und lindert Muskelkrämpfe, Verdauungsstörungen und Husten. Daneben hat er auch eine leichte hormonelle Wirkung und verstärkt den Milchfluß.

Emotionale Wirkung: Der Geruch von Anis entspannt, reguliert die Schlafphasen und steigert die emotionale Ausgeglichenheit. Arbeitsbedingter Streß wird durch Anis gemindert. Zudem wird dem Öl eine aphrodisierende Wirkung nachgesagt, und es hilft bei Kummer.

Warnhinweis: Das Öl kann narkotisierend wirken und den Blutdruck senken. Obwohl es sich nicht unbedingt nachteilig auswirken muß, sollte es doch von Personen mit einem zu hohen Östrogenspiegel vermieden werden. Bei empfindlichen Personen kann das im Anis enthaltene Anethol eine Hautentzündung hervorrufen.

Verwandtes Öl:

Sternanis *(Illlicium verum):* Dieses orientalische Baumöl ähnelt Anis im Hinblick auf die chemische Zusammensetzung und den Duft, so daß es manchmal als Ersatz genommen wird. Zum größten Teil wird das Öl aus den Samen destilliert, gelegentlich aber auch aus den sternförmigen Früchten. Das verwandte Illicium religiosum wurde früher zusammen mit Gartenraute und Pyrethrum zum Ausräuchern verwendet, um Bücher vor Insekten zu schützen.

Basilikum *(Ocimum basilicum)*

Basilikum kommt eigentlich aus Indien, wird aber schon seit Tausenden von Jahren im Mittelmeerraum angebaut und inzwischen auch in Nordafrika. Der Gattungsname Ocimum leitet sich wahrscheinlich vom griechischen Wort für »riechen« ab. Früher wurde Basilikum dem Waschwasser für Hände und Füße zugegeben, und heute liefert es bei der Herstellung von Parfums und Seifen einen preiswerten Ersatz für Maiglöckchen. Die Basilikumarten unterscheiden sich so stark im Geruch, daß es u.U. angebracht wäre, sie nach ihrer chemischen Zusammensetzung und nicht nach der botanischen Zugehörigkeit zu klassifizieren. Nur einige Arten werden destilliert, und wenn Sie eine vollständige Sammlung haben möchten, müssen Sie selbst Basilikum anbauen. Es macht Spaß, zu Hause eine Reihe würziger, zitrusartiger und fruchtiger Basilikumarten zu destillieren und daraus Hydrosole herzustellen.

Familie: Lamiaceae (Labiatae) – Lippenblütler

Extraktion: Destillation der Blätter und Blüten. Der Geruch ist süß und würzig.

Medizinische Wirkung: gut gegen Kopfschmerzen, Nebenhöhlenvereiterung, Schnupfen und den dadurch bedingten Verlust des Geruchssinns. Mit Basilikum lassen sich Herpes, Gürtelrose, Übelkeit (sogar dann, wenn sie durch eine Chemotherapie verursacht ist), Verdauungsstörungen und Muskelkater bekämpfen. Durch seine hormonelle Wirkung regt Basilikum die Nebennieren und die Menstruation an und erhöht die Fruchtbarkeit sowie die Milchproduktion.

Kosmetik/Hautpflege: Verwendung bei fettiger Haut.

Emotionale Wirkung: Die aufheiternde Wirkung stärkt das Selbstbewußtsein, hilft bei Unentschlossenheit, trüben Gedanken, Streß, strapazierten Nerven, Hysterie und geistiger Erschöpfung. Außerdem soll Basilikum die Wahrnehmung der eigenen Umgebung verbessern. Gerard, ein Kräuterkundler aus dem 16. Jahrhundert, war der Ansicht, der aufheiternde Geruch sei »gut für das Herz« und »vertreibt die Sorgen«.

Warnhinweis: Eine hohe Dosierung kann überstimulierend und schließlich betäubend wirken.

Verwandte Öle:

Réunion-Basilikum *(O. basilicum):* Diese Varietät von den Komoren und der Insel Réunion (daher der Name) hat einen herberen und krautigeren Geruch und dient als Gewürz und zur Aromatisierung von Zahnpflegeprodukten. Sie enthält zwar sehr wenig Linalol, dafür aber 70–88 Prozent Methylchavicol, eine hautreizende Substanz, deshalb ist beim Gebrauch Vorsicht geboten.

Ostindisches Basilikum *(O. gratissimum):* Chemotypen dieser (ostindischen) Art sind reich an Thymol und Eugenol.

Haariges Basilikum *(O. canum):* Dieses aus Ostafrika stammende Basilikum ist wegen seines hohen Gehalts an Methylcinnamat und Kampfer ausgesprochen würzig.

Benzoin *(Styrax benzoin)*

Die Araber, die mit Benzoin als Ersatz für Weihrauch handelten, nannten diesen südostasiatischen Baum den »Rauch von Java« oder luban jawi. Die Europäer übersetzten diesen Ausdruck mit Benjawi und sprachen ihn »Benjamin« und schließlich »Benzoin« aus. Sie stellten aus Benzoin feste »Vanille«-Pomaden her. In Indien ist der Duft den drei Göttern Brahma, Schiva und Wischnu geweiht, und die Malaysier verwenden ihn, um während der Zeremonien anläßlich der Reisernte die bösen Geister fernzuhalten. Das süßere Benzoe Siam *(S. tonkinensis)* aus Sumatra, besonders die dicken »Mandeltränen«, haben eine bessere Qualität als das sumatrische Benzoin.

Familie: Styraceae – Styraxbaumgewächse

Extraktion: Lösungsmittelextraktion aus dem Harz des Benzoebaums. Absolue, wird häufig mit Weingeist verdünnt. Es hat einen süßen, vanilleähnlichen Geruch.

Medizinische Wirkung: Früher wurde es »Mönchsbalsam« genannt, weil es Husten linderte und gegen Lungenverschleimung wirkte, und noch heute wird eine Rezeptur unter diesem Namen verkauft. Benzoin wird auch zur Behandlung von Durchblutungsstörungen und Muskelproblemen eingesetzt.

Kosmetik/Hautpflege: Benzoin ist antiseptisch, bekämpft Pilzerkrankungen, schützt rauhe, rissige Haut und verbessert die Hautelastizität.

Emotionale Wirkung: Der Duft ist für Menschen geeignet, die unter Ängsten leiden, emotional blockiert sind, sich einsam oder erschöpft fühlen, insbesondere aufgrund einer Lebenskrise. Der Duft schafft eine Art »Schutzzone«, die störende äußere Einflüsse fernhält.

Warnhinweise: ruft Hautreizungen hervor.

Verwandte Öle:

Tolubalsam *(Myroxylon balsamum):* ein kolumbianischer Baum, der einst von den Inkas wegen seines vanilleähnlichen Dufts und seiner Heilwirkung angepflanzt wurde. Das aus dem Harz destillierte ätherische Öl wirkt gegen Lungenverschleimung, Krätze, Ekzeme und Scherpilzflechte. Reizt die Haut.

Perubalsam *(M. balsamum var. Pereirae):* Dieser Baum aus El Salvador erhielt seinen Namen, weil er mit peruanischen Waren verschifft wurde. Der Geschmack ist schärfer und bitterer als der von Tolubalsam. Ruft Hautreizungen hervor.

Styrax *(Liquidamber orientalis):* Das nach Vanille riechende Harz dieses Baumes wird gegen Verdauungsprobleme, Darmwürmer, Appetitlosigkeit (besonders bei Krankheiten), Schlaflosigkeit und bei unregelmäßiger Menstruation verwendet. In großen Mengen wirkt es toxisch. *L. styraciflua* ist die amerikanische Varietät. Reizt die Haut.

Bergamotte *(Citrus bergamia)*
Die kleinen, grünen Früchte dieses mediterranen Zitrusbaums sind nicht eßbar, doch dafür verbreiten sie einen herrlichen Duft. Sie gedeihen nur in warmen Klimazonen. Die Frucht, die zuerst in *En la parfumerie françoise* im 17. Jahrhundert Erwähnung fand, wurde nach der italienischen Stadt Bergamo benannt, wo das Öl ursprünglich hergestellt wurde. Die Bergamotte wird auch heute noch in Italien angebaut, zum größten Teil in Kalabrien. Sie verleiht vielen Eaux de Cologne ihren Wohlgeruch und aromatisiert den Earl Grey Tea sowie Bonbons. Dieses Zitrusgewächs darf nicht mit dem häufig in Kräutergärten anzutreffenden Bienenbalsam *(Monarda didyma)* verwechselt werden, das der Volksmund auch als »Bergamotte« bezeichnet.

Familie: Rutaceae – Rautengewächse

Extraktion: Kaltpressung der fast reifen Fruchtschalen. Frischer, »sauberer« Duft.

Medizinische Wirkung: Bergamottöl hat entzündungshemmende und antiseptische Wirkung und stärkt das Immunsystem; es hilft bei Infektionen im Genital-, Harn-, Mund- und Rachenbereich, ebenso bei Grippe, Herpes, Gürtelrose und Windpocken. Auch fördert es die Verdauung. In Italien ist das Bergamottöl ein bewährtes Hausmittel gegen Fieber und Darmwürmer.

Kosmetik/Hautpflege: Bergaptenfreies Bergamottöl (s. u.) ist bei fast allen Hautbedingungen und Ekzemen anwendbar und dient als Deodorant.

Emotionale Wirkung: Der Duft von Bergamotte lindert Depressionen, Angstzustände, Schlafstörungen und Zwangshandlungen (auch Eßstörungen), wirkt ausgleichend und vermittelt Gelassenheit.

Warnhinweise: Bergamottöl macht die Haut lichtempfindlich, da es Bergapten enthält, es kann also zu Reaktionen kommen, wenn die Haut dem Licht ausgesetzt wird. Es gibt aber auch bergaptenfreie Bergamottöle.

Verwandte Öle: siehe Zitrone, Orange und Orangenblüte.

Birke, siehe Zuckerbirke

Calendula *(Calendula officinalis)*
Dieses kostbare Öl ist praktisch nicht im Handel erhältlich, deswegen bietet es sich an, die bunten Blumen im Garten anzupflanzen und ein Calendula-Kräuterauszugsöl als Basis für ätherische Öle herzustellen.

Familie: Asteraceae (Compositae) – Korbblütler

Extraktion: Absolue- oder Kohlendioxidextraktion aus den Blüten. Süßer, stechender Duft.

Medizinische Wirkung: Calendula hilft bei Lymphstau, Hautverletzungen, Ausschlag, Entzündungen, Hämorrhoiden und Bissen/Stichen.

Kosmetik/Hautpflege: geeignet bei fettiger Haut.

Verwandtes Öl:
Tagetes (*Tagetes minuta* und *Tagetes patuh*): Das Öl dieser Pflanze wird manchmal zur Behandlung von Narben/Hornhaut verwendet, doch durch das in ihm enthaltene Tageton ist es giftig, reizt die Haut und wirkt phototoxisch. Daher ist Calendulaöl besser geeignet. Tagetesöl ist reich an Betacarotin (einer Vorstufe von Vitamin A), hat eine tief orange Farbe und wird manchmal sogar als »Karottenöl« verkauft. In der letzten Zeit wird es häufig als Parfumzusatz benutzt. Bei der Verwendung ist Vorsicht geboten.

Eichenmoos *(Evernia prunastri)*
Dieses Moos, das wie Spanisches Moos von den Bäumen her-

abhängt, wurde in ägyptischen Königsgräbern gefunden. Es dient als Fixierer in Parfums des zyprischen Typs (die nach Zypern, der Heimat dieses Mooses, benannt sind) und lieferte einen beliebten Duftstoff im 16. Jahrhundert. Es wird im ehemaligen Jugoslawien, in Frankreich, Italien und Marokko gesammelt.

Familie: Usneaceae – Moose.

Extraktion: Absolue, Concrète (Vakuumdestillation aus dem Absolue). Es hat einen erdigen, vollen und leicht süßen Duft.

Emotionale Wirkung: Es erzeugt ein Gefühl der Zugehörigkeit und Verbundenheit.

Verwandtes Öl:

Baummoos *(E. furfuracea):* Diese Flechte hat einen schärferen Geruch als das Eichenmoos, besonders wenn sie auf Kiefern wächst, wodurch dem ursprünglichen Bouquet eine terpentinähnliche Komponente hinzugefügt wird.

Eukalyptus *(Eucalyptus globulus)*

Mit mehr als 600 Arten bietet Eukalyptus ein reichhaltiges Angebot an Düften. Der Eucalyptus globulus, die am häufigsten angebaute Varietät, liefert den Großteil des heutzutage angebotenen Eukalyptusöls. Bei der Weltausstellung in Paris 1867 wurde das Öl zum erstenmal vorgestellt, nachdem es der Direktor des Botanischen Gartens in Melbourne, Australien, als einen antiseptischen Ersatz für Cajeput vorgeschlagen hatte. Er behielt recht. Die französische Regierung ließ die Bäume in Algerien anpflanzen, um die »schädlichen Gase« fernzuhalten, die man damals für die Malaria verantwortlich machte. Es funktionierte, aber auch nur deshalb, weil die Bäume aufgrund ihres hohen Wasserbedarfs die feuchten Sumpfgebiete in trockenes Land verwandelten und somit den Moskitos den Lebensraum nahmen. Die »blauen Wälder« Australiens haben ihren Namen von dem Dunst, den die ätherischen Öle der Bäume ausstoßen und der die Umgebung regelrecht einhüllt. Eukalyptus findet sich in allen möglichen industriellen Erzeugnissen, in After Shaves, Eaux de Cologne und Mundwässern.

Familie: Myrtaceae – Myrtengewächse.

Extraktion: Destillation aus den Blättern und kleinen Zweigen. Der Geruch ist stechend, scharf und leicht kampferartig.

Medizinische Wirkung: Das Öl ist ein stark antivirales, antibakterielles und entwässerndes Mittel, das sich zur Behandlung von Nebenhöhlen- und Halsinfektionen, Fieber, Grippe, Windpocken und Herpes eignet. Die meisten Einreibe- und Inhaliermittel enthalten Eukalyptus oder den Bestandteil Eukalyptol, der schleimlösend wirkt.

Kosmetik/Hautpflege: Kleine Mengen sind bei fettiger Haut und besonders bei Akne angebracht. Bei Wunden, Verbrennungen, Insektenstichen und Läusen wirkt Eukalyptus antiseptisch.

Emotionale Wirkung: Der Geruch schafft neue Energie und wirkt körperlicher Schwäche und emotionaler Unausgeglichenheit entgegen.

Verwandte Öle:

Australischer Eukalyptus *(E. australiana):* hilft speziell bei Lungenverschleimung und Halsentzündungen.

Zitroneneukalyptus *(E. citriodora):* Der hohe Anteil an Citronellal verleiht dieser Eukalyptusart einen angenehm zitronenartigen Duft und macht sie so zu einem unschädlichen Insektenabwehrmittel. Außerdem ist sie entzündungshemmend, pilztötend und antibakteriell und wirkt vor allem gegen Streptokokken. Im Gegensatz zum gewöhnlichen Eukalyptus ist der Duft entspannend. Von allen Arten ist Zitroneneukalyptus am besten geeignet, wenn Erkältungssymptome wie Hitze, Durst, Trockenheit im Hals, dicker Schleim und Fieber auftreten. Auch wirkt er speziell gegen Herpes, Blasenentzündung und Arthritis.

Breitblättrige Pfefferminze *(E. dives):* Von den zwei existierenden Chemotypen ist einer reich an Cineol (auch bekannt als Cuminol) und wirkt speziell gegen Akne; der andere Typ enthält sehr viel Piperiton, ein giftiges Keton. Sie sehen zwar identisch aus, unterscheiden sich jedoch im Geruch.

Pfefferminz-Eukalyptus *(E. piperita)*: Dieser Typ, der der breit-blättrigen Pfefferminze ähnelt, wird für Mundwasser und in der Veterinärmedizin verwendet.

Eucalyptus polybractea: Die beiden Chemotypen dieser Art sind Cineol (Cuminol) und Crypton. Der Cineol-Typ wirkt speziell gegen Bronchial- und Nebenhöhlenvereiterung. Der Crypton-Typ kuriert Erkrankungen der Geschlechts- und Harnorgane, einschließlich Chlamydia- und Kondylom-Viren, Blasenentzündung, zervikaler Dysplasie und Prostataentzün-dungen. Auch gibt es Hinweise auf die erfolgreiche Verwen-dung dieses Typs in der Behandlung von Bindegewebsge-schwulsten in der Gebärmutter.

Graue Pfefferminze *(E. radiata)*: Mit dieser Eukalyptusart, die meist mit ihrem lateinischen Namen *Eucalyptus radiata* be-zeichnet wird, lassen sich allgemeine Beschwerden im Hals-, Nasen- und Ohrenbereich und in den oberen Atemwegen so-wie Akne, Scheidenentzündungen, Ohreninfektionen und Her-pes behandeln. Außerdem wirkt graue Pfefferminze kühlend und entzündungshemmend.

Eucalyptus smithii: Diese Art, die Energie spendet und das Immunsystem stärkt, ist sehr mild und damit bestens für Kin-der oder empfindliche Menschen geeignet; nützlich auch für die Behandlung von Muskelschmerzen.

Fenchel *(Foeniculum vulgare)*
Fenchel ist ein hohes Doldengewächs aus dem Mittelmeer-raum, das bevorzugt in Meeresnähe wächst. Italienische Fi-scher brachten es nach Kalifornien, wo es an der Küste ge-deiht. Fenchel wird wegen seines Geruchs und Geschmacks auch »Lakritzpflánze« genannt. In Europa stellt man zur För-derung der Verdauung noch immer ein Fenchelwasser her.
   Familie: Apiaceae (Umbelliferae) – Doldenblütler.
   Extraktion: Destillation aus dem Samen. Der Geruch ist krautig, süß und lakritzähnlich. Ein bitteres Fenchelöl wird aus der gesamten Pflanze destilliert.
   Medizinische Wirkung: Fenchel mindert Fettleibigkeit, Was-

seransammlungen im Gewebe, Probleme der Harnorgane, Verdauungsstörungen und Koliken bei Babys. Aufgrund seiner hormonalen (v.a. östrogenähnlichen) Eigenschaften regt Fenchel den Milchfluß und in geringerem Maße auch die Nebennieren an. Er wird als Appetitzügler eingesetzt.

Kosmetik/Hautpflege: Fenchel verfeinert den Teint, besonders bei reiferer Haut, und unterstützt das Abklingen von Prellungen.

Emotionale Wirkung: Fenchel hat stimulierende und belebende Wirkung und verbessert so die Motivation und belebt die Persönlichkeit.

Warnhinweise: Da Fenchelöl zu einer Überreizung des Nervensystems führen und sogar Krämpfe verursachen kann, ist bei der Verwendung Vorsicht geboten. Personen, die unter Nervenproblemen, Epilepsie oder östrogenabhängigen Störungen leiden, sollten es vermeiden.

Verwandtes Öl:

Dill *(Anethum graveolens):* Dillöl wird aus dem Samen destilliert. Mit der aus Südwestasien und dem Mittelmeerraum stammenden Pflanze lassen sich Fettsucht, Wasseransammlungen und Verdauungsstörungen behandeln. Auch der Teint kann durch Dill verfeinert werden. Früher wurden in einigen Gegenden die Samen gekaut, um das Hungergefühl während langer Gottesdienste zu unterdrücken. Babys mit Koliken gab man ein sogenanntes Verdauungswasser – einen Sirup aus Dill, Fenchel und Natriumbikarbonat – und bettete sie anschließend auf duftende »Dillkissen« mit Dill, Lavendel und Kamille (siehe auch Kapitel 5: »Therapeutische Anwendungen«).

Frauenwurzel *(Caulophyllum Inophyllum)*
Siehe den Abschnitt »Eigenschaften gängiger Trägeröle« im Kapitel 4.

Galbanum *(Ferula galbaniflua)*
Galbanum wurde im Altertum als Räucherware verwendet. Die Pflanze, die an eine gigantische Fenchelstaude erinnert und aus dem Mittleren Osten und westlichen Asien stammt, wird heute im Iran, in der Türkei, im Libanon und in Afghani-

stan angebaut. Früher fand Galbanum in der Pharmazie Verwendung, heute dagegen hauptsächlich als Gewürz oder Parfumfixierer.

Familie: Apiaceae (Umbelliferae) – Doldenblütler

Extraktion: Destillation aus dem Ölharz, das durch das Einritzen des unteren Stammes gewonnen wird. Das persische Öl ist fest, der levantinische Typ flüssig. Galbanum hat einen grünen, holzigen, würzigen Geruch.

Medizinische Wirkung: Galbanum lindert Schmerzen in den Händen, Füßen, Muskeln und Gelenken. Außerdem lassen sich damit Verdauungsbeschwerden, Störungen der Atemwege und der Durchblutung sowie Asthma behandeln.

Kosmetik/Hautpflege: Galbanum unterstützt die Zellgeneration und verleiht reifer oder gereizter Haut Spannkraft. Früher diente es zum Abdecken von entzündeten Wunden und Abszessen.

Emotionale Wirkung: Galbanum löst emotionale Spannungen.

Verwandte Öle:

Galbanol: Aus diesem Typ der *Ferula galbaniflua* ist der Großteil der Terpene entfernt worden, so daß er sich besser in Wasser löst.

Asafetida *(Ferula asafoetida):* Dieses ostindische Kraut ersetzt Knoblauch in der Küche und z.T. auch in der Medizin. Sein deutscher Name »Stinkasant« geht auf das Wort fetid »stinkend« zurück, und es stinkt tatsächlich. Deshalb wird es in der Aromatherapie trotz seiner ausgesprochen antiseptischen Eigenschaften nur selten eingesetzt.

Zalouwurzel *(F. hermonic):* gilt in Beirut als Aphrodisiacum.

Moschuswurzel (*F. sumbal* und *F. gummose*): Diese Art stammt aus der Kaukasusregion und dem südöstlichen Europa.

Silhion (*Ferula*-Art): Eine der wertvollsten Handelswaren im antiken Griechenland. Bevor es durch Raubbau ausstarb, diente dieses Kraut als Verhütungsmittel.

Geranie *(Pelargonium graveolens)*

Im 17. Jahrhundert fanden die Menschen in Europa Gefallen an dieser zarten, mehrjährigen afrikanischen Pflanze, die auch als »Rosengeranie« bekannt ist, und pflanzten sie in Gewächshäusern an. Die folgenden Hybridisierungen (Kreuzungen) ließen schließlich mehr als 600 Arten entstehen. Dazu gehören viele rosenartige Pflanzen, die als einzige kommerziell destilliert werden. Das Öl variiert je nach Wachstumsbedingungen und Pflanzenart. Die Franzosen pflanzten die Geranie in Algerien und auf der Insel Réunion (oder »Bourbon«) an und gaben der Geranie aus dieser Region den Namen »Bourbon«. Sie wächst auch in Marokko und China. Das chinesische Öl ist etwas weniger süß, wegen der guten Ausbeute allerdings preisgünstiger. Die pharmazeutische Industrie verarbeitet in großem Umfang den Bestandteil Geraniol, der zusammen mit anderen Teilen des Öls manchmal als Zutat zu künstlichen Rosenölen verwendet wird. Obwohl die Blätter der Rosengeranie denen der gewöhnlichen Geranie ähneln (daher der Name), sind beide nur entfernt miteinander verwandt.

Familie: Geraniaceae – Geraniengewächse

Extraktion: Destillation aus den Blättern. Absolue, Concrete. Das Öl riecht wie eine Kombination aus Rose, Zitrusfrüchten und Kräutern.

Medizinische Wirkung: Da das Geranienöl leicht stimulierend auf die Nebennieren wirkt und den Hormonhaushalt reguliert, lassen sich damit das prämenstruelle Syndrom (PMS), Beschwerden in den Wechseljahren, Wasseransammlungen, Schwellungen der Brust sowie Unfruchtbarkeit behandeln. Unter Umständen reicht schon das bloße Einatmen von Geranienöl aus, um den Blutdruck zu regulieren.

Kosmetik/Hautpflege: Geranienöl ist ein beliebtes Mittel für die Haut, da es der Entzündung und Infektion von Wunden, Ekzemen, Akne und Verbrennungen entgegenwirkt. Des weiteren wirkt es blutstillend und kommt zur Anwendung bei Narben, Schwangerschaftsstreifen, Hautpilzen, Läusen, Gürtelrose und Herpes. Geranienöl wirkt ausgleichend auf alle Hauttypen und soll auch die Faltenbildung verzögern.

Emotionale Wirkung: Der Duft mindert Ängstlichkeit, Depressionen, Unzufriedenheit, irrationales Verhalten und Streß.

Die Esoteriker würden sagen, daß er eine passiv-aggressive Natur ausgleichen, gestörte Beziehungen wieder in Ordnung bringen und die Wahrnehmung von Raum und Zeit schärfen könne. Obwohl Geranienöl oft als Sedativum bezeichnet wird, sind einige Aromatherapeuten der Meinung, daß es anregend wirke oder sogar Schlaflosigkeit herbeiführe. Andere beschreiben es als »ausgleichend«. Der Grund für solche Widersprüche liegt normalerweise in der Dosierung.

Verwandtes Öl:

Zdravets *(Geranium macrorhizum):* Diese ursprünglich aus Bulgarien stammende »Echte Geranie« (Rosengeranie) wird in Parfums und in der Kräutermedizin verwendet. Studien haben gezeigt, daß das Öl stark hemmend auf Infektionen durch Staphylokokken, E. coli und Candida wirkt.

Helichrysum {*Helichrysum angustifolium)*
Diese Pflanze (auch »Immortelle« genannt) ist im Mittelmeerraum und Nordafrika heimisch und wird in Spanien, Italien und im ehemaligen Jugoslawien angebaut. Eine verwandte Art, *H. orientale,* wird ebenfalls zur Ölgewinnung angebaut, während *Helichrysum stoechas* als Absolue verkauft wird.

Familie: Asteraceae (Compositae) – Korbblütler

Extraktion: Blütendestillation. Das Öl der französischen *Helichrysum stoechas* hat eine orange Färbung. Absolue und Concrète sind braunrot. Der angenehme Duft ist würzig, süß, fast fruchtig.

Medizinische Wirkung: Helichrysum hilft bei Infektionen und Entzündungen wie chronischem Husten, Bronchitis, Fieber, Muskelschmerz, Arthritis, Venenentzündungen und Leberproblemen, außerdem wirkt es gegen allergische Reaktionen, z.B. Asthma.

Kosmetik/Hautpflege: Helichrysum regt die Zellerneuerung an, deshalb wird es auf Akne, Narbengewebe, Prellungen, Besenreiser, reife Haut und Verbrennungen aufgetragen. Außerdem dient es als Fixiermittel bei Kosmetika und Parfums. Auszüge werden Sonnenschutzmitteln zugefügt, um die Haut vor UV-Strahlen zu schützen.

Emotionale Wirkung: Der Geruch befreit von Depressionen,

Lethargie, nervöser Erschöpfung und Streß. Nach Ansicht einiger Aromatherapeuten unterstützt er den Körper bei der Entgiftung von Drogen, u. a Nikotin.

Ingwer *(Zingiber officinale)*
Ingwer ist in den Tropen beheimatet. Seine dünnen, breiten Blätter befinden sich an einem ausgesprochen fleischigen und würzigen Rhizom (Wurzelsproß). Ursprünglich stammt die Pflanze aus der Region um den Indischen Ozean, sie wird aber heutzutage überall in den Tropen angebaut.

Familie: Zingiberaceae – Ingwergewächse

Extraktion: Destillation der ungeschälten, gemahlenen Rhizome (Wurzelsprossen). Absolue, Concrète und Kohlendioxidextraktion. Der Duft ist würzig, warm und scharf.

Medizinische Wirkung: Mit Ingweröl werden Erkältungen, Fieber, Appetitlosigkeit, Verdauungsstörungen, Übelkeit sowie Genital-, Harnwegs- und Lungeninfektionen behandelt. Außerdem hemmt es Entzündungen, wirkt wärmend in Einreibemitteln und bekämpft viele Arten von Darmparasiten. Studien haben ergeben, daß es die Absorption von Kräutern und Medikamenten verbessert, den Blutdruck normalisiert und die Leber schützt.

Emotionale Wirkung: anregend und aphrodisierend.

Verwandtes Öl:

Galanga *(Alpina officinalis):* Die in China beheimatete Pflanze hat eine ähnliche Wirkung wie Ingwer. Das Öl wird häufig mit dem »falschen Ingweröl« (Kaemferia galanga) verwechselt.

Jasmin (*Jasminum officinale* und *J. grandiflorum*)
Jasmin, der wahrscheinlich aus dem Iran stammt, hat über Jahrhunderte die Phantasie der Menschen beflügelt. Allein in Ostindien werden 43 verschiedene Arten angebaut. Dort schmücken Frauen ihre Haare mit Jasmin, der den poetischen Namen »Mondlicht im Hain« trägt. Jasmin wird auch »König der Düfte« genannt, und sein komplexer Duft findet sich in den meisten bekannten Parfums. Die beliebtesten Öle kommen aus Frankreich und Italien, obwohl ungefähr 80 Prozent aller Öle aus Ägypten stammen. Das künstliche Jasminöl

riecht so herb, daß etwas echtes Öl zur Abmilderung notwendig ist.

Familie: Oleaceae – Ölbaumgewächse

Extraktion: Enfleurage der Blüten. Concrète, Absolue (es wird von dem Concrète getrennt und dann mit Wasserdampf destilliert). Der Duft ist fruchtig, blumig und süß, exotisch.

Medizinische Wirkung: Jasmin beruhigt die Nerven, mindert menstruationsbedingte Krämpfe und kann auch bei Prostataproblemen hilfreich sein. Culpeper empfiehlt, es in »verhärtete, kontrahierte Gliedmaßen« einzureiben.

Kosmetik/Hautpflege: Das Absolue eignet sich für trockene, empfindliche oder reife Haut.

Emotionale Wirkung: Der Jasminduft hilft bei Kopfschmerzen, Schlaflosigkeit, Depressionen, Ärger und Sorgen und wirkt gegen Apathie, Gleichgültigkeit und einen Mangel an Selbstvertrauen. Aphrodisiacum.

Verwandtes Öl:

Chinesischer Jasmin *(J. sambac):* Diese auch als »Sambac-Jasmin« bezeichnete Art stammt ursprünglich aus Indien und hat einen intensiven Duft.

Kamille, Deutsche *(Matricaria recutita,* früher *M. chamomilla)* Das Öl der Deutschen Kamille enthält grünblaues Chamazulen (von *azul* »blau«), eine stark entzündungshemmende Substanz, die sich bei der Destillation bildet. Als Kamille 1664 zum erstenmal in einem Glasgefäß destilliert wurde, wunderten sich die Destillateure über die blaue Farbe, von der sie bisher angenommen hatten, daß sie durch die Reaktion des Öls mit den aus Kupfer bestehenden Destillierkolben entstanden sei.

Familie: Asteraceae (Compositae) – Korbblütler

Extraktion: Destillation aus den Blüten (da die Blüten so winzig sind, nimmt man auch die Blütenstengel hinzu). Der Geruch ist intensiv, süß und krautig.

Medizinische Wirkung: Dieses vielseitig verwendbare ätherische Öl eignet sich für die Behandlung von Muskelentzündungen, Verstauchungen, Sehnen und Gelenken sowie Kopfschmerzen, Durchfall, Geschwüren im Verdauungstrakt,

Asthma und Allergien. Es hilft bei Verdauungsstörungen, lindert das prämenstruelle Syndrom (PMS), Menstruationsschmerzen, Leberschäden und Hyperaktivität bei Kindern. Außerdem können mit Kamillenöl verschiedene Arten von Darmwürmern abgetötet und das Immunsystem gestärkt werden.

Kosmetik/Hautpflege: Kamille ist ideal für alle Hauttypen, auch für sensible, geschwollene und entzündete Haut, sie hilft bei Allergien, Furunkeln, Ausschlägen und erweiterten Äderchen.

Emotionale Wirkung: Das starke Antidepressivum empfiehlt sich für übersensible Menschen und Personen, die unter Streß, Beklemmungen, Hysterie, Schlafstörungen oder aufgestautem Ärger (besonders wenn dieser sich auf Erlebnisse in der Vergangenheit bezieht) leiden.

Kamille, Römische (*Chamaemelum nobile*, früher *Anthemis nobilis*): Diese kleinwüchsige, mehrjährige Pflanze produziert nur sehr wenig Chamazulen, so daß das Öl eine blaßgelbe (und keine blaue) Färbung hat. Es regt die Verdauung an und wird aufgrund seiner krampflösenden Wirkung bei Verstopfung und Schlaflosigkeit verwendet. Im Spanischen heißt die Römische Kamille *manzanita* »kleiner Apfel«, was auf ihren apfelartigen Geruch zurückzuführen ist. Im Mittelalter pflanzten Mönche diese Kamillenart in »Heilbetten« in ihren Gärten an, um Kranke darauf zu betten und diese so von ihren Depressionen zu befreien.

Verwandte Öle: Die verschiedenen Kamillenarten wirken alle als Antidepressiva und Entzündungshemmer und helfen bei Verbrennungen, Ekzemen und Hautreizungen.

Ormenis (*Chamaemelum mixtum*, früher *Anthemis mixta* und manchmal *Ormenis mixta* oder *O. multicaulis*): Das aus Westafrika und Spanien stammende Ormenis wird in Marokko destilliert, wo man es auch als »blaue Kamille« verkauft, obwohl das Öl gelb und nicht blau ist (das blaue Öl stammt möglicherweise von *Tanacetum annuum*, das ebenfalls unter dem Namen »blaue Kamille« erhältlich ist). Über die Art- und Gattungszugehörigkeit dieser Öle herrscht einige Verwirrung. Es bleibt zu hoffen, daß die Importeure eines Tages in der Lage sein werden, deren botanischen Ursprung zu klären. Diese beiden »blauen« Öle sind günstiger als die ersten beiden beschriebenen Kamillenöle und haben ähnlich wie sie entzündungshemmende Wirkung. Das verwandte Öl des Gemeinen Rainfarns *(Tanacetum vulgare)* sollte wegen seiner Giftigkeit nicht benutzt werden.

Eberraute *(Artemisia arborescens):* Dieses Ö ist mit Wermut und Beifuß verwandt. Es hat ähnlich wie *Tanacetum annuum* einen süßen Duft und heilt Entzündungen, Prellungen und lindert Schmerzen. Es enthält (genauso wie Wermut) potentiell giftige Ketone, deshalb ist Vorsicht geboten. Da das Öl blau ist, wird es auch gelegentlich als »blaue Kamille« verkauft.

Kardamom *(Elettaria cardamomum)*
Kardamom ist mit dem aus dem Mittleren und Fernen Osten stammenden Ingwer verwandt und verleiht Türkischem Kaffee und dem Ostindischen chai-Tee ihr Aroma. Schon im alten Griechenland waren die Samen eine wertvolle Exportware.

Familie: Zingiberaceae – Ingwergewächse

Extraktion: Destillation aus dem Samen. Ölharz. Die hochwertigsten Samen sind süß und würzig, minderwertigere Samen dagegen haben einen herberen Geruch, der an Eukalyptus erinnert.

Medizinische Wirkung: Kardamom eignet sich zur Behandlung von Verdauungsstörungen, Appetitlosigkeit, Durchfall, Husten und Muskelkrämpfen.

Emotionale Wirkung: Der anregende Duft gilt bei den Bewohnern Ostindiens seit langer Zeit als Aphrodisiacum.

Verwandtes Öl: siehe Ingwer.

Karottensamen *(Daucus carota)*
Das Karottensamenöl dient in Frankreich zur Parfumherstellung. Es wird aus dem Wiesenkerbel (Anthriscus sylvestris) gewonnen, von dem die Karotte abstammt. Bei dem zu kosmetischen Zwecken verwendeten Karottenöl handelt es sich nor-

malerweise um die Karottenwurzel, die in Pflanzenöl extrahiert wurde. Auch Tagetes wird manchmal als »Karottenöl« vertrieben.

Familie: Apiaceae (Umbelliferae) – Doldenblütler
Extraktion: Destillation aus dem Samen. Der Duft ist fruchtig, scharf, stechend.

Medizinische Wirkung: Karottensamenöl regt die Leber an, stärkt den Kreislauf und verschafft Erleichterung bei Genital-, Harnwegs- und Verdauungsbeschwerden. Es ist reich an Betacarotin, der Vorstufe von Vitamin A.

Kosmetik/Hautpflege: Karottenöl verbessert den Teint und die Elastizität der Haut und führt trockener Haut Feuchtigkeit zu. Es wirkt gegen Falten, Hautentzündungen, Ekzeme, Ausschläge und fleckige Haut. Auch bei eitrigen Entzündungen und krebsähnlichen Hautveränderungen (Krebsvorstufe) wird es angewandt.

Koriander *(Coriandrum satiuvum)*

Ungeachtet seines Rufs als Liebestrank nahmen die Nonnen von St. Just im 14. Jahrhundert Koriander in die Rezeptur ihres Karmeliterwassers auf. Dieses Duft- und Gesichtspflegeprodukt sollte sich in den nächsten 400 Jahren großer Beliebtheit erfreuen. Koriander war der wichtigste Bestandteil von Eau de Carnes Cologne, dem lange Zeit beliebtesten Duft in Paris, und findet sich heute noch in dem Parfum Coriandré. Die Verwendung von Koriander als Parfum und insbesondere als Aphrodisiacum mutet merkwürdig an, doch das Geheimnis liegt in der Mischung mit anderen Ölen. Koriander, der in Rußland angebaut wird, dient vor allem als Gewürz und als Grundsubstanz für die Herstellung vieler synthetischer Düfte. Er aromatisiert Seifen und Deodorants.

Familie: Apiaceae (Umbelliferae) – Doldenblütler
Extraktion: Destillation aus dem Samen. Das Öl hat einen charakteristisch würzigen und scharfen Geruch.

Medizinische Wirkung: gut gegen Entzündungen, rheumatische Schmerzen, Kopfschmerzen, Grippe, Blasenentzündung, Blähungen und Durchfall; antiseptisch.

Emotionale Wirkung: motivierend und aufheiternd; der Duft lindert Streß.

Verwandtes Öl:

Cilantro: Dieses Öl wird aus Korianderblättern destilliert, dem beliebten Kraut, das mexikanischen, chinesischen und thailändischen Gerichten den charakteristischen Geschmack verleiht.

Kreuzkümmel *(Cuminum cyminum)*
In einigen Parfums finden sich geringe Mengen Kreuzkümmel, der aus Ägypten und dem Mittelmeerraum stammt. Der Samen wird häufig in mexikanischen und ostindischen Gerichten verwendet sowie in der ayurvedischen Medizin Ostindiens.

Familie: Apiaceae (Umbelliferae) – Doldenblütler

Extraktion: Destillation aus dem Samen; der Geruch ist beißend, warm, würzig und grasartig.

Medizinische Wirkung: Kreuzkümmel hilft bei Verdauungsstörungen und den damit verbundenen Kopfschmerzen, Leberbeschwerden, Fettleibigkeit, Durchblutungsstörungen und Wasseransammlungen. Kreuzkümmel hat außerdem eine leicht beruhigende Wirkung.

Emotionale Wirkung: Der Duft wirkt körperlicher und geistiger Erschöpfung entgegen.

Warnhinweise: Kreuzkümmel sollte vorsichtig verwendet werden, da er die Haut reizen kann und Lichtempfindlichkeit hervorruft.

Kümmel *(Carum carvi)*
Dieses »Liebesöl«, das im Mittelalter als Liebestrank, Gesichtswasser und Stärkungsmittel (»Venusöl«) Verwendung fand, stärkte die Muskeln und verfeinerte den Teint. Man nahm es auch in kleinen Mengen zu sich, um Verdauungsstörungen zu bekämpfen. Heutzutage finden sich Kümmelsamen eher im Roggenbrot als in Gesichtspflegeprodukten.

Familie: Apiaceae (Umbelliferae) – Doldenblütler

Extraktion: Die Samen werden destilliert, der Duft ist scharf und leicht bitter.

Medizinische Wirkung: Kümmel hilft bei Verdauungsstörungen, Erkältungen, Durchblutungsstörungen, Schwindel, bestimmten Darmparasiten und Nervenschmerzen, z.B. Zahnschmerzen.

Kosmetik/Hautpflege: Kümmel macht die Haut weich, verbessert den Teint und lindert Prellungen.

Emotionale Wirkung: Der Duft wirkt gegen geistige Überanstrengung und verbessert den Energieumsatz.

Warnhinweise: Hautreizungen.

Lavendel (*Lavandula angustifolia*, früher *L. vera* und *L. officinalis*)

Dieser Englische Lavendel, ein beliebtes Kraut aus dem Mittelmeerraum, wird mit Reinlichkeit assoziiert, seitdem die Römer ihn in ihr Waschwasser gaben. Tatsächlich leitet sich der Name vom lateinischen *lavare* »waschen« ab. Vom 14. bis ins 19. Jahrhundert war Lavendelwasser ein beliebtes Gesichtswasser. Dem Rezept des modernen Lavendelwassers von Yardley sind Rosenöl, Moschus und Neroli beigemischt. Heute produziert Mitcham Lavender in Surrey, England, ein sehr hochwertiges Öl. Lavendelöl gehört in der Aromatherapie zu den am häufigsten verwendeten Ölen mit dem größten Wirkungsspektrum. Im Zweifelsfall können Sie also immer zu Lavendel greifen!

Familie: Lamiaceae (Labiatae) – Lippenblütler

Extraktion: Destillation der Blüten. Absolue, Concrète. Der Duft ist süß, blumigund krautig, mit balsamischen Untertönen. Der Ausdruck »40%iger Ester«, der sich oft auf Lavendelölflaschen findet, bedeutet, daß das Öl einen hohen Estergehalt hat – wenn nötig, ist es noch mit natürlichen, aus Lavendel gewonnenen Estern versetzt.

Medizinische Wirkung: Mit Lavendel lassen sich Lungen-, Nebenhöhlen- und Scheideninfektionen behandeln, einschließlich Pilzinfektionen (Candida). Auch ist Lavendel ein ausgezeichnetes Mittel gegen Kehlkopfentzündung und Asthma. Es hilft bei Muskelschmerzen, Kopfschmerzen, Insektenstichen, Blasenentzündung und anderen Entzündungen. Auch bei Verdauungsstörungen (und Koliken) können Sie zu Lavendel greifen. Außerdem stärkt er das Immunsystem.

Kosmetik/Hautpflege: Lavendel eignet sich für alle Hauttypen. Das Öl ist ein Zellregenerator, der vorbeugend gegen Narbenbildung und Schwangerschaftsstreifen wirkt, und gilt als hautglättendes Mittel. Es wird auf Verbrennungen, sonnengeschädigte Haut, Wunden, Ausschläge und Hautinfektionen aufgetragen.

Emotionale Wirkung: Lavendel entfaltet seine Wirkung bei Nervosität, Erschöpfung, Schlaflosigkeit, Reizbarkeit, Depressionen und sogar bei manischen Depressionen; denn er wirkt speziell auf das zentrale Nervensystem. Jahrhundertelang wurde Lavendel in Geburtsräumen verwendet und in Babykissen gesteckt. In alten Texten heißt es, daß er »die Stimmung hebt«, und in der viktorianischen Zeit benutzten Frauen zur Wiederbelebung sogenannte »Ohnmachtskissen«, die mit Lavendel geRillt waren. William Turner behauptete in seinem WerkHerbal, daß Lavendel »den Geist stärken« könne. Das Öl wirkt ausgleichend und sowohl beruhigend als auch stimulierend.

Verwandte Öle:

Lavandin *(L. x intermedia* oder *L. x hybrida):* Hier handelt es sich um eine Kreuzung aus englischem Lavendel und Speiklavendel. Zuchtlinien wie Abrial, Super, Grosso (der ergiebigste und gebräuchlichste), Standard und Maime Epis Tête haben einen leicht kampferartigen Geruch, der nicht so fein ist wie der Duft der Lavendelarten, aus denen sie gezüchtet wurden. Von dem weniger teuren Lavandin wird ungefähr zwanzigmal soviel produziert wie von dem echten englischen Lavendel, der auch schwieriger anzubauen ist. Lavandin hat ähnliche, jedoch weniger ausgeprägte Heilwirkungen und eignet sich als Mittel gegen Muskelschmerzen, als Desinfektionsmittel und Deodorant.

Speiklavendel *(L. latifolia):* Diese kampferartig riechende Art ist gut gegen Verschleimung und Akne. Sie bringt hohe Erträge und ist deswegen preisgünstiger als der echte Lavendel. Speiklavendel wächst hauptsächlich in Spanien.

Stoechas-Lavendel *(L. stoechas):* Diesem Öl sagt man wundheilende und entzündungshemmende Wirkung nach, es ist aber giftiger als andere Lavendelöle und daher mit Vorsicht zu genießen.

Lemongras *(Cymbopogon citratus)*

Lemongras, das ursprünglich aus Indien stammt, ist eine wichtige Medizin in Südamerika und Südostasien. Es wird in Mittelamerika, Brasilien und China angebaut und zählt zu den zehn weltweit am meisten verkauften ätherischen Ölen (ungefähr 1600 Tonnen im Jahr). Man benutzt es für Seifen, kosmetische Düfte und Deos. Aus Lemongras wird der Duftstoff Citral extrahiert.

Familie: Poaceae (Gramineae) – Süßgras

Extraktion: Destillation der angetrockneten Blätter. Das Öl hat einen charakteristischen krautig-zitronenartigen, leicht bitteren Duft.

Medizinische Wirkung: Lemongras ist antiseptisch und wirkt gegen Schmerzen, die durch Verdauungsstörungen, Muskelkrämpfe und Rheuma verursacht werden oder nervlich bedingt sind, sowie gegen Kopfschmerzen. Überdies ist es ein wirksamer Koagulationshemmer (Blutgerinnungshemmer).

Kosmetik/Hautpflege: Lemongras hilft bei fettigen Haaren, Akne, Hautinfektionen, Krätze und Scherpilzflechte, außerdem ist es ein Deodorant.

Warnhinweis: Lemongras ist zwar ungiftig, kann aber bei manchen Menschen Hautreaktionen hervorrufen. Bei unzureichender Verdünnung kommt es zu einer regelrechten Verbrennung der Haut.

Emotionale Wirkung: Der Duft wirkt beruhigend und fördert die Konzentration.

Verwandte Öle:

Palmarosa *(C. martini):* Der zitronen- und rosenartige Duft der Palmarosa erinnert an den komplexeren Duft der teureren Rosengeranie, und deshalb wird diese oft mit Palmarosa verschnitten. Der Duft variiert je nach Qualität, Alter und Herkunft (Indien, Brasilien, Philippinen oder Java). Palmarosa kuriert Streß und nervöse Erschöpfung. Das Öl fördert die Zellerneuerung, reguliert die Fettproduktion und kann für jeden Hauttyp verwendet werden. Besonders hilfreich hat es sich bei Akne, entzündeter Haut und Krampfadern erwiesen. Aus Palmarosa wird der Bestandteil Geraniol extrahiert.

Cochingras *(C. flexuosus):* wird in Indien hauptsächlich für die Citralgewinnung angebaut.

Citronella *(C. nardus):* Während Alexander der Große im Jahre 332 v. Chr. auf einem Elefanten an der ägyptischen Grenze entlangritt, soll ihn der Geruch der »Indischen Narde« berauscht haben. Wahrscheinlicher ist jedoch, daß es sich um Citronella handelte, die von den Füßen des Elefanten zertreten wurde. Unter dem Namen »Narde« wurde Citronella im Jahre 1851 zum erstenmal im Londoner Crystal Palace ausgestellt, und sehr bald entwickelte sich das Aroma zum beliebtesten Duft in Reinigungsprodukten. Citronella reinigt Körper und Geist und wird zur Behandlung von Erkältungen, Infektionen und bei fettiger Haut eingesetzt. Das günstige Öl wird häufig zum Verschneiden von Zitroneneisenkraut (Lemonverbena) und Melisse genommen, obwohl es kampferartig und herb riecht und außerdem die Haut reizen kann. Die Zubereitung *Oleum Melissae Indicum* besteht in Wirklichkeit aus Citronella- und nicht aus Melissenöl.

Java-Citronella *(C. winterianus):* wird in vielen Gebieten angebaut, da sie doppelt soviel Öl liefert wie die ceylonesische Art und ein wenig süßer ist. Dient zur Gewinnung von Citronellal.

Liebstöckel *(Levisticum officinale)*
Diese große Pflanze aus Europa und Westasien ist häufig in Kräutergärten zu finden. Sie hat einen sehr starken Selleriegeschmack und wird oft für die Behandlung von Frauenbeschwerden benutzt.
Familie: Apiaceae (Umbelliferae) – Doldenblütler
Extraktion: Destillation aus den frischen Wurzeln oder aus den Blättern und Stengeln. Der kräftige Duft ist würzig, süß und erinnert an Angelika oder Sellerie.
Medizinische Wirkung: hilft bei Verdauungsstörungen, Darmkrämpfen und Blutstauungen, Rheuma, Durchblutungsstörungen und Unregelmäßigkeiten bei der Menstruation; unterstützt den Abbau von Giftstoffen und reduziert Wasseransammlungen im Gewebe.

Warnhinweis: Liebstöckel wirkt photosensibilisierend und ist potentiell giftig. Sparsam anwenden.

Lorbeer *(Laurus nobilis)*
Einst legte man denjenigen, die unter Kopfschmerzen litten, sowie den Gelehrten in Griechenland Lorbeerblätter auf den Kopf. Noch heute wird in einigen Ländern der (akademische) Grad des »Bakkalaureus« verliehen. Beim Zerreiben eines Lorbeerblattes wird der Geruch so intensiv, daß man davon Kopfschmerzen bekommen kann, genauso leicht können diese dadurch aber auch vertrieben werden. Offenbar verfügt Lorbeer noch über weitere interessante Eigenschaften: Die Priesterinnen in Delphi saßen über dem Rauch von brennendem Lorbeer, um ihre prophetischen Visionen zu intensivieren.

Familie: Lauraceae – Lorbeergewächse

Extraktion: Destillation aus den Blättern, gelegentlich auch aus den Beeren. Der Geschmack ist stechend und würzig.

Medizinische Wirkung: Lorbeer regt das Lymphsystem, die Nebenhöhlen, Lungen und den Kreislauf an. Er eignet sich sehr gut zur Herstellung von Einreibemitteln.

Emotionale Wirkung: Der Geruch von Lorbeer wirkt stimulierend und soll das Erinnerungsvermögen verbessern.

Verwandte Öle:

Bay *(Pimenta racemosa):* Dieses Öl liegt den meisten im Handel erhältlichen Lorbeerölen und dem Geruch von Bay-Cologne zugrunde, das ursprünglich von den Jungferninseln stammte und mit Rum hergestellt wurde. Bay ist erfrischender und süßer als Echter Lorbeer und wird zur Aromatisierung von Lorbeerseifen, Kosmetika und Eaux de Cologne benutzt.

Piment *(P. dioica):* Dieser »kulinarische« Samen, der Köchen wohlbekannt ist, schmeckt wie eine Mischung aus Nelken, Zimt und Pfeffer. Er dient zur Herstellung von Pimentwasser, das in der Karibikund in Südamerika, wo diese immergrüne Pflanze wächst, als Mittel gegen Verdauungsstörungen verwendet wird. Der Name kommt vom spanischen *pimiento* (»Pfeffer«), weil der Samen (eigentlich eine Beere) wie Schwarzer Pfeffer aussieht. Piment wird als Lorbeeröl (Bay-Öl) verkauft.

Majoran (*Origanum marjorana* oder *Marjorana hortensis*)

»Süßer Majoran« stammt ursprünglich aus Asien, wurde aber auch in Europa eingeführt, wo Sänger ihre Stimmbänder mit Majorantee (gesüßt mit Honig) elastisch halten. Majoran wurde auf Hochzeiten als Symbol von Ehre, Glück und Liebe verwendet. Eine Majoranart war möglicherweise der biblische Ysop, der zur Reinigung verwendet wurde. Majoran ist ein antioxidatives Konservierungsmittel für Speisen.

Familie: Lamiaceae (Labiatae) – Lippenblütler

Extraktion: Destillation des Öls aus den Blättern. Ölharz. Der Duft ist süß, krautig und ein wenig »warm«, mit einer Spur von Kampfer.

Medizinische Wirkung: Als starkes Beruhigungsmittel lindert Majoran Muskelkrämpfe, Nervenflattern, Menstruationskrämpfe, Kopfschmerzen (besonders Migräne) und steife Gelenke. Er eignet sich zur Behandlung von Hustenanfällen, Erkältungen, Grippe, Kehlkopfentzündungen und erhöhtem Blutdruck. Außerdem wirkt er als mildes Abführmittel und unterstützt die Stabilisierung des Blutdrucks.

Kosmetik/Hautpflege: Verwendung bei Prellungen, Verbrennungen und Entzündungen und zur Behandlung von Infektionen, die durch Pilze und Bakterien hervorgerufen werden.

Emotionale Wirkung: Majoran hilft jenen, die zu emotionaler Labilität, Hysterie und Gereiztheit neigen, besonders aufgrund äußerer Einflüsse. In alten Quellen wird behauptet, Majoran wirke so intensiv, daß durch eine Überdosierung die Emotionen abstumpften. In der modernen Aromatherapie wird Majoran eingesetzt, um Menschen zu helfen, die unter Einsamkeit, Ablehnung und »gebrochenem Herzen« leiden.

Verwandte Öle:

Oregano *(O. vulgare):* Wegen der engen botanischen Verwandtschaft sind die Unterschiede zwischen Oregano und Majoran oft schwer festzustellen. Echter Oregano wirkt allerdings stärker hautreizend. Obwohl Oregano bei Atemwegs-, Genital-, Harnwegs- und Darminfektionen hilft, wird ein weniger reizendes Öl empfohlen.

Spanischer Majoran *(Thymus mastichina):* Dieser nordafrikanische Thymian (auch »wilder Majoran« genannt) wirkt antiseptisch bei Infektionen der oberen Atemwege, ist aber nicht wie süßer Majoran beruhigend oder muskelentspannend. Auch ist er wesentlich herber und preisgünstiger. Einige andere Thymianarten werden ebenfalls als »Majoran« angeboten.

Spanischer Oregano *(T. capitatus):* Dieser Thymian, der im Parfumhandel »Origan« genannt wird, riecht wirklich so ähnlich wie Oregano. Er kann u. U. die Haut reizen und sollte – wenn überhaupt – nur mit äußerster Vorsicht verwendet werden.

Melisse *(Melissa officinalis)*
Die in Südeuropa beheimatete Melisse ist Kräuterkundigen als »Zitronenbalsam« bekannt. Melisse, die sich im Mittelalter großer Beliebtheit erfreute, war der Hauptbestandteil des Karmeliterwassers, neben Zitronenschale, Muskat, Koriander und Angelika (Engelwurz). Sie wurde bei nervösem Kopfschmerz und Nervenschmerzen sowie zur Verbesserung des Teints verwendet. Das Karmeliterwasser wird in Deutschland noch immer unter dem Namen »Klosterfrau Melissengeist« hergestellt. Das teure, schwierig zu gewinnende und ertragsarme Öl wird oft mit Zitrone oder Citronella gestreckt.

Familie: Lamiaceae (Labiatae) – Lippenblütler

Extraktion: Destillation aus den Blättern; der süße Duft ist mild und zitronenartig.

Medizinische Wirkung: Mit Melissenöl behandelt man Verdauungsbeschwerden, Bronchitis, erhöhten Blutdruck, Muskelkrämpfe, Menstruationsbeschwerden und manchmal auch Unfruchtbarkeit. Melisse hilft bei Entzündungen und Virusinfektionen, zum Beispiel Streptokokken, Herpes und Windpocken.

Emotionale Wirkung: Durch ihre beruhigende Wirkung lindert Melisse Schock, Anspannungen, Depressionen, Nervosität und Schlaflosigkeit. Gerard stimmt mit Avicenna darin überein, daß Melisse »das Herz froh und heiter stimmt und die Lebensgeister stärkt«.

Verwandtes Öl:

Zitroneneisenkraut (*Aloysia triphylla*, früher *Lippia citriodora*): Zitroneneisenkraut oder Lemonverbena, das der Melisse in Duft und Preis ähnelt, wird oft mit billigeren Ölen gestreckt. Es wird bei fettiger Haut und nervösen Verdauungsbeschwerden empfohlen. Der beruhigende Duft fördert sowohl den Schlaf als auch die Konzentration.

Mimose (*Acacia decurrens var. dealbata*)
Dieser Baum, der sehr häufig in Australien vorkommt und weniger poetisch auch »schwarze Akazie« genannt wird, wird in Afrika, Europa und in den wärmeren Regionen der USA angepflanzt und hauptsächlich zur Herstellung von Parfum verwendet.

Familie: Mimosaceae – Mimosengewächse

Extraktion: Absolue, Concrète. Der Geruch erinnert an Stroh oder Bienenwachs mit leichten, bitteren Untertönen.

Emotionale Wirkung: Der Duft der Mimose wirkt entspannend und hilft, Angst, Überempfindlichkeit, Streß und nervöse Spannungen abzubauen.

Verwandtes Öl:

Kassie (*A. farnesiana*): Diese amerikanische Leguminosenart wird hauptsächlich in Nordafrika und zu einem geringeren Teil in Frankreich angebaut. Sie ist auch unter dem Namen »Süßakazie« bekannt und ähnelt der Mimose. Verwendung findet sie in orientalischen Parfums, außerdem hilft sie bei Depressionen, nervöser Erschöpfung, Streß und Frigidität. Kassie darf nicht mit dem Kassiaöl verwechselt werden, das vom Kassia-Zimtbaum gewonnen wird.

Muskatellersalbei (*Salvia sclarea*)
Muskatellersalbei wurde früher mit grauer Ambra, Zimt, Brandy und Zucker zu einem beliebten europäischen Stärkungstrank gegen Verdauungsbeschwerden und zur Verbesserung des Teints gemischt. Noch heute aromatisiert er den Muskatellerwein und Tabak. Es gibt noch eine andere Salbeiart, die als »Muskatellersalbei« bezeichnet wird, doch das echte Muskatellersalbeiöl stammt von der dickblättrigen Pflanze, nicht

143

von dieser feineren, dreifarbigen Pflanze mit ähnlich aussehenden Blättern.

Familie: Lamiaceae (Labiatae) – Lippenblütler

Extraktion: Destillation der oberen Blüten und Blätter. Ähnlich wie bei der grauen Ambra ist der Geruch weinartig-süß und berauschend. Concrète, Absolue.

Medizinische Wirkung: Muskatellersalbei verschafft Erleichterung bei Nervenreizungen, Muskelverspannungen, Schmerzen, Menstruationskrämpfen, dem prämenstruellen Syndrom (PMS) und Beschwerden in den Wechseljahren, z.B. aufsteigender Hitze. Zudem regt das Öl die Nebennieren an und wird in ganz Europa als Mittel gegen Halsschmerzen verwendet.

Kosmetik/Hautpflege: Das Öl eignet sich für reife Haut und Akne, ebenso bei Entzündungen und Schuppen. Es erneuert die Zellen und regt möglicherweise auch den Haarwuchs an.

Emotionale Wirkung: Einige streßbedingte Beschwerden, zu deren Behandlung Muskatellersalbei verwendet wird, sind Panikattacken, Verfolgungswahn, geistige Erschöpfung, allgemeine Schwäche, Nachgeburtsdepressionen und das prämenstruelle Syndrom (PMS). Muskatellersalbei wirkt entspannend und aufheiternd, bei Kindern empfehlen sich kleine Dosen. Der Kräuterkundler William Turner sagte, daß Muskatellersalbei »die Lebensgeister und das Erinnerungsvermögen stärkt [und] die Sinne belebt«.

Warnhinweis: Große Mengen können eine betäubende Wirkung haben. In Kombination mit Alkohol verstärkt Muskatellersalbei Trunkenheit und Alpträume, und in Laborstudien hat sich gezeigt, daß er die Wirkung hypnotischer Drogen steigert. Wegen seiner Östrogenwirkung sollten Frauen, die an Zysten in der Brust, Gebärmuttergeschwüren oder anderen mit Östrogen in Verbindung stehenden Störungen leiden, von einer langfristigen Verwendung von Muskatellersalbei absehen.

Verwandtes Öl: siehe Salbei.

Myrrhe *(Commiphora myrrha)*
Dieser kleine, dornige Strauch aus dem Mittleren Osten und dem Nordosten Afrikas ist nicht besonders schön, aber dieser

Makel wird wieder wettgemacht durch das kostbare Gummiharz, das er absondert. Myrrhe war über tausend Jahre lang eine wichtige Handelsware und im Altertum einer der Hauptbestandteile von Kosmetika und Räucherwaren. Die alten Ägypter mumifizierten ihre Toten mit Myrrhe.

Familie: Burseraceae – Balsambaumgewächse

Medizinische Wirkung: Myrrhe fördert die Verdauung, wirkt gegen Durchfall und stärkt das Immunsystem. Auch Husten, Zahnfleischerkrankungen, Wunden, Pilze (Candida), Schilddrüsenüberfunktion und eine zu schwache Menstruation lassen sich damit behandeln.

Kosmetik/Hautpflege: Myrrhe ist ein (wenn auch teures) Mittel zur Behandlung von rissiger, aufgeplatzter oder schon älterer Haut, von Ekzemen, Prellungen, Infektionen, Krampfadern und Scherpilzflechte.

Emotionale Wirkung: Seit der Antike setzen die Menschen Myrrhe ein, um sich zu Gebet und Meditation inspirieren zu lassen sowie den Geist zu stärken und zu beleben.

Verwandte Öle:

Opopanax *(Illicium verum):* Dieses Öl aus Somalia und Äthiopien wird als Myrrhe minderer Qualität verkauft. Die von den Wurzeln und Stämmen abgesonderten Klümpchen werden nach dem Aushärten mit Wasserdampf destilliert. Opopanax verleiht Likör einen weinartigen Geschmack und dient gleichzeitig als Fixiermittel. *Opopanax chironium* ist eine sudanesische bzw. arabische Pflanze, die dem Rettich ähnelt, aus der allerdings kein Öl gewonnen wird. Was das Ganze noch verwirrender macht, ist die Tatsache, daß auch Kassie *(Acacia farnesiana)* manchmal »Opopanax« genannt wird.

Kopaivabalsam *(Copaiba officinalis):* Dieses südamerikanische Ölharz (kein echter Balsam), »Kopal« genannt, ähnelt der Myrrhe. In Zentral- und Südamerika, wo es schon seit Jahrhunderten als Räucherware benutzt wird, verwendet es die katholische Kirche anstelle von Myrrhe, und es ist auf fast jedem Markt erhältlich.

Myrte *(Myrtus communis)*

Die biblische Königin Esther änderte ihren Namen in »Hadassa«, nach dem hebräischen Wort *hadas*, was »Myrte« bedeutet. Der kleine, hübsche nordafrikanische Baum hat sich mittlerweile im gesamten Mittelmeerraum angesiedelt und war eines der beliebtesten Gewächse in den antiken Gärten von Bagdad, Granada und Damaskus. Heute wird die Myrte in Marokko angebaut. Myrtenöl war die Hauptzutat eines Heilmittels für die Haut aus dem 16. Jahrhundert, das den Namen »Engelwasser« trug.

Familie: Myrtaceae – Myrtengewächse

Extraktion: Destillation aus Blättern, Zweigen und manchmal auch aus den Blüten. Der Geruch ist würzig und leicht kampferartig.

Medizinische Wirkung: hilft bei Lungen- und Atemwegsinfektionen, Hustenanfällen, Muskelkrämpfen und Hämorrhoiden.

Kosmetik/Hautpflege: Verwendung bei fettiger Haut, Akne und erweiterten Oberflächenvenen.

Emotionale Wirkung: Der Geruch erzeugt ein energetisches Gleichgewicht. Die alten Griechen und Römer ehrten ihre Poeten mit Myrte, um zum Ausdruck zu bringen, daß deren Ruhm niemals enden werde.

Narde, Indische *(Nardostachys jatamansi)*

Nardenöl, das in der Bibel im Hohelied Salomos Erwähnung findet, wurde schon von den alten Ägyptern und den Römern für die *nardinum*-Salbe verwendet. Es handelt sich um das betörende Öl, mit dem Maria Magdalena die Füße Jesu großzügig salbte. Es ist auch heute noch sehr teuer.

Familie: Valerianaceae – Baldriangewächse

Extraktion: Destillation der Wurzelsprossen (des Rhizoms). Der erdige, intensive Geruch erinnert sowohl an Baldrian als auch an Patschuli.

Medizinische Wirkung: gut gegen nervöse Verdauungsbeschwerden, Schlaflosigkeit, Kopfschmerzen, Hämorrhoiden und Herzklopfen.

Kosmetik/Hautpflege: Nardenöl wirkt gegen Entzündungen,

Ausschläge und Schuppenflechte und empfiehlt sich bei trockener oder reifer Haut.

Emotionale Wirkung: löst emotionale Spannungen.

Verwandte Öle:

Baldrian *(Valeriana officinalis):* Isovaleriansäure bewirkt den starken und stechenden Geruch, der oft mit schmutzigen Socken in Verbindung gebracht wird. Wie die Pflanze wirkt auch das Öl beruhigend. Baldrian wird im Baltikum, in Belgien und Deutschland angebaut. Es gibt auch einen indischen Baldrian *(V. wallichii).*

Kessowurzel *(V. officinalis var. latifolia):* Diese japanische Art läßt man manchmal welken, um den starken Geruch noch zu intensivieren.

Nelke (*Syzygium aromaticum*, früher *Eugenia caryophyllata*)
Für den Nelkenbaum riskierte Pierre Poivre sein Leben, um ihn aus den niederländischen Kolonien zu stehlen. Die heute erhältliche Gewürznelke stammt zum größten Teil von den Bäumen, die die Briten auf den Inseln vor der afrikanischen Küste anpflanzten. Sind die Bäume erst einmal ausgewachsen, tragen sie ihre holzigen Knospen mindestens hundert Jahre lang. Um die Indonesier davon abzuhalten, Betelnüsse zu kauen, führten die Niederländer in Indonesien mit Nelken gewürzte Zigaretten ein, die sogar noch schädlicher waren als der Tabak selbst. In einem beliebten italienischen Duftwasser aus dem 16. Jahrhundert wurde Nelke mit Lavendel, Moschus und Ambra kombiniert. Früher hieß es, daß das Einatmen des Duftes genüge, um die Sehkraft zu verbessern und die Pest fernzuhalten – in Europa trugen Ärzte eine mit Nelken und anderen Aromapflanzen gefüllte Tülle aus Leder über Mund und Nase, um sich vor einer Infektion zu schützen. Zur Zeit der Han-Dynastie hatten Abgesandte am chinesischen Hof während der Audienz beim Kaiser Nelken im Mund, um ihrem Atem einen süßeren Duft zu verleihen. Noch heute benutzen Menschen in Europa, Ostindien und China Nelken, um ihren Atem zu erfrischen und Zahnschmerzen zu lindern. Eugenol, ein Bestandteil des Öls, tötet Keime ab und nimmt den Schmerz.

Familie: Myrtaceae – Myrtengewächse

Extraktion: Destillation der unreifen Blütenknospe bzw. Wasserdampfdestillation des Blattes oder des Stammes. Der Geruch ist kräftig, würzig und scharf. Concrète, Absolue und Ölharz stammen aus den Knospen. Den höchsten Eugenolgehalt hat das Blatt.

Medizinische Wirkung: Nelkenöl lindert Zahnschmerzen, Grippe, Muskelkater, Arthritis, Erkältungen und Bronchialkatarrh. Es tötet Darmparasiten ab und eignet sich gut als Zusatz zu wärmenden Einreibungen.

Kosmetik/Gesichtspflege: Wegen seiner antiseptischen und pilztötenden Eigenschaften kann Nelkenöl in verdünnter Form auf Hautpartien aufgetragen werden, die von Krätze und Fußpilz befallen sind.

Emotionale Wirkung: Kleine Mengen wirken anregend und helfen bei der Überwindung von Nervosität, geistiger Erschöpfung und Gedächtnisschwäche.

Warnhinweise: Das Öl reizt Haut und Schleimhäute, so daß es in einer 1%igen oder einer noch geringeren Verdünnung verwendet werden sollte.

Verwandtes Öl:

Nelkenrinde *(Dicypellium caryophyllatum):* Ein kleiner Baum aus dem Amazonasgebiet, die »Brasilianische Nelke«. Manchmal wird das Öl als Ersatz für Nelkenöl verwendet.

Orange *(Citrus sinensis)*

Die vertraute Süßorange kommt aus Sizilien, Israel, Spanien und den Vereinigten Staaten, und je nach Herkunft weisen sie leicht unterschiedliche Charakteristika auf. *Chu-lu*, die erste Monographie, die die unterschiedlichen Zitrusarten beschreibt, wurde im Jahre 1178 in China verfaßt.

Extraktion: Kaltpressung der Schale. Ein minderwertiges Öl wird aus der für die Saftgewinnung bereits ausgepreßten Schale extrahiert. Für alkoholfreie Getränke nimmt man ein besser in Wasser lösliches und terpenfreies Öl. Der Geruch ist lebhaft und »keck«.

Kosmetik/Hautpflege: gut gegen fettige Haut.

Medizinische Wirkung: Mit Orange lassen sich Grippe, Erkältungen Lymphstau, Herzrhythmusstörungen und hoher Blutdruck behandeln.

Emotionale Wirkung: Der beruhigende Duft wirkt gegen Depressionen, Hysterie, Schock und nervöse Anspannung.

Warnhinweis: Das Öl ruft eine leichte Lichtempfindlichkeit hervor.

Verwandte Öle:

Bitterorange *(C. aurantium var. amara):* Das Bitterorangenöl wird aus der Schale gepreßt und hat ähnliche Eigenschaften wie das Öl der Süßorange. Ruft Lichtempfindlichkeit hervor.

Grapefruit *(C. x paradisi):* Das Schalenöl erleichtert das Abnehmen, steigert die Aktivität der Gallenblase und ist bekannt für seine reinigenden Eigenschaften. Es ist eines der Lieblingsöle von Kindern, und unserer Meinung nach eignet es sich zur Unterstützung der »Inneren-Kind«-Therapie. Findet häufig Verwendung zur Akzentuierung von Bergamottöl.

Limone *(C. aurantiifolia):* Der aus Indien und Südostasien stammende Limonenbaum ist der zarteste Zitrusbaum. Im Gegensatz zu anderen Zitrusölen kann die Schale sowohl gepreßt als auch mit Wasserdampf destilliert werden. Limonenöl verleiht Cola und ähnlichen Getränken Geschmack und wird in der Behandlung von Depressionen verwendet.

Mandarine *(C. reticulata):* Das Öl, das aus der Schale der Mandarine stammt, zeigt seine Wirkung bei Schlaflosigkeit, Lymphstau, Fettabbau und bei Verdauungsproblemen. Es ist für Schwangere und Kinder unbedenklicher als andere Zitrusöle.

Orangenblüte (Neroli) *(Citrus aurantium var. amara)*
Eine der vielen Geschichten, die sich um diese Pflanze ranken, besagt, daß sie nach der italienischen Prinzessin von Neroli benannt wurde, die im 16. Jahrhundert lebte und diesen Duft besonders schätzte. Das Öl stammt aus der Blüte der Bitterorange und nicht aus der süßen Orange, aus der das Orangenöl gewonnen wird. Die in Indochina beheimatete Pflanze wird zur

kommerziellen Nutzung in Frankreich, Marokko, Tunesien und Ägypten angebaut.

Familie: Rutaceae – Rautengewächse

Extraktion: Blütendestillation. Concrète, Absolue. Das Öl hat einen süßen, würzigen und charakteristischen Duft.

Medizinische Wirkung: Mit Neroli lassen sich Durchfall und Kreislaufprobleme, Hämorrhoiden und Bluthochdruck behandeln.

Kosmetik/Hautpflege: eignet sich für Haut mit Besenreisern und reifere Haut zur Regeneration der Zellen.

Emotionale Wirkung: Neroli ist eines der besten aromatischen Antidepressiva. Es hilft gegen emotionale Schockerlebnisse, geistige Verwirrung, nervöse Anspannung, Furcht, Angst und Mangel an Selbstvertrauen. Es leitet die Energie wieder in eine positive Richtung, wobei es sowohl Erschöpfung als auch Schlaflosigkeit entgegenwirkt. Man benutzt es für Menschen, die ohne ersichtlichen Grund die Fassung verlieren. Neroliöl ist außerdem ein Aphrodisiacum.

Verwandte Öle:

Petitgrain *(C. aurantium):* Das Öl wurde früher aus der kleinen, unreifen Frucht der Bitterorange gewonnen (daher auch der Name »kleine Frucht«), heute dagegen wird es aus den duftenden Blättern und Stämmen destilliert. Der Duft erinnert an den des Neroliöls, ist aber schärfer und herber. Das Öl ist nicht so teuer und auch weniger wirksam, oft aber stark genug als Antidepressivum. Petitgrain verbessert Wahrnehmung und Bewußtsein und hilft, Vertrauen und Selbstbewußtsein zurückzugewinnen. Der größte Teil des Öls kommt aus Paraguay, wo auch der im 19. Jahrhundert lebende französische Botaniker Benjamin Balansa als erster die Blätter destillierte.

Neroli Portugal *(C. aurantium var. dulcis):* Die Blüten dieser etwas süßeren Orange ergeben ein weniger duftendes Öl, das auch den Namen *Neroli petalea* trägt. Es ist nicht so hochwertig wie die Art *amara*.

Patschuli *(Pogostemon cablin)*
Da der typische Geruch erst durch Oxidation entsteht, lassen

die saftigen Blätter dieses hübschen ostindischen Busches noch nichts von ihrem Duftpotential erahnen. Mit der Destillation beginnt man erst, wenn die Blätter welk sind. Selbst nach der Destillation, die bis zu 24 Stunden dauern kann, ist das Öl noch herb. Mit zunehmendem Alter verwandelt sich das durchscheinende Gelb des Öls in ein sirupartiges Braun, wobei das Öl auch den charakteristischen und in den sechziger Jahren so beliebten Patschuliduft entwickelt. Es wird durch den Alterungsprozeß immer besser. Die meisten Menschen haben das hochwertige Öl, das sich in berühmten Parfums wie Tabu und Shocking befindet, noch nie gerochen. Das Öl kommt aus Indonesien, Indien und vor allem aus China. Es ist ein wirksames Mittel gegen Schädlinge und wird auch benutzt, um Motten aus Wolltüchern und aus importierten indischen Teppichen fernzuhalten.

Familie: Lamiaceae (Labiatae) – Lippenblütler

Extraktion: Destillation aus den vergorenen Blättern. Der Duft ist schwer, erdig, holzig, moderig, vanilleähnlich und sehr charakteristisch. Harzähnliche Substanz.

Medizinische Wirkung: wirkt als Appetitzügler, bei Wasseransammlungen im Gewebe, Erschöpfung und Entzündungen.

Kosmetik/Hautpflege: Das Öl, ein Antiseptikum und Zellerneuerer, hilft bei Akne, Ekzemen, entzündeter, gerissener oder reifer Haut und bei Schuppen. Durch seine pilztötenden Eigenschaften läßt sich auch Fußpilz damit in den Griff bekommen.

Emotionale Wirkung: Patschuli bekämpft Nervosität und Depressionen, indem es Probleme in die richtige Perspektive rückt und unterdrückte Gefühle freisetzt. Obwohl es ein Aphrodisiacum ist, hilft es auch bei Schlafstörungen.

Pfeffer, Schwarzer *(Piper nigrum)*
Pfeffer, ein subtropischer Kletterstrauch, stammt aus Indien, wo auch der größte Teil des Öls und der Pfefferkörner zum Würzen von Speisen produziert wird. Eine kleinere Menge kommt aus Indonesien und dem Orient.

Familie: Piperaceae – Pfeffergewächse

Extraktion: Destillation der teilgetrockneten, unreifen Früchte. Der Geruch ist würzig, scharf und leicht krautig.

Außerdem wird aus der frischen, grünen Frucht ein Öl mit einem noch stärker fruchtigen Duft gewonnen.

Medizinische Wirkung: eignet sich für die Behandlung von Lebensmittelvergiftungen, Verdauungsstörungen, Erkältungen, Grippe, Harnwegsinfektionen, Lungenverschleimung, Fieber und Durchblutungsstörungen.

Kosmetik/Hautpflege: ein wärmendes Einreibemittel für die Haut.

Emotionale Wirkung: Der Duft ist emotional anregend; manchmal wird auch behauptet, er sei aphrodisierend.

Warnhinweis: Obwohl das Öl ungiftig ist, kann es die Haut reizen.

Verwandte Öle:

Litsea *(Litsea cubeba):* Dieses Öl wird aus den kleinen, pfefferähnlichen Früchten der zur Lorbeerfamilie gehörenden Pflanze aus Indien und Südostasien destilliert. Im Orient dienen die Blüten der Aromatisierung von Tee. Das entspannende Öl behandelt Verdauungsstörungen, Akne und übermäßiges Schwitzen. Litsea, oft »tropische Verbena« genannt, ist mit der echten Verbena nicht verwandt.

Kalifornischer Pfefferbaum *(Schinus moule):* Dieser südamerikanische Baum ist ein beliebter Zierstrauch in Kalifornien. Im Zweiten Weltkrieg diente die Pflanze als Ersatz für Pfeffer zum Würzen, und heute ersetzt sie dieses Öl manchmal in der Parfumherstellung. In Südamerika werden die Beeren für medizinische Zwecke verwendet.

Mastik *(Pistacia lentiscus):* Dampfdestillation des Ölharzes oder der harzähnlichen Substanz. Mastik ist sehr adstringierend und hilft bei Hämorrhoiden. Dieser Balsam, mit dem in der Antike gehandelt wurde, ist eng verwandt mit der biblischen Terebinthe (Terpentin).

Pfefferminze *(Mentha piperita)*
Pfefferminze hat sich selbst hybridisiert, und zwar wahrscheinlich im 17. Jahrhundert. Heute wächst die Minze wild in ganz Europa, Nordamerika und Australien. Nachdem das *British*

Medical Journal im Jahre 1879 geschrieben hatte, daß Menthol Kopfschmerzen und Neuralgien lindere, kamen Mentholzapfen (die an der Luft verdunsten) und -kerzen groß in Mode. Von den Pflanzen, die ätherische Öle enthalten, ist die Pfefferminze eine der wenigen, die in den USA angebaut und destilliert werden. Die leichte Wolkendecke über Zentral-Oregon und Michigan begünstigt die Bildung des Öls in der Pflanze, von dem das meiste redistilliert wird, wodurch ein leichterer Minzegeschmack für Süßwaren entsteht. Mehrere Minzearten werden auch für die Parfumindustrie destilliert.

Familie: Lamiaceae (Labiatae) – Lippenblütler

Extraktion: Destillation der Blätter. Pfefferminze hat einen kraftvollen, minzig-frischen Geruch.

Medizinische Wirkung: Pfefferminzöl verschafft bei Krämpfen des Verdauungstraktes Erleichterung, hilft bei Verdauungsstörungen, Übelkeit, Geschwüren und Reizdarm-Syndrom. Es trägt zur Zerstörung von Bakterien, Viren und Darmparasiten bei und wirkt schleimlösend bei Nebenhöhlenvereiterung und Bronchitis. Auch Muskelkrämpfe und Entzündungen lassen sich mit diesem Öl behandeln.

Kosmetik/Hautpflege: Pfefferminze regt die Fettproduktion der Haut an. Auch lindert es den Juckreiz bei Scherpilzflechte, Herpes Simplex, Krätze und Gifteiche. Da es wärmt (besonders das nicht redestillierte Öl), findet es sich oft in Einreibemitteln.

Emotionale Wirkung: Der Geruch ist anregend und wirkt gegen Müdigkeit, Schock, »geistige Umnachtung« und Konzentrationsschwäche. Pfefferminzöl löst festsitzende Emotionen.

Warnhinweis: Eine zu große Menge kann die Haut regelrecht verbrennen.

Verwandte Öle:

Spearmint, Krause Minze *(M. spicata):* Das in seiner Wirkung insgesamt etwas schwächere Spearmint bringt Erinnerungen und Freuden aus der Kindheit zurück. Es ist die von Schwangeren bevorzugte Minze, da sie weniger giftige und reizende Inhaltsstoffe enthält.

Ackerminze *(M. arvensis):* Dieses Öl ist weniger süß, enthält aber wesentlich mehr Menthol, wodurch es sich sehr gut für

Einreibemittel eignet. Ackerminze liefert die natürlichen Mentholkristalle, die in Einreibemitteln, einigen Lippenstiften, in Haartonern und anderen Körperpflegeprodukten Verwendung finden, wo sie anregend und kühlend wirken. Die Pflanze wird in China und Japan angebaut und auch in Brasilien von den Nachkommen der japanischen Immigranten, die sie dort einführten.

Poleiminze *(M pulegium):* Der Geruch und das Öl sind schärfer als die anderer Minzen, deshalb ist Poleiminze mit Vorsicht zu verwenden, und Schwangere sollten ganz darauf verzichten (wirkt abtreibend)! Gelegentlich kommt das Öl bei der Behandlung von Fieber, Juckreiz, Verdauungsstörungen, erkältungsbedingter Verschleimung, schwacher und schmerzhafter Menstruation und bei der Vertreibung von Flöhen zum Einsatz. Es ist jedoch wegen seines hohen Anteils an dem Keton Pulegon, einem Nervengift, potentiell giftig. Der Geruch hilft bei Schwindel – die alten Römer trugen sogar Kränze aus Poleiminze auf dem Kopf, um das Gefühl von Trunkenheit zu vertreiben. Culpeper strich Wasser mit Poleiminze auf den schmerzenden Kopf, den Essig auf Prellungen und Verbrennungen. Unbedenklicher ist auf jeden Fall der Tee, aber selbst der sollte während der Schwangerschaft vermieden werden.

Ravensara *(Ravensara aromatica)*
Der große Baum stammt aus Madagaskar, wo die Samen ein beliebtes Gewürz sind. Ravensara ist unser bevorzugtes Mittel gegen jede Art von Entzündung.
  Familie: Lauraceae – Lorbeergewächse
  Extraktion: Destillation der Blätter, manchmal auch der Früchte und Rinde. Der Geruch ähnelt dem von Eukalyptus, ist aber milder und feiner.
  Medizinische Wirkung: Das Öl wirkt antiseptisch bei Grippe, Bronchitis, Virusinfektionen, Gürtelrose, viraler Hepatitis und Nebenhöhlenvereiterung. Auch hilft es bei einer Ermüdung der Muskeln.
  Kosmetik/Nautpflege: nützlich bei Akne.

Rose (*Rosa damascena, R. gallisa* u. a.)

Schon immer hat der Duft der Rose Dichter und Liebende inspiriert. Die griechische Dichterin Sappho taufte sie schon 600 v. Chr. die »Königin der Blumen«. Obwohl Rosenöl ursprünglich in Kleinasien destilliert wurde, ist heute Bulgarien der weltweit größte Produzent, der auch das wertvollste Rosenöl liefert. Die Türkei produziert ein etwas weniger teures Öl, obwohl jedes (echte) Rosenöl sehr kostbar ist, zum einen, weil bei der Destillation nur sehr wenig Öl entsteht, und zum anderen, weil der Rosenstock selbst sehr viel Pflege benötigt. Das Öl ist absolut ungiftig und ganz besonders geeignet für Frauenbeschwerden.

Familie: Rosaceae - Rosengewächse

Extraktion: Destillation oder Lösungsmittelextraktion der Blüte. Im Gegensatz zu den meisten anderen ätherischen Ölen läßt sich Rosenöl nur schwer vom Wasser trennen, da seine Inhaltsstoffe sehr gut wasserlöslich sind. Deshalb wird es auch mindestens zweimal destilliert. Die dabei entstehende Substanz (Rose Otto) erstarrt bei niedriger Raumtemperatur aufgrund ihrer natürlichen Wachse. Rosenwasser ist ein Nebenprodukt der Destillation. Der Rosenduft ist ausgesprochen intensiv, süß und blumig und leicht zu erkennen.

Medizinische Wirkung: Rose eignet sich zur Behandlung von Asthma, Heuschnupfen, Leberproblemen, Übelkeit, den meisten Frauenleiden und männlicher Impotenz. Tests haben gezeigt, daß Rosenöl die Spermienmenge erhöht.

Kosmetik/Hautpflege: Als zellerneuernde Substanz heilt das Öl Verbrennungen und beruhigt alle Hauttypen. Außerdem ist es stark antiseptisch und bekämpft Infektionen. Obwohl es ungiftig ist, können hochprozentige Lösungen die Gesichtshaut reizen.

Emotionale Wirkung: Rose lindert Depressionen und hilft bei einem Mangel an Selbstvertrauen. Sie ist das Symbol der Liebe und »öffnet« das Herz. Bei Beziehungsproblemen, Neid und Intoleranz spendet sie Trost und Kraft in Krisensituationen und ist darüber hinaus ein Aphrodisiacum.

Verwandtes Öl:

Rosa centifolia: Das Öl dieser in Frankreich als *rose de mai* (»Mairose«) bezeichneten Art ist weniger teuer als sein bulgarisches Gegenstück. Die *Rosa centifolia,* die einst in Frankreich in großem Maßstab angebaut wurde, kommt heute meist aus Marokko.

Rosenholz *(Aniba rosaeodora)*
Die Franzosen haben diesen im südamerikanischen Regenwald beheimateten Baum *bois de rose* »Rosenholz« getauft. Im Jahre 1875 wurde er zum erstenmal in Französisch Guyana destilliert und gelangte bald zu solcher Beliebtheit, daß die Bäume alle abgeschlagen wurden. Er ist eine der vielen Pflanzen, für die der Regenwald als wertvolle Ressource geschützt werden muß, auf der anderen Seite treibt seine Nutzung allerdings die weitere Vernichtung des Regenwaldes voran. Es bleibt zu hoffen, daß es kein zweites Mal zu einer Entwicklung wie in Guyana kommt. Es empfiehlt sich, Rosenholz durch Koriandersamen zu ersetzen.
Familie: Lauraceae – Lorbeergewächse
Extraktion: Destillation aus den zerkleinerten Holzspänen. Der angenehme Duft ist süß, holzig und erinnert an Rose.
Medizinische Wirkung: Kopfschmerzen werden durch das Öl gelindert, ebenso wie Erkältungen, Fieber, Scheidenentzündungen, Infektionen und Übelkeit.
Kosmetik/Hautpflege: erneuert die Zellen und tut allen Hauttypen gut.
Emotionale Wirkung: Als Antidepressivum fördert Rosenholz Gemütsruhe und die konstruktive Verarbeitung von Emotionen.

Rosmarin *(Rosmarinus officinalis)*
Ros marinus bedeutet soviel wie »Tau des Meeres«, und dieses mediterrane Kraut wächst auch bevorzugt am Meer. Rosmarin schmückt die Landschaft im Spätwinter mit reichen Blüten und war der Hauptbestandteil im »Ungarischen Wasser« und dem ersten Eau de Cologne. Der alte französische Name *incensier* ist durch die historische Bedeutung des Rosmarins als Räucherware zu erklären; denn die ärmere Bevölkerung verbrannte Rosmarin anstelle von Weihrauch, und bei Beerdigungen versinnbildlichte er sowohl die Liebe als auch den Tod. Noch im 20. Jahrhundert wurden die duftenden Blätter wegen

ihrer desinfizierenden Wirkung in französischen Krankcnhäusern verbrannt.

Familie: Lamiaceae (Labiatae) – Lippenblütler

Extraktion: Destillation der Blüten oder Blätter. Der intensive Duft ist krautig, scharf und kampferartig.

Medizinische Wirkung: Rosmarinöl zählt zu den Ölen mit der stärksten anregenden Wirkung. Es verbessert zudem die Durchblutung, senkt den Cholesterinspiegel und lindert Muskel- und Rheumaschmerzen, Lungenverschleimung, Halsschmerzen und Pilzinfektionen (Candida) in der Mundhöhle. Rosmarin stimuliert das Nervensystem, die motorischen Nerven, die Nebennieren und eine träge Gallenblase. Häufig wird das Öl in Einreibemitteln mit Tiefenwirkung verwendet.

Kosmetik/Hautpflege: Rosmarin ist ein uraltes Heilmittel gegen Schuppen und Haarausfall, und die Zweige finden sogar als Haarbürsten Verwendung. Rosmarin hilft einer trägen, an Unterfunktion leidenden Haut und eignet sich besonders für trockene, reife Haut und solche, die zu Besenreisern neigt. Auch unterstützt Rosmarin die Behandlung von Zellulitis und Hautparasiten.

Emotionale Wirkung: Das Öl stärkt Erinnerungsvermögen, Selbstvertrauen, Wahrnehmung und Kreativität und hilft bei der Wiederherstellung des körperlichen und seelischen Gleichgewichts. Es wirkt vorbeugend gegen Schwindel, trübe Gedanken und Alpträume (und fördert die Erinnerung an schöne Träume). Früher wurde der Rauch gegen Hirnschwäche eingeatmet. Schon Shakespeare bemerkte: »Für das Gedächtnis gibt es ja Rosmarin ...«

Warnhinweis: Rosmarin kann zu einer übermäßigen Stimulation und möglicherweise zu einer Erhöhung des Blutdrucks führen.

Verwandte Öle:
Rosmarinus officinalis hat verschiedene Chemotypen:

Borneol: hilft bei der Überwindung von Erschöpfung und Infektionen und ist ein herzstärkendes Mittel.

Kampfer: unterstützt den Venenrückfluß, wirkt schleimlösend und harntreibend, stärkt das Herz.

Cineol: hilft bei Lungenverschleimung, Blasenentzündung und ständiger Müdigkeit.

Verbenon: wirkt schleimlösend und entkrampfend, hilft bei Nebenhöhleninfektionen und unterstützt das Gleichgewicht der endokrinen Drüsen und des Nervensystems. Das Öl eignet sich für die regenerative Hautpflege und die Pflege fettiger Haut, enthält allerdings einige möglicherweise gesundheitsgefährdende Ketone.

Rosmarinus pyramidalis: findet Anwendung im Bereich der Atemwege, jedoch insbesondere bei Problemen mit Ohren und Nebenhöhlen.

Salbei *(Salvia officinalis)*
Salbei kommt aus Spanien und Kleinasien und ist bei uns als Gewürzpflanze bekannt. Im Mittelalter wurde er als Nervenstärkungsmittel verwendet, um nervöses Muskelzucken und Epilepsie zu bekämpfen. Wegen der antioxidativen Eigenschaften des ätherischen Öls wurde das Kraut auch zur Konservierung von Nahrungsmitteln benutzt. Im antiken Kreta wurde der Rauch der brennenden Blätter zur Linderung von Asthma eingeatmet. Nur ein paar der zahlreichen Salbeiarten werden destilliert. Aus einigen der selteneren Sorten lassen sich auch ausgezeichnete Hydrosole gewinnen, zum Beispiel aus Ananas-Salbei.

Familie: Lamiaceae (Labiatae) – Lippenblütler

Extraktion: Destillation aus den Blättern. Der Geruch ist würzig, scharf und sehr krautig. Aus dem ausgelaugten Material wird noch ein Ölharz gewonnen.

Medizinische Wirkung: Salbeiöl, das Schleim löst und stark antiseptisch wirkt, eignet sich für die Behandlung von Mund- und Halsinfektionen. Auch hat es eine hormonelle (östrogenische) Wirkung und reguliert den weiblichen Zyklus, unterstützt das Abstillen und lindert die Beschwerden der Wechseljahre.

Kosmetik/Hautpflege: verringert übermäßiges Schwitzen, hilft bei fettiger Haut und Akne und soll auch das Haarwachstum anregen.

Emotionale Wirkung: Salbei hilft jenen, die an Nervenschwäche, zu großem sexuellem Verlangen, Kummer, körperlicher Überanstrengung und Schlaflosigkeit leiden. Er fördert die »innere Sammlung«. Gerard sagte über Salbei: »Er ist einzigartig für Kopf und Geist ... er belebt die Sinne und das Gedächtnis.«

Warnhinweise: Da das Öl das Keton Thujon enthält, ein Nervengift, sollten Personen, die zu Anfällen neigen, es meiden. Wegen der Schärfe und hautreizenden Eigenschaften des Öls sind hohe Verdünnungen zu empfehlen.

Verwandtes Öl:

Spanischer Salbei (S. lavandulaefolia): weniger giftig und reizend als gewöhnlicher Salbei. Der ausgeprägte Lavendelgeruch ist so stark, daß diese Salbeiart manchmal versehentlich für Lavendel gehalten wird. Sie eignet sich zur Behandlung von Akne, Ekzemen, Hautentzündungen, Arthritis, Durchblutungsstörungen und Grippe (siehe auch Muskatellersalbei).

Sandelholz *(Santalum album)*
Sandelholz ist bereits seit mindestens 2000 Jahren im Gebrauch und damit eine der ältesten Zutaten für die Parfumherstellung. Erst mit 30 Jahren beginnt der Baum, Öl zu produzieren. In der indischen Stadt Mysore wird das Öl mit der besten Qualität hergestellt, wobei der Ölmarkt in Indien von der Regierung gelenkt wird. Auch aus Indonesien ist das Öl zu beziehen. In Australien wird die qualitativ minderwertigere Art *S. spicatum* destilliert.

Familie: Santalaceae – Sandelholzgewächse

Extraktion: Destillation des harten Holzes und der Wurzeln. Der Duft ist balsamisch, mild, warm und holzig.

Medizinische Wirkung: Sandelholz, das einst zur Behandlung von Tripper verwendet wurde, kommt auch heute noch bei Genital- und Harnwegsinfektionen zum Einsatz. Es wirkt gegen Entzündungen, Hämorrhoiden, chronischen Husten, Übelkeit, Halsprobleme und einige Arten von Nervenschmerzen. Das Öl ist ungiftig.

Kosmetik/Hautpflege: für alle Hauttypen anwendbar. Das

Öl eignet sich besonders für Ausschläge, Entzündungen, trockene Akne und rissige Haut.

Emotionale Wirkung: Sandelholz hilft bei Depressionen, Angst und Schlaflosigkeit. Es unterstützt spirituelle Praktiken und bewirkt Entspannung, Offenheit und »Bodenhaftung«. Es wird in Totenzeremonien benutzt, um der Seele den Eintritt ins Jenseits zu erleichtern und den Trauernden Trost zu spenden.

Verwandtes Öl:

Amyris *(Amyris balsamifera):* Das Öl dieses kleinen haitianischen Baumes, den man auch als »Westindisches Rosenholz« bezeichnet, wird häufig verwendet, um Sandelholzöl zu verschneiden oder zu ersetzen, vor allen Dingen in »Sandelholz«-Seifen.

Schafgarbe *(Achillea millefolium)*

Dieses häufig vorkommende Kraut wächst in allen gemäßigten Klimazonen der Erde. Während der Destillation bildet sich der blaue, beruhigende Farbstoff Azulen, obwohl einigen Ölen das Azulen – und dementsprechend auch die Farbe – fehlt.

Familie: Asteraceae (Compositae) – Korbblütler

Extraktion: Destillation des Krauts und der Blüten. Der Geruch ist »grün«, krautig und scharf.

Medizinische Wirkung: Mit Schafgarbe lassen sich Verdauungs- und Muskelkrämpfe behandeln, Hämorrhoiden, unregelmäßige Menstruation und Harnwegsinfektionen.

Kosmetik/Hautpflege: unterstützt die Heilung von Hautausschlägen und Wunden, Akne, Ekzemen, Entzündungen und Krampfadern. Auch als Haartonikum findet das Öl Verwendung.

Emotionale Wirkung: Schafgarbe vermittelt ein Gefühl der Sicherheit und schafft einen »klaren Kopf« für langfristige Planungen.

Sellerie *(Apium graveolens)*

Sellerie verleiht verschiedenen Nahrungsmitteln einen ausgeprägten Geschmack, ebenso wie alkoholischen und alkoholfreien Getränken. Auch in der Seifenherstellung und für manche Körperpflegeprodukte wird es benutzt.

Familie: Apiaceae (Umbelliferae) – Doldenblütler
Extraktion: Das Sellerieöl, das aus den Blütenköpfen destilliert wird, hat einen warmen, süßen und würzigen Duft. Das Absolue ist blau.

Medizinische Wirkung: Sellerie beeinflußt den Hormonhaushalt, stimuliert den Milchfluß, hilft bei Leberstauung, Verdauungsstörungen, Problemen im Harnwegs- und Genitalbereich, Arthritis, Rheuma, Gicht und Ischiasschmerzen.

Tanne (*Abies alba* und andere Arten)
Die Balsamtanne, besser bekannt als »Weihnachtsbaum«, ist in Nordeuropa heimisch. Das ätherische Öl wird aus den Zweigen oder Nadeln vieler verschiedener Tannenarten destilliert, sogar aus denen der Fichten, Kiefern und anderer Koniferen.

Familie: Pinaceae – Kieferngewächse
Extraktion: Destillation aus den Nadeln. Der Geruch ist frisch, mild, waldähnlich.

Medizinische Wirkung: Tanne lindert Muskel- und Rheumaschmerzen, steigert die Durchblutung, bekämpft Infektionen im Bereich der Bronchien, Genitalien und Harnwege und mindert Asthma und Hustenreiz.

Kosmetik/Hautpflege: Manchmal wird das Öl bei Hautinfektionen verwendet.

Emotionale Wirkung: Tanne verbessert die Intuition, setzt Energie frei und löst emotionale Blockaden.

Verwandte Öle:
Kanada-Balsam (*A. balsamea*)*:* Das Öl, das aus dem Baumharz gewonnen wird, ist süß und balsamisch und hat den typischen »Weihnachtsbaumgeruch«; deshalb ist dieses Öl das beliebteste unter allen Tannenölen. Der Baum wächst in Nordamerika.

Sibirische Fichte (*A. siberica*)*:* Diese Art besitzt einen besonders anregenden Tannenduft.

Hemlock-Tanne (*Tsuga canadensis*)*:* nordamerikanische Tannenart mit einem hohen Gehalt an ätherischen Ölen.

Kiefer (Gattung *Pinus*): Die Kiefer, besonders *Pinus sylvestris*, wird für Reinigungslösungen, Badezubereitungen (kreislaufanregend) und Einreibemittel benutzt. Beim Einatmen des scharfen Kiefernduftes verwandeln sich Apathie und Ängstlichkeit in innere Zufriedenheit und Stärke. Nach Dr. Daniel Penoel fördert Kiefernöl, insbesondere *Pinus sylvestris*, die Potenz.

Schwarze Fichte *(Picea mariana):* Der anregende, frische Duft hilft bei Muskelkrämpfen, einer Unterfunktion der Nebennieren und Müdigkeit.

Terpentin, Terebinthe *(Pinus sylvestris, palustris* usw.): Terpentin (manchmal auch »Pechkiefer« genannt) ist das Harz des Kiefernsafts. Im medizinischen Bereich dient es zur Bekämpfung von Parasiten und Infektionen und zum Desinfizieren, wobei ein qualitativ wesentlich hochwertigeres Öl eingesetzt wird als zur Verdünnung von Farben.

Teebaum *(Melaleuca alternifolia)*
Dieser große australische Baum ist mit dem Eukalyptusbaum verwandt. Es gibt viele Arten und Unterarten, die alle eine interessante Borke haben, die sich spiralförmig vom Stamm abschält und ihnen den Namen »Papierborke« verleiht. Studien haben gezeigt, daß sich die antiseptischen Eigenschaften des Teebaumöls noch verstärken, sobald dieses mit Blut oder Eiter in Kontakt kommt. Die Gerüche der verschiedenen Arten sind leichter zu unterscheiden, wenn die frischen Blätter verrieben werden, als wenn die Öle bereits destilliert sind. Es ist anzunehmen, daß aufgrund der Artenvielfalt die unterschiedlichen Öle nicht immer sauber auseinandergehalten werden. Teebaumöl ist ungiftig und hat ein Wirkungsspektrum, das dem von Lavendel entspricht.

Familie: Myrtaceae – Myrtengewächse

Extraktion: Destillation aus den Blättern. Der Geruch ähnelt dem von Eukalyptus, ist aber milder. Minderwertiges Öl riecht wie geschmolzener Gummi.

Medizinische Wirkung: Als wirksames Stärkungsmittel des Immunsystems bekämpft Teebaumöl Infektionen in den verschiedensten Bereichen: Lunge, Geschlechtsorgane, Harnorgane, Nebenhöhlen und Mund. Auch hat es pilztötende und antivirale Wirkung und hilft bei Herpes, Gürtelrose, Windpocken, Candida, Grippe und Soor (Pilzbelag in der Mundhöhle).

Kosmetik/Hautpflege: Mit Teebaumöl lassen sich Wundheit (durch Windeln), Pilze, Akne, Wunden und Insektenstiche behandeln. Ferner schützt es die Haut vor strahlungsbedingten Verbrennungen bei Krebstherapien. Es gehört zu den antiseptischen Ölen, die die Haut am wenigsten reizen, obwohl es je nach Art Unterschiede gibt.

Emotionale Wirkung: Der Geruch verleiht Stärke, besonders bei Operationen und bei einem postoperativen Schock.

Verwandte Öle:

Cajeput *(M. cajuputii):* Der Name kommt aus dem Malaiischen *(cajuputi)* und bedeutet »weiße Borke«. Das Öl unterstützt den Venenrückfluß und ist herber als Teebaumöl.

M. quinquenervia: eine süßer riechende Teebaumart.

Niaouli *(M. viridiflora):* Das Öl wird auch »Gomenöl« genannt, da es früher aus diesem Hafen in der Karibik verschifft wurde. Heute wird Niaouli in Australien geerntet. Die antiviralen Eigenschaften ähneln denen des Teebaumöls, doch bei einigen Virusinfektionen wie z.B. Herpes gilt Niaouli als wirksameres Mittel. Es hat einen süßeren, angenehmeren Geruch.

Thymian *(Thymus vulgaris)*
Rudyard Kipling schrieb über den »vom Wind zerzausten Thymian, der duftet wie das Parfum der Morgendämmerung im Paradies«. Die alten Griechen machten sich gegenseitig Komplimente, indem sie sich versicherten, daß sie »wie *thymbra* dufteten«. Ihr Wort *thymain* bedeutete »als Räucherwerk verbrennen«, und *thymiatechny* beschrieb »die Kunst, Düfte als Medizin einzusetzen«. Der Inhaltsstoff Thymol ist immer noch Bestandteil von Gurgellösungen, Hustentropfen und Brusteinreibemitteln. Es gibt mindestens 100 Arten (oder doppelt so viele, wenn man die Kulturrassen mitzählt).

Familie: Lamiaceae (Labiatae) – Lippenblütler
Extraktion: Destillation der Blätter. Absolue. Der Geruch ist intensiv, krautig, süß und erinnert an Medizin.

Medizinische Wirkung: Thymian ist ein stark antibakterielles Mittel gegen Mundinfektionen, das auch bei Lungenverschleimung Linderung verschafft. Auch lassen sich Pilze (Candida) und Verdauungsstörungen sowie Haken- und Spulwürmer im Darm damit behandeln. Das Öl dient als wärmendes Einreibemittel und war einst ein Heilmittel gegen Keuchhusten.

Emotionale Wirkung: Thymian hilft bei Labilität, Melancholie und Alpträumen. Auch beugt es Gedächtnis- und Leistungsschwäche vor.

Verwandte Öle:
Thymus vulgaris hat viele Chemotypen:

Geraniol: Dieses milde Antiseptikum behandelt Scheideninfektionen, Blasenentzündungen, Akne, Ekzeme und Ohrenschmerzen. Dieser Typ stärkt Gebärmutter und Herz und ist ähnlich mild wie der Linalol-Typ.

Linalol: ein ungiftiges Antiseptikum, das sich für die Behandlung von Candida, Bronchitis, Akne, nervöser Erschöpfung, Schuppenflechte, Harnwegsinfektionen und Prostataproblemen eignet. Linalol ruft keine Reizungen hervor, so daß es für die Hautund Kinderpflege mild genug ist.

Roter Thymian *(T. vulgaris):* Dieses Öl ist nicht zum zweitenmal destilliert worden und hat seine tiefrote Farbe behalten. Da es schärfer ist und stärker reizt als destillierter Thymian, wirkt es sehr gut gegen Infektionen und regt die Durchblutung an.

Thymol: hat anregende und stark antibakterielle Wirkung, ruft ebenfalls Reizungen an Haut und Schleimhäuten hervor.

Thuyanol: Dieser Typ ist reich an Thuyanol und Terpenen, enthält aber einen geringen Anteil der giftigeren Phenole. Als nicht reizendes Antiseptikum eignet sich das Öl zur Behandlung von Virusinfektionen. Forschungen in Frankreich haben ergeben, daß es auch gegen Chlamydia- und Kondylomviren und bei vielen Infektionen im gynäkologischen Bereich wirkt.

Weißer Thymian *(T. vulgaris):* Dieses klare Öl ist redestilliert worden. Es reizt nicht ganz so stark und ist weniger wirksam als das rote Thymianöl.

Marokkanischer Thymian *(T. satureioides):* Diese Thymianart, die manchmal als »süßer Thymian« bezeichnet wird, enthält 70–80 Prozent Borneol, einen Alkohol, der das Immunsystem stärkt. Das Öl regt die Verdauung an, beruhigt die Nerven und wird in der Behandlung des chronischen Müdigkeitssyndroms eingesetzt.

Spanischer Majoran *(T. mastichina):* siehe Majoran.

Spanischer Oregano *(T. capitatus):* siehe Majoran.

Tuberose, Nachthyazinthe *(Polianthes tuberosa)*
Diese intensiv duftende Blume aus Mexiko, deren ätherisches Öl zu den teuersten Blumenölen gehört, hat durch Parfums wie White Shoulders und Chloé internationalen Ruhm erlangt. Bereits die Azteken schätzten die Tuberose als Medizin. Auf Hawaii werden Blumenkränze oft aus Tuberosen gemacht. Der Name leitet sich von der knolligen Wurzel ab (taber = »Knolle«).
  Familie: Agavaceae – Agavengewächse
  Extraktion: früher Enfleurage der Blüten (das *absolue d'enfleurage* ist wegen der geringen Schmalzreste etwas fettig). Das mit Lösungsmitteln extrahierte Öl hat einen leicht »grünen« Geruch. Concrète, Absolue. Der Geruch ist blumig, sehr süß und honigartig mit einem leichten Hauch von Kampfer. Manchmal wird das Öl auch aus den etwas schwächer duftenden doppelt-blütenblättrigen Gartentuberosen gewonnen.
  Emotionale Wirkung: Der Duft ist sinnlich und aphrodisierend. Der ostindische Name der Pflanze, *rat ki rani*, bedeutet »Königin der Nacht«.

Vanille *(Vanilla planifolia)*
Diese tropische Orchideenart ist in Mexiko beheimatet und wird mittlerweile auf Tahiti, Java und in Madagaskar angebaut. Orchideen gelten als die höchstentwickelten Pflanzen, und Vanille ist die einzige, deren Frucht eßbar ist. Als die Pflanze auf

der Insel Réunion eingeführt wurde, entwickelte sie zunächst keine Schoten, weil es dort weder Bienen noch Kolibris zur Bestäubung der Blüten gab. Eine Handbestäubungsmethode, die 1841 entwickelt wurde, kommt noch heute zur Anwendung.

Familie: Orchidaceae – Orchideengewächse

Extraktion: harzähnliche Substanz, Absolue, Ölharz, Kohlendioxidextraktion. der Geruch ist süß, »cremig« und typisch vanilleartig

Emotionale Wirkung: Der Vanilleduft stärkt das Selbstvertrauen und hilft, verdrängten Ärger und Frustrationen zu lösen. Außerdem spendet er Trost und ermöglicht das Ausleben verborgener, oftmals unterbewußter Sinnlichkeit.

Veilchen *(Viola odorata)*

Der Duft kann vorübergehend zum Verlust des Geruchssinns führen, weshalb Shakespeare sagte: »Ein Parfum für einen Augenblick. Nicht mehr.« Im Mittelalter tranken Kranke Veilchenwasser; sie wurden mit Veilchenöl eingerieben und anschließend in Tücher eingewickelt. Die alten Römer behalfen sich bei Kopfschmerzen mit ein paar Spritzern Veilchenessig Im 19. Jahrhundert berichtete der französische Parfümeur Charles Piesse, daß die Nachfrage nach Veilchen seinen Vorrat bei weitem übersteige. Ein Teil des Öls wird in Frankreich und Italien hergestellt, das meiste kommt jedoch aus Ägypten.

Familie: Violaceae – Veilchengewächse

Extraktion: Absolue, Concrète aus den Blättern, selten aus den Blüten. Der Geruch des Blattöls ist »grün«, blattartig und pfeffrig.

Emotionale Wirkung: Der Duft fördert die Wahrnehmung der eigenen Kräfte und hilft bei der Überwindung von Verwirrung, nervöser Erschöpfung und Schlaflosigkeit. Früher hieß es, er stärke und erquicke das Herz.

Verwandtes Öl:

Veilchenwurzel *(Iris germanica var. florentina):* Veilchenwurzelöl wurde oft als günstiger Ersatz für echtes Veilchenöl genommen, aber mittlerweile kann aufgrund des gestiegenen Preises von einer billigen Alternative nicht mehr die Rede sein. Vor der Destillation müssen die geschälten Wurzeln zwei Jahre lagern, damit sie ihren Duft entfalten. Die Hauptanbaugebiete liegen in der Toskana und in Marokko.

Vetiver *(Vetiveria zizanoides)* – **Mottenwurzel**
Die Vetiverpflanze ist mit ihrem grasförmigen Blattwerk nicht gerade hübsch, doch das Wertvolle an ihr sind die dünnen, aromatischen Wurzeln. Sie werden auf Java, Haiti, in Réunion, Brasilien und Indien destilliert. In Ostindien werden aus den langen, dürren Wurzeln Tür- und Fensterschirme sowie Fächer geflochten. Durch die Besetzung Indiens durch die Briten wurden Vetiverwasser und mit Vetiver versetztes Eau de Cologne im 19. Jahrhundert in England und in den Vereinigten Staaten populär. Das Parfum *Mousseline des Indes* erhielt seinen Namen durch indische Baumwolle (Musselin), die zum Schutz vor Insekten mit Vetiver beduftet wurde. Zwei andere viktorianische Parfums, *Maréchale* und *Bouquet de Roi*, basierten ebenfalls auf Vetiver. In modernen Parfums fungiert das Öl als Fixierer.

Familie: Poaceae – Süßgras

Extraktion: Destillation aus den Wurzeln. Das Öl hat einen erdigen, schweren Geruch. Ein minderwertiges Öl wird noch aus den gebrauchten Vetiverschirmen hergestellt.

Medizinische Wirkung: lindert Muskelschmerzen, Verstauchungen und Leberstau, außerdem regt es die Durchblutung an.

Kosmetik/Hautpflege: hilft bei Akne, Wunden und trockener Haut.

Emotionale Wirkung: Der Geruch ist aufheiternd, entspannend, er spendet Trost, löst tiefsitzende Ängste und Spannungen und befreit Körper und Geist von »übermäßiger Hitze«.

Wacholder *(Juniperus communis)*
Die Beeren dieses nordamerikanischen Strauches aromatisieren Gin, dessen Name vom französischen Wort genièvre (»Wacholderbeere«) stammt. Früher dachten die Menschen, der Duft biete Schutz vor ansteckenden Krankheiten. In den Gebirgswüsten des Westens verbrennen die Ureinwohner Nordamerikas noch immer Wacholder während ihrer Reinigungs- und Heilungszeremonien. Bis zum Zweiten Weltkrieg wurde er

auch in Frankreich als Antiseptikum in den Krankenhäusern verbrannt.

Familie: Cupressaceae – Zypressengewächse

Extraktion: Destillation der reifen Beeren. Harzähnliche Substanz, Absolue. Der stechende, krautige, pfeffrige Geruch erinnert an Kiefer und Kampfer. Die Beeren bieten das Öl mit der besten Qualität, doch auch die Nadeln, Zweige und Beeren, die bereits zur Aromatisierung von Gin destilliert wurden, werden manchmal verwendet.

Medizinische Wirkung: Wacholderöl dient zur Behandlung von Arteriosklerose, rheumatischen Schmerzen, allgemeiner Schwäche und Problemen, die mit Flüssigkeitsstau im Körper im Zusammenhang stehen, wie z.B. Krampfadern, Hämorrhoiden, Wasseransammlungen und Zellulitis. Auf Genitalien und Harnorgane wirkt es antiseptisch, es regt den Kreislauf an und stimuliert die Produktion von Magensäure.

Kosmetik/Hautpflege: anwendbar bei Akne, Ekzemen, fettigen Haaren und Schuppen.

Emotionale Wirkungen: Wacholder empfiehlt sich für Menschen, die unter geistiger Erschöpfung, Schlaflosigkeit und Ängstlichkeit leiden und emotional ausgelaugt sind. Das Öl vermittelt ein Gefühl von Geborgenheit, wenn man den Erwartungen der Mitmenschen nicht gewachsen zu sein glaubt.

Warnhinweis: Wacholder kann die Nieren beeinträchtigen. Deshalb sollte man bei Nierenentzündungen ein milderes Öl wählen.

Verwandte Öle:

Virginische Zeder *(J. virginiana):* Aus dieser Wacholderart wird der größte Teil des »Zedernöls« hergestellt – und auch die meisten Bleistifte! Sie beduftete das »Libanesische Zedernholz«, das in der viktorianischen Zeit so manches Taschentuch parfümierte. Es wird auch ein texanisches Zedernholzöl *(J. mexicana)* produziert, während das billige ostafrikanische *J. procera* zur Aromatisierung von Seifen und manchmal auch Eaux de Cologne genommen wird. Die Art *J. sabina* ist die giftigste von allen Wacholderarten und sollte gemieden werden.

Wacholderteer: wird durch »destruktive« Destillation der Wurzeln gewonnen, wobei auch das Holz verbrannt wird. Der dabei entstehende dicke, rauchige Teer wurde früher bei infizierten Wunden, Ekzemen und Hautparasiten eingesetzt. Heute verleiht es bestimmten Lebensmitteln ein rauchiges Aroma.

Weihrauch *(Boswellia carterii)*
Weihrauch, bereits seit dem Altertum eine wichtige Räucherware, ist auch unter dem Namen *olibanum* oder »Libanonöl« *(oleum libanum)* bekannt. Der kleine Baum wächst auf steinigen Hängen im Jemen und in Oman, doch die beste Qualität stammt immer noch aus Nordafrika. Ein Teil kommt auch aus Somalia.

Familie: Burseraceae – Balsambaumgewächse

Extraktion: Destillation aus dem Ölharz, das in Form von Tropfen aushärtet. Absolue, Kohlendioxidextraktion. Der Geruch ist »weich« und balsamisch.

Medizinische Wirkung: Weihrauch ist antiseptisch und wirkt entzündungshemmend bei Lungen-, Genital- und Harnwegsbeschwerden, Geschwüren der Verdauungsorgane und bei chronischem Durchfall. Er wird auch zur Behandlung von Brustzysten und zur Förderung der Menstruation verwendet.

Kosmetik/Hautpflege: Weihrauch ist ein hervorragendes Mittel für reife Haut und Akne und hilft bei bakteriellen und bei von Pilzen hervorgerufenen Hautinfektionen, bei Verbrennungen, schlecht heilenden Wunden und Narben und erweiterten Krampfadern.

Emotionale Wirkung: Weihrauch wurde schon immer zur Unterstützung von Spiritualität, geistiger Wahrnehmung, Meditation, Gebeten und zur Erweiterung des Bewußtseins verwendet. Weihrauch wirkt zugleich stärkend und beruhigend auf den Geist, da er die Atmung verlangsamt und vertieft. Es heißt, man könne sich durch Weihrauch von unbewußtem Streß befreien und sich aus vergangenen Bindungen lösen.

Verwandte Öle:
Olibanum *(B. papyrifera):* Dies ist die aus dem antiken Punt (im heutigen Somalia) überlieferte Art.

Elemi *(Canarium luzonicum):* Dieser tropische Baum von den Philippinen ist ein entfernter Verwandter des Weihrauchs und spielte in der Antike als Handelsware eine Rolle. Das Öl, das aus dem Gummiharz destilliert wird, dient heute der Aromatisierung von Seifen und Kosmetika und manchmal auch von Lebensmitteln. Harzähnliche Substanz, Absolue. Mit Elemi lassen sich Verschleimungen, Entzündungen, Infektionen und reifere Haut behandeln. Im emotionalen Bereich reduziert es Streß und Nervosität.

Ylang-Ylang *(Cananga odorata)*
Ylang-Ylang heißt übersetzt »Blume der Blumen«. Die Bäume mit ihren duftenden, herabhängenden, gelben Blüten werden auf der Insel Réunion für die Parfumindustrie angebaut. Das Öl weist je nach klimatischen und botanischen Gegebenheiten große Unterschiede auf. Die vier kommerziellen Qualitätsstufen sind »Extra« (das beste Öl, erste Destillation), »Eins«, »Zwei« und »Drei«.

Familie: Annonaceae – Flaschenbaumgewächse

Extraktion: Destillation der Blüten. Der extrem süße Duft ist betörend (er wird von manchen Personen als bananenähnlich empfunden) und blumig. Absolue, Concrète.

Medizinische Wirkung: Als starkes Beruhigungsmittel wirkt Ylang-Ylang entkrampfend und trägt zur Senkung des Blutdrucks bei.

Kosmetik/Hautpflege: Als Haartonikum und für den Ausgleich der Fettproduktion für alle Hauttypen geeignet, das Öl wird allerdings meistens für fettige oder Problemhaut empfohlen.

Emotionale Wirkung: Der Duft schärft die Sinne und lindert Depressionen, Angst, Eifersucht, Ärger und Frustration. In niedrigen Dosen ist er aphrodisierend.

Warnhinweis: Hohe Dosen können Kopfschmerzen oder Übelkeit hervorrufen.

Verwandte Öle:
Champac *(Michelia champaca):* Dieses aus Indonesien und Indien stammende, betörende Öl ist ziemlich teuer und wird deshalb manchmal mit Ylang-Ylang gestreckt. Lange Zeit

wurde es in Pflanzenöl extrahiert. Heutzutage sind die Philippinen das Hauptanbaugebiet dieser Pflanze. Absolue und Concrète.

Cananga (Typ *macrophylla*): Dieses Öl enthält einen hohen Terpen- und einen niedrigen Esteranteil und hat nur eine minderwertige Duftqualität.

Ysop *(Hyssopus officinalis)*
Früher galt Ysop als heilige Pflanze und war deshalb oft Bestandteil von Reinigungsritualen. Ysop stammt aus dem Mittelmeerraum, und der größte Teil des Öls geht in die Produktion teurer Parfums.
  Familie: Lamiaceae (Labiatae) – Lippenblütler
  Extraktion: Destillation der Blüten. Der Geruch ist würzig, intensiv und krautig.
  Emotionale Wirkung: wirkt beruhigend, lindert Kummer und Hysterie und schafft gleichzeitig einen »klaren Kopf«.
  Warnhinweise: stimuliert das Nervensystem und ist deshalb mit Vorsicht zu genießen; denn große Dosen können den Blutdruck in die Höhe treiben und Asthma oder Epilepsie auslösen.

Verwandtes Öl:
Ysop *(H. officinalis var. decumbens):* Diese Art enthält keines der gefährlichen Ketone, die sich im normalen Ysop finden. Da es reich an Linalol ist, wirkt es entschleimend und kann daher ohne Bedenken bei Allergien, Nebenhöhlenvereiterung, Bronchitis, Asthma und Nervosität eingesetzt werden.

Zedernholz *(Gattung Cedrus)*
Dieser nordamerikanische Baum aromatisiert Seifen und Duftwässer, obwohl er seit dem 19. Jahrhundert an Popularität verloren hat. Damals wurden sogar »Streichhölzer« aus Zedernholz wegen ihres angenehmen Dufts verbrannt. Das Öl macht das Holz der Zeder resistent gegen Insekten.
  Familie: Pinaceae – Kieferngewächse
  Extraktion: Destillation aus dem Holz. Harzähnliche Substanz und Absolue. Milder, holziger Duft.

Medizinische Wirkung: Das antiseptische Zedernholz hilft bei Infektionen der Harn- und Atemwege.

Kosmetik/Hautpflege: Zedernholz fördert die Durchblutung (wirkt adstringierend) bei fettiger Haut und verstopften Poren, Akne und Schuppen. Es hilft bei Insektenstichen, Hautentzündungen und Juckreiz.

Emotionale Wirkung: Zeder verleiht innere Stärke, steigert die Selbstachtung und stabilisiert das seelische Gleichgewicht. Es fördert meditative Entspannung, intuitives Arbeiten und lindert Streß, Anspannung, Aggressionen und emotionale Abhängigkeit.

Warnhinweise: Alle Zedernholzöle sollten während der Schwangerschaft nach Möglichkeit vermieden werden.

Verwandte Öle:

Libanonzeder *(Cedrus Libani):* Der legendäre Duft der Libanonzeder wurde einst von den Mesopotamiern und anderen alten Hochkulturen geschätzt. Die Phönizier gelangten durch die Nutzung der Wälder und den Bau von Schiffen für die Ägypter zu Reichtum. Nachdem mehr als tausend Jahre Raubbau an den Wäldern betrieben wurde, stehen heute nicht mehr genügend Bäume für die Destillation zur Verfügung.

Atlaszeder *(Cedrus atlantica):* Dieses Zedernöl stammt aus dem Atlasgebirge in Nordafrika. Mit seinem kiefernähnlichen Duft erinnert es sehr stark an den Duft der Libanonzeder und gilt als das beste im Handel erhältliche Zedernöl.

Himalajazeder *(Cedrus deodara):* Das Öl hat einen warmen, fast würzigen Duft und weist von allen Zedernölen die geringste Toxizität auf. Großer Beliebtheit erfreut es sich in Indien.

Thuja *(Thuja occidentalis):* Das Öl der als »Zedernblatt« oder »Lebensbaum« bekannten Thuja wird aus den Nadeln, Zweigen und der Rinde destilliert. Es enthält das hautreizende Thujen, das Warzen entfernt, sowie Thujon, ein neurotoxisches Keton (Nervengift), so daß Personen, die zu Krämpfen neigen, es nicht verwenden sollten. Thuja hilft bei Beckenentzündung, Vergrößerung der Prostata, Kondylom-Viren und Harnwegsinfektionen. Da das Öl sehr giftig ist, sollte es nur unter ärztlicher Aufsicht verwendet werden (niemals innerlich anwenden!). Siehe auch Wacholder.

Zimt *(Cinnamomum zeylanicum)*
Früher war Zimt sowohl in Indien als auch in Europa ein beliebtes Aphrodisiacum und Antiseptikum. Oft gab dieses Gewürz Anlaß zu Auseinandersetzungen, und es war auch der Grund für die Besetzung Sri Lankas (Ceylons) durch die Portugiesen im Jahre 1505. Später ging Ceylon in den Besitz der Niederlande über, bis die Briten es okkupierten. Heute wird Zimt in Madagaskar, Afrika, Indochina und Sri Lanka angebaut. Ab einem Alter von zwei Jahren kann der große, subtropische Zimtbaum über 30 Jahre lang jeweils zweimal pro Jahr abgeerntet werden. Kleine Mengen des Öls dienen zur Abrundung orientalischer Parfummischungen. Das aus dem Rindenöl isolierte Eugenol wird zu künstlicher Vanille verarbeitet.

Familie: Lauraceae – Lorbeergewächse

Extraktion: Destillation der Blätter oder Rinde. Zimt hat einen süßen, würzig-scharfen Geruch. Das schärfere und auch teurere Rindenöl setzt sich zu 40–50 Prozent aus Zimtaldehyd und zu 4–10 Prozent aus Eugenol zusammen. Es ist rötlichbraun. Das Blattöl enthält 3 Prozent Zimtaldehyd und 70–90 Prozent Eugenol.

Medizinische Wirkung: Zimtöl hilft bei Menstruationsschmerzen, Verdauungsstörungen, Durchfall und bei Infektionen der Geschlechts- und Harnorgane. Es wirkt schweißtreibend und wärmt, wenn es in Einreibungen verwendet wird.

Emotionale Wirkung: Der Geruch löst innere Spannungen, stärkt die Nerven und belebt die Sinne. In ganz kleinen Mengen ist Zimt ein Aphrodisiacum.

Warnhinweise: Blatt- und Rindenöl reizen die Schleimhäute, wobei der Gebrauch des Rindenöls ein höheres Risiko birgt. Sparsam verwenden. Reizt die Haut.

Verwandte Öle:
Kassia *(C. cassia):* Dieser preislich günstigere Zimtersatz kommt unter dem Namen *kuei pi* aus China, wo er als Medizin, Gewürz und auch als Räucherware dient. Kassia ver-

leiht Coca-Cola und Zitronenlimonade das charakteristische Aroma.

Ceylon-Zimt *(C. verum):* Dieses antibakterielle Öl aus Sri Lanka aromatisiert Mundwaschungen, Nahrungsmittel und Getränke. Vorsicht, denn es kann die Haut reizen.

Kampfer *(C. camphora):* Im Gegensatz zu den scharfen (synthetisch hergestellten) Mottenkugeln riechen die Blätter und Rinde des »echten« Kampfers sehr angenehm: holzig, mit einem Hauch Kardamom. Der »duftende« Kampfer aus Formosa ist noch ansprechender und riecht so ähnlich wie Rosenholz. Kampfer war in China lange Zeit sehr beliebt: Buddha-Statuen wurden aus Kampferholz geschnitzt, Kampfer-Hydrosole wurden zur Förderung der Verdauung dem Wein beigemischt, und noch heute werden Hühnchen gewürzt, indem man sie über Kampferblättern dünstet. Wir haben die Blätter des »duftenden« Kampfers zu Hydrosolen für die Raumdesodorierung und zur Verwendung als Gesichtstoner destilliert. Die Chinesen ernten den Kampfer, indem sie die Bäume kappen, anstatt sie zu fällen; mit der Einführung des synthetischen Kampfers im Jahre 1949 ging die Nachfrage allerdings zurück. Der Geruch wirkt gegen Schock und Depressionen und stärkt die Aufmerksamkeit. Die Araber sind der Meinung, daß Kampfer das sexuelle Verlangen mindere. Kampfer eignet sich hervorragend für Lymphmassagen, aber er wirkt auch herzstimulierend, so daß er mit Vorsicht anzuwenden ist. Weißer Kampfer kann ohne Bedenken in kleinen Mengen gebraucht werden, aber vermeiden Sie den giftigen braunen oder gelben Kampfer, der aus den schwereren Ölfraktionen gewonnen wird.

Bornesischer Kampfer *(Dryobalanops aromatica):* Diese Kampferart, die Marco Polo »Krankheitsbalsam« nannte, wurde gegen die Pest und schwere Darminfektionen eingenommen. Die Chinesen benutzen sie als Räucherware bei Begräbnissen und wichtigen Zeremonien, außerdem zur Wundbehandlung, gegen Verstauchungen, Infektionskrankheiten, Nervenschmerzen und nervöse Erschöpfung. Das Öl wird aus dem Exsudat der ausgewachsenen Bäume destilliert. Jüngere Bäume produzieren einen blaßgelben, flüssigen Kampfer, der nicht ohne weiteres erhältlich ist.

Zistrose (Labdanum) *(Cistus labdaniferus)*

Bei dieser Pflanze, die aus Spanien und Griechenland stammt, handelt es sich um das »Sonnenröschen«, das in einigen nordamerikanischen Gärten wächst. Wahrscheinlich entspricht sie dem biblischen »Balsam« und der »Sharon-Tulpe« (Hohelied Salomos 2:1), und sie wird oft als Ersatz für graue Ambra benutzt. Die Pflanze erfreut sich seit langem großer Beliebtheit in Spanien, das auch heute noch das Hauptanbaugebiet ist. Auf Kreta führten die Schäfer in der Antike ihre Herden durch Zistrosenbüsche, so daß das klebrige Labdanumharz im Fell hängenblieb; nach dem Herauskämmen verkauften sie das Gummiharz auf dem Markt. Diese Pflanze darf nicht mit Laudanum verwechselt werden, einem alten Schmerzmittel, das aus Opium gewonnen wurde.

Familie: Cistaceae – Zistrosengewächse

Extraktion: Blätter und Zweige werden gekocht, und das Harz wird abgeschöpft. Dieses wird anschließend gelagert, und nach dem Alterungsprozeß werden eine harzähnliche Substanz und ein Absolue produziert. Der Geruch ist warm, würzig und balsamisch. Fixiermittel.

Medizinische Wirkung: Zistrose (Labdanum) ist ein Nervenberuhigungsmittel, das zur Behandlung von Rheuma, Erkältungen, Husten, Menstruationsproblemen, Blasenentzündungen und Hämorrhoiden eingesetzt wird.

Kosmetik/Hautpflege: wirkt antiseptisch auf Wunden, Akne, Hautentzündungen und Verbrennungen.

Emotionale Wirkung: Zistrosenöl erzeugt sowohl Heiterkeit als auch »Bodenhaftung«. Es fördert Meditation und Intuition und stärkt das Empfindungsvermögen. Es beruhigt die Nerven und wirkt schlaffördernd, allerdings auch aphrodisierend.

Verwandte Öle:

Zistrose *(Cistus incanus)*: ein ätherisches Öl mit einem leichteren, stechenderen Geruch, das aus dem Gummiharz destilliert wird.

Zistrose *(Helianthemum canadense):* Das Öl, das aus dieser Pflanze destilliert wird, trägt auch die Bezeichnung »Zistrosenöl«. Man verwendet es bei Hautproblemen und krebsartigen Hautveränderungen (Krebsvorstufe).

Zitrone *(Citrus limon)*
Der Zitronenbaum hat seinen Ursprung in Asien, wird heute aber in Italien, Australien und Kalifornien großflächig angepflanzt. Der Duft ist in Eaux de Cologne und Haushaltsreinigern sehr beliebt. Die Blüten haben ein angenehmes Aroma, aber nur das Öl aus der Schale wird kommerziell gewonnen.

Familie: Rutaceae – Rautengewächse

Extraktion: Kaltpressung der frischen Schale. Der Geruch ist ausgesprochen scharf und zitronenartig.

Medizinische Wirkung: Als Antioxidans, Konservierungsmittel und Antiseptikum unterstützt Zitronenöl die Bekämpfung viraler und bakterieller Infektionen. Es eignet sich zur Behandlung von erhöhtem Blutdruck, Lymph- und Leberstau, übermäßiger Magenaktivität und zur Stärkung des Immunsystems. Es verbessert den Stoffwechsel, indem es die Wasseransammlung im Körper reduziert, die Gewichtszunahme verlangsamt und die Mineralabsorption steigert.

Kosmetik/Hautpflege: gut geeignet bei fettiger Haut und Hautunreinheiten. Das Öl behandelt Prellungen und Hautinfektionen.

Emotionale Wirkung: Der Duft vertreibt Gefühle der Unreinheit oder Unentschlossenheit und kann eine emotionale »Läuterung« herbeiführen. Auch wirkt er stimmungsaufhellend und verbessert das allgemeine Wohlbefinden. Wie andere Zitrusdüfte wirkt er antidepressiv.

Warnhinweis: Zitrone kann die Haut reizen und Lichtempfindlichkeit hervorrufen.

Verwandtes Öl:
Cedro: ein terpenfreies und besser wasserlösliches Zitronenöl.

Zuckerbirke *(Betula lenta)*
Aus diesem nordamerikanischen Baum wird in der Regel das Wintergrünöl gewonnen, dem das Birkenöl hinsichtlich chemi-

scher Zusammensetzung, Eigenschaften und Duft ähnelt. Die Formel für den beliebten russischen Herrenduft des 19. Jahrhunderts, »Russisch Leder« (so genannt, weil es Bucheinbände geschmeidig hielt), wurde sorgsam gehütet, doch heute weiß man, daß es zum größten Teil aus Birkenöl bestand.

Familie: Betulaceae – Birkengewächse

Extraktion: Destillation aus der inneren Borke nach vorheriger Aufweichung in warmem Wasser. Süßer, scharfer Geruch wie bei einigen Bonbons.

Medizinische Wirkung: Birke lindert Muskel- und arthritischen Schmerz, wirkt kreislaufanregend und harntreibend.

Kosmetik/Hautpflege: Birke macht die Haut weich, hilft bei Reizungen und Schuppenflechte und beugt Schuppen vor.

Warnhinweise: Das leicht toxische Öl muß vorsichtig verwendet werden, und da es einen bonbonartigen Geruch hat, darf es nicht in die Hände von Kindern gelangen.

Verwandte Öle:

Birkenteeröl: Der dicke Teer entsteht bei der destruktiven Destillation der Rinde, die Verbrennung und Dampfdestillation umfaßt und bei der ein rauchiger Geruch entsteht. Man nimmt dieses Öl bei Hautinfektionen.

Moorbirke *(Betula alba):* Das Öl dieses nordeuropäischen Baumes ist aufgrund seiner chemischen Zusammensetzung weniger toxisch als Birkenöl – bei ansonsten ähnlichen Eigenschaften.

Wintergrün *(Gaultheria procumbens):* beheimatet im Nordosten Nordamerikas. Dieser kleine Baum ist nicht sehr häufig, so daß echtes Wintergrünöl kaum erhältlich ist. In großen Mengen ist es giftig.

Zypresse *(Cupressus sempervirens)*

Die Landschaften Südfrankreichs und Griechenlands ziert dieser statuenhafte, immergrüne Baum. Die Pflanze wird seit langem mit dem Tod in Verbindung gebracht, und auch heute noch nutzen die Ägypter Zypressenholz für die Herstellung von Särgen, und in Amerika und Frankreich werden die

Bäume auf Friedhöfen angepflanzt. Der Rauch des brennenden Harzes wurde in Südeuropa bei Nebenhöhlenvereiterungen inhaliert, und die Chinesen kauten die kleinen Zypressenzapfen bei Zahnfleischentzündungen. Das Öl der mit Wacholder verwandten Zypresse findet sich häufig in Herrenparfums und After Shaves.

Familie: Cupressaceae - Zypressengewächse.

Extraktion: Destillation aus den Nadeln, Zweigen und manchmal auch aus den Zapfen. Concrète, Absolue. Der Geruch ist scharf, stechend, kiefernartig und würzig.

Medizinische Wirkung: Zypressenöl eignet sich zur Behandlung von niedrigem Blutdruck, Durchblutungsstörungen, Krampfadern und Hämorrhoiden. Es lindert Kehlkopfentzündungen, Hustenkrämpfe, Lungenverschleimung, Probleme der Harnorgane und Zellulitis. Es ist antiseptisch und desodorierend und reduziert den übermäßigen Flüssigkeitsverlust des Körpers, der bei Durchfall und laufender Nase auftritt.

Kosmetik/Hautpflege: Mittel gegen fettige Haut oder übermäßiges Schwitzen.

Emotionale Wirkung: Zypressenöl hilft bei Schlaflosigkeit und Kummer, stärkt die Lebenskraft und ist förderlich bei der Überwindung emotionaler Krisen.

KAPITEL 7

Aromatherapeutische Massagen

»Um Gesundheit zu erlangen, braucht man jeden Tag ein aromatisches Bad und eine Duftmassage.« Hippokrates

Die Aromatherapie ist eine Bereicherung für jede Art von Körperarbeit, da sie die Stimmung positiv beeinflußt und entspannend wirkt. Bei der therapeutischen Behandlung werden die ätherischen Öle von der Haut absorbiert und gelangen so in den Blutkreislauf. Wenn das Öl in die Haut über der Problemzone eingerieben wird – bei einer Magenverstimmung zum Beispiel auf dem Bauch und bei Kopfschmerzen auf der Stirn –, dann erreicht das Öl die Stellen, an denen es wirken soll. Wenn Sie schon einmal eine Massage verabreicht haben, wissen Sie, daß es eine Weile dauert, bis sich die massierte Person voll entspannt. Sehr langsam werden die Atemzüge ruhiger und tiefer, und Muskelverspannungen lösen sich. Werden dagegen aromatherapeutische Öle verwendet, stellt sich sehr schnell ein Zustand tiefer Entspannung ein, wie es normalerweise erst nach einer mindestens einstündigen Massage der Fall ist. Je länger die Behandlung dauert, um so größer wird die Entspannung.

Als erfahrene Masseurinnen haben wir durch die gleichzeitige Anwendung beider Techniken sehr gute Ergebnisse erzielt, doch Sie brauchen keine Massageausbildung, um mit Körperölen zu arbeiten. Selbst wenn Sie mit Massagetechniken nicht vertraut sind, können Sie eine therapeutische Einreibungvornehmen, die großes Wohlbehagen bereitet. Sie können sich auch selber mit einer Massage verwöhnen, indem Sie Ihre verspannten Schultern oder Ihre (von Zellulitis geplagten) Oberschenkel zweimal täglich einreiben.

Zu den besten Ölen zur Linderungvon Streß und Muskelschmerzen gehören Bergamotte, Muskatellersalbei, Kamille,

Jasmin, Lavendel, Majoran, Neroli, Rose, Rosmarin, Sandelholz und Ylang-Ylang. Einreibemittel, die wärmende Öle wie Pfeffer-minze, Zimt und Nelken enthalten, helfen bei Muskelkater. Öle können auch speziell für die Fußmassage, die Behandlung von Babys, zur Linderung von Kopfschmerzen, für Schwangere und zur Bekämpfung von Zellulitis zusammengestellt werden. Um den Einstieg zu erleichtern, haben wir eine Reihe einfacher Rezepte aufgeführt.

Für jede Art von Massage sollten nur leicht duftende Öle verwendet werden; denn zu intensive Öle führen sowohl bei der behandelnden als auch bei der behandelten Person schnell zur Übersättigung. Der größte therapeutische Erfolg stellt sich ein, wenn der Duft nur ganz schwach und kaum wahrnehmbar ist. Sie werden feststellen, daß hohe Verdünnungen eines Öls als angenehm empfunden werden, obwohl sich die betreffenden Personen ansonsten gar nichts aus dem Duft machen. Für ein normales Massageöl empfiehlt sich eine 2%ige Verdünnung eines ätherischen Öls in einem Trägeröl. Für eine Massage zur Lymphdrainage oder eine andere Körperbehandlung, die große Mengen Massageöl erfordert, ist eine stärkere Verdünnung eventuell besser geeignet. Für eine Einreibung, die konzentrierter sein muß, um richtig zu wirken, reicht in der Regel eine 3%ige Verdünnung aus. Wenn Sie beruflich als Masseur/in arbeiten, brsuchen Sie einen gut gelüfteten Raum, da sich sonst spätestens nach der dritten Behandlung durch all die ätherischen Öle ein Schwindelgefühl einstellen würde. Es reicht, wenn Sie nach jeder Behandlung die Fenster öffnen und so den Raum gründlich lüften oder einen Ventilator benutzen. Sollte das nicht möglich sein, können Sie auch einen Luftfilter verwenden. Testen Sie, wie stark der Raum noch riecht, indem Sie das Zimmer verlassen, ein paarmal tief durchatmen und dann wieder hineingehen. Sie werden überrascht sein, wie sehr Sie sich vorher an den Luft gewöhnt hatten und wie stark es noch nach den benutzten Ölen riecht.

Ätherische Öle sind vielseitig verwendbar, eignen sich für die Behandlung vieler häufig aufftretender Probleme, und im Idealfall werden sie für den jeweiligen Fall individuell zusammengestellt. Das erfordert einige Kenntnisse im Mischen (die im Kapitel 11 vermittelten Grundlagen dürften für den Anfang genügen) und in der Auswahl der passenden Öle. Zu Beginn sollten Sie sich auf einfache Behandlungen beschränken und sich um die Entspannung der Patienten bemühen, was an sich schon eine große Heilwirkung hat. Individuelles Mischen ist zwar von Vorteil, wenn man die Zeit dazu hat, ist aber nicht immer erforderlich.

Wir persönlich achten darauf, daß wir stets eine Auswahl an aromatherapeutischen Körperölen zur Verfügung haben, um die häufigsten Beschwerden behandeln zu können. Wenn Sie viele Massagen verabreichen möchten, sollten Sie verschiedene Mischungen herstellen. Dieses Buch liefert Ideen und Vorschläge zur individuellen Abstimmung der Körperöle.

Gesetzliche Bestimmungen und Sicherheitsmaßnahmen

Aromatherapeutische Eigenbehandlungen sind nur im Rahmen der sogenannten Selbstindikation zulässig, d. h. zur Steigerung des Wohlbefindens, zur Gesunderhaltung und zur Vorbeugung gegen Krankheiten. Die Aromatherapie eignet sich daher nicht zur (eigenverantwortlichen) Heilung von Krankheiten oder psychischen Störungen – dies fällt ausschließlich in den Verantwortungsbereich der Ärzte oder Heilpraktiker.

Beachten Sie bitte einige Sicherheitsmaßnahmen:
- Behandeln Sie nichts, was Ihre Kenntnisse überschreitet;
- stellen Sie angenehme aromatherapeutische Mischungen her und keine Medizin;
- beschreiben Sie Ihre Arbeit mit Ausdrücken wie »ausgleichen«, »nähren«, »helfen«, »stärken«, »anregen« und »entspannen«;
- versuchen sie nicht, medizinische Diagnosen zu stellen oder etwas zu »verschreiben«;
- bringen Sie in Erfahrung, an wen sich ernsthaft Erkrankte wenden können;
- sehen Sie bei Krampfadern, Blutergüssen und geplatzten Gefäßen von einer intensiven Massage ab;
- achten Sie auf allergische Reaktionen auf ätherische Öle.

Die besondere Note

Die Aromatherapie läßt sich auf vielfältige Art und Weise in eine Massage integrieren. Die meisten Menschen genießen es, wenn sie während einer Massage verwöhnt werden. Alle Besonderheiten und Extras, die Sie in die Massage einfließen lassen, machen diese speziell und einzigartig. So verleiht das Versprühen eines Hauchs von Blumenwasser oder Hydrosol jeder Massage eine »besondere Note«. Sie sollten allerdings darauf achten, daß Sie diese hoch genug über der behandelten Person versprühen, so daß die Haut nicht durch die Tröpfehen gekühlt wird.

Zur Entspannung vor der eigentlichen Behandlung können Sie eine warme Kräuterkompresse auf verspannte Muskelpartien legen. Dazu geben Sie lediglich ein paar Tropfen eines geeigneten ätherischen Öls in sehr warmes Wasser. Jedes der weiter unten empfohlenen Massageöle eignet sich für die Kompressen. Tauchen sie dafür ein weiches Tuch in das Wasser, wringen Sie es aus und legen es für 2–5 Minuten auf die Haut oder auch länger. Achten Sie nur darauf, daß die Kompresse nicht abkühlt. Für eine längere Behandlung können Sie ein Handtuch oder eine Heizdecke auf die Kompresse legen. Tupfen Sie die Haut nach der Entfernung der Kompresse mit einem warmen Handtuch trocken. Eine Augenkompresse vor und nach der Massage ist sehr entspannend und gut gegen Kopfschmerzen. Nehmen Sie dazu milde Öle wie Kamille, und achten Sie auf eine starke Verdünnung. Vermeiden Sie scharfe Öle wie Pfefferminze, Nelke und Zimt; denn diese könnten empfindliche Augenlider reizen (ätherische Öle dürfen niemals in die Augen gelangen). Für Augenkompressen können Sie auch Hydrosole benutzen oder diese über dem Gesicht zerstäuben.

Spezielle Massagen

Die Aromatherapie kann auch bei anderen Behandlungen und speziellen Massagen zur Anwendung kommen. Bei einer Akupressur oder anderen Behandlungsformen, bei denen normalerweise kein Massageöl verwendet wird, kann ohne Bedenken etwas Öl auf die Fingerspitzen gegeben werden. Mit dem Massageöl (mit oder ohne Akupressur) lassen sich bestimmte Bereiche »lokalisieren« und aktivieren. Ölzerstäuber oder Potpourri-Duftlampen eignen sich für andere Formen der Körperarbeit, bei denen kein Öl erforderlich ist; ein paar Tropfen eines ätherischen Öls erfüllen den ganzen Raum mit ihrem Duft.

Massage gegen Zellulitis

Zellulitis, eigentlich nur ein beschönigender Ausdruck für runzeliges Fett, ist aufgrund ihrer Struktur als »Orangenhaut« beschrieben worden und tritt meistens an den Oberschenkeln und am Gesäß auf. Frauen sind häufiger als Männer von Zellulitis betroffen, die nicht unbedingt auf Übergewicht zurückzuführen ist. Das folgende Rezept (als Badezusatz oder Massageöl) ist am wirksamsten, wenn gleichzeitig weitere Maßnahmen zur Reduzierung des Gewichts ergriffen werden und man z.B. weniger fettreiche Kost zu sich nimmt und Gymnastikübungen macht. Geranie und Fenchel haben eine ausgleichende Wirkung auf den Hormonhaushalt und wurden schon in früherer Zeit zusammen mit Grapefruit zur Unterstützung von Diäten angewendet. Zypresse und Wacholder regen die Durchblutung an, und Wacholder wirkt überdies harntreibend.

Rezept gegen Zellulitis
  10 Tr. Zypresse
  10 Tr. Geranie
  10 Tr. Grapefruit
  6 Tr. Wacholder
  5 Tr. Fenchel
  120 ml Trägeröl

Massage während der Schwangerschaft

Um die Dehnung der Haut zu unterstützen und auf diese Weise Schwangerschaftsstreifen vorzubeugen, empfiehlt sich während der Schwangerschaft eine Massage des Bauches mit aromatischen Ölen. Wenn Sie eine Schwangere massieren, sollten Sie es ihr durch Kissen so bequem wie möglich machen und nur absolut unbedenkliche ätherische Öle wählen (orientieren Sie sich dabei an dem Kapitel 4: »Anleitung«).

Es ist darauf zu achten, daß sich die Schwangere nicht verspannt und es nirgendwo drückt. Hochschwangere sollten sich mit dem Bauch zur Lehne auf einen Stuhl setzen, anstatt auf dem Bauch zu liegen. Tragen Sie das geeignete Öl mindestens zweimal täglich auf den Bauch auf. Das unten aufgeführte Rezept eignet sich für den ganzen Körper, zudem ist sicherlich auch eine Massage der unteren Rückenpartie angenehm. Wenn Sie ein Trägeröl mit Kräutern benutzen möchten, ist Calendulaöl zu empfehlen. Auch nach der Geburt ist das Öl ideal, um die junge Mutter zu massieren. Sie können einige Tropfen Muskatellersalbei hinzugeben, um Nachgeburtsdepressionen entgegenzuwirken.

Viele Frauen genießen Massagen auch während der Wehen, weil sie zur Entspannung beitragen. Lavendel wurde von jeher in Geburtsräumen verwendet. Wie schon in Kapitel 3 (»Duft und Psyche«) erwähnt, wurden in früherer Zeit Lavendelblüten erhitzt und zu einem Brei eingedickt, der dann auf die untere Rückenpartie aufgetragen wurde. Man wählte Lavendel, weil er die Muskeln entspannt und sich Kontraktionen auf diese Weise lösen. Alte Texte zeugen von der Fähigkeit des Lavendels, den Geist der bei der Geburt anwesenden Personen sowie den Geist des neugeborenen Kindes »anzuregen«.

Es wäre schön, wenn Lavendel wieder in die Geburtsräume Einzug hielte, obwohl Breipackungen umständlich in Herstellung und Anwendung sind, besonders während der Geburt, wenn die Frau öfter die Position wechselt. Eine ideale Alternative ist ein Massageöl mit Lavendel, wie es unten als »Bauchöl für Schwangere« beschrieben wird. Es kann in den verkrampften Rücken sowie überall dort einmassiert werden, wo die Frau Verspannungen spürt. Der leichte Duft, den das Öl verbreitet, unterstützt die früher beschworene »Anregung des Geistes« sogar noch besser als eine Breipackung.

Bauchöl für Schwangere
  15 Tr. Lavendel
  5 Tr. Neroli

2 Tr. Rose
120 ml Trägeröl (besorzugt Calendula)
Vitamin E (800 IE)
Rose und Neroli sind sehr teuer, und Sie können sich statt
dessen auch auf Lavendel beschränken.

Muskelmassage

Bei jedem Menschen sind mindestens ein paar Muskeln verspannt. Schultern und Nacken sind zwar die am häufigsten betroffenen Stellen, doch überall im Körper können sich Muskeln verkrampfen. Muskelkrämpfe, auch solche während der
Menstruation, können durch eine Massage mit einem entsprechenden Öl sehr stark gelindert werden. Es mag Ihnen vielleicht merkwürdig vorkommen, daß Bauchweh und Blähungen
eine äußerliche Anwendung erfordern, doch diese Probleme
werden im allgemeinen durch Muskelkrämpfe verursacht und
können daher mit einer sanften Massage gelindert werden.
Ebenso hilft das Einreiben der Schläfen mit einem Massageöl
bei Spannungskopfschmerzen.

Massageöl für die Muskeln
   30 Tr. Lavendel
   10 Tr. Majoran
   5 Tr. Muskatellersalbei
   60 ml Trägeröl

Gesichtsmassage

Wußten Sie, daß sich in Ihrem Gesicht mehr Muskeln befinden als irgendwo sonst in Ihrem Körper? Durch diese Muskeln
sind Sie in der Lage, zu lächeln, zu weinen und zu schmollen,
allerdings führen all diese Bewegungen zu einer Ermüdung
der Gesichtsmuskeln. Verspannungen im Gesicht tragen zur
Faltenbildung und zu einer schlechten Durchblutung des
Gesichts bei.

Eine Gesichtsmassage ist eine gute Ergänzung zu den im
Kapitel 9 (»Gesichtspflege«) beschriebenen Maßnahmen, und
sie eignet sich auch sehr gut, um jemanden mit Massagen ver-

traut zu machen. Eine intensive Gesichtsmassage ist viel weniger zeitaufwendig als eine Ganzkörpermassage. Verwenden Sie nur leicht duftende Öle im Gesicht, und achten Sie darauf, daß kein Öl in die Augen gelangt. Wir empfehlen eine 2%ige Verdünnung. Seien Sie auch sparsam in der Verwendung von Trägeröl; denn meistens wirkt eine dicke Gesichtscreme am besten.

Bei einer Gesichtsmassage ist es sinnvoll, am Kinn anzufangen und sich dann nach oben vorzuarbeiten, d.h. gegen die Schwerkraft. Wenn Sie Zeit haben, können Sie sich auch kurz den verspannten Schultern und dem Nacken zuwenden. Achten Sie darauf, daß Sie das Gesicht mit leichten, sanften Bewegungen massieren – ein zu starkes »Kneten« fördert die Faltenbildung nur noch zusätzlich. Da Sie in einem kleinen Bereich mit vielen verschiedenen ebenen Flächen arbeiten, sollten Sie den größten Teil des Gesichts mit kleinen, kreisenden Bewegungen massieren. Eine leicht tupfende Bewegung mit den Fingern ergibt eine sanfte, stimulierende Massage, ohne daß es scheuert. Vergessen Sie nicht, den Bereich um die Ohren und um den Kiefer zu massieren; denn hier treten oft Verspannungen auf.

Massagen für Babys

Die meisten Babys mögen Massagen, und da sie ihre Gefühle unmittelbar zum Ausdruck bringen, kann man leicht feststellen, was sie mögen und was nicht. Durch Beobachten können Sie herausfinden, wieviel Druck Sie ausüben müssen (am Anfang empfehlen sich sanfte Bewegungen) und welche Art der Massage am besten geeignet ist. Massagen für Babys sollten eher kurz sein. Achten Sie auf die Reaktionen. Wirkt das Kind unkonzentriert oder gelangweilt, ist es an der Zeit, aufzuhören. Zum Einreiben des Öls bedarf es keiner besonderen Anleitungen oder Massagetechniken. Sie sollten allerdings darauf achten, daß Ihre Hände für die zarte Kinderhaut nicht zu rauh sind (oder Ihre Fingernägel zu lang) und daß kein Öl an die Hände oder auf das Gesicht des Babys kommt; denn es könnte leicht in die Augen gelangen (im allgemeinen mögen Babys sowieso keine Gesichtsmassage).

Massagen leisten sehr gute Dienste bei der Behandlung von Koliken, die durch Streß und Verdauungsstörungen verursacht werden. Ende der achtziger Jahre wurden in der Klinik des dänischen Arztes Jan-Helge Larson Bauchmassagen für Babys verschrieben, die unter Koliken litten. Bei dieser Anwendung stützen Sie das Baby unter den Armen ab und legen eine Hand in die Region unterhalb des Magens. Mit dieser Hand massieren Sie nach dem Füttern im Uhrzeigersinn vom Nabel aus mindestens 15 Minuten lang den Unterleib. Die Massage hilft, die Blähungen zu vertreiben, die die Koliken auslösen. Sie kann am leichtesten im Sitzen verabreicht werden, obwohl es sich bei unruhigen Kindern anbietet, auf und ab zu gehen und das Kind dabei leicht zu wiegen.

Eine andere Methode zur Linderung von Koliken besteht darin, den Säugling auf den Rücken zu legen, vorsichtig mit den Beinen »Fahrrad zu fahren« und dann den Bauch zu massieren. Dies sollte jedoch nicht direkt nach dem Füttern erfolgen, weil es für das Baby in dieser Position schwierig ist, ein Bäuerchen zu machen, und ohne Bäuerchen ist die Gefahr einer Kolik größer. Auch bei Babys, die nicht unter Koliken leiden, ist diese Massage zu empfehlen.

Massagen tun nicht nur Babys gut, auch ältere Kinder genießen Massagen mit Babyöl. Da ätherische Öle von der Haut aufgenommen werden, lassen sich mit Massageölen Problemzonen behandeln, ohne daß das Kind etwas einnehmen muß. Bei der Art und Intensität der Massage sollten Sie sich nach den Wünschen des Kindes richten. Die meisten Kinder bevorzugen leichte, sanfte Bewegungen (aber nicht zu sanft; denn manche Kinder sind sehr kitzelig).

Babyöle sollen die Haut schützen. Da unsere Umgebung für die Säuglinge noch völlig ungewohnt ist, können Inhaltsstoffe, die von Erwachsenen als mild empfunden werden, auf ihrer zarten Haut Reizungen verursachen. Die besten Babyöle bestehen aus reinen, natürlichen Zutaten. Vermeiden Sie die gängigen, im Handel erhältlichen Babyöle und Salben, die normalerweise aus Mineralöl (Petroleum) hergestellt werden. Diese Substanzen eignen sich zwar gut als Schmiermittel für Maschinen, sind aber für die menschliche Haut eher von zweifelhaftem Nutzen. Den Babyprodukten kann Vitamin-E-Öl (800 IE) wegen seiner hautheilenden Eigenschaften zugegeben werden. Bei dem folgenden Rezept handelt es sich um eine besonders milde, 1%ige Verdünnung.

Kräuter-Babyöl
    10 Tr. Lavendel
    4 Tr. Römische Kamille
    120 ml Trägeröl (am besten Calendula)

Öl zum Einreiben des Bauches
    6 Tr. Melisse
    1 Tr. Kamille
    1 Tr. Fenchel
    60 ml Pflanzenöl
    Zutaten mischen und stündlich oder nach Bedarf auftragen. Sie können auch Lavendel anstelle der sehr teuren Melisse verwenden.

Punktuelle Massagen und Einreibungen

Punktuelle Massagen mit Einreibemitteln verschaffen Erleichterung an besonders schmerzhaften Stellen. Einreibemittel werden äußerlich zum Wärmen oder zur Bekämpfung von Entzündungen und punktuell zum Desinfizieren von Wunden und Pickeln angewendet.

Einreibemittel helfen bei Muskel- und Gelenkschmerzen und werden wie Körperöle in die Haut einmassiert. Im Gegensatz zu diesen enthalten sie jedoch eine höhere Konzentration der wärmenden ätherischen Öle, die unter Umständen Reizungen verursachen können (daher sollten Sie höchstens 3%ige Verdünnungen verwenden, damit die Haut erwärmt und nicht verbrannt wird). Einreibemittel sind für punktuelle Massagen an besonders schmerzhaften Stellen gedacht und nicht für Ganzkörpermassagen. Physiotherapeuten empfehlen Einreibungen vor den Übungen, nicht danach. Die Einreibemittel haben einen ähnlich wärmenden Effekt wie eine Aufwärmgymnastik, sie wirken entspannend auf »kalte« Muskeln und verbessern so ihre Dehnbarkeit. So kann der positive Effekt der Aufwärmgymnastik noch wesentlich gesteigert werden.

Einreibemittel erfüllen zwei Funktionen. Ihre wichtigste Funktion ist die eines Wärmespenders, der die Haut über den Muskeln und Gelenken aufwärmt. Dadurch wird dem Gehirn sozusagen ein Streich gespielt; denn es registriert »Hitze« auf der Haut und setzt diese mit »Verbrennung« und einem »ernsthaften Problem« gleich. Daher richtet es seine Aufmerksamkeit auf die Hautoberfläche, wo es das Problem vermutet, und nicht auf den Muskel. Die Verbindung zwischen Gehirn und schmerzendem Muskel wird auf diese Weise unterbrochen, so daß sich durch die Umleitung des Schmerzempfindens der verkrampfte Muskel entspannen kann.

Eine Einreibung kann – je nach dem verwendeten ätherischen Öl – auch eine Tiefenwirkung haben. Salben, die muskelentspannende ätherische Öle wie Rosmarin, Majoran und Lavendel enthalten, durchdringen die Haut und wirken direkt auf den Muskel. Wenn Sie möchten, können Sie ein Einreibemittel mit Tiefenwirkung herstellen, das die Haut nicht erwärmt.

Die Kenntnis von der Wirkungsweise der Einreibemittel versetzt Sie in die Lage, die beste Trägersubstanz auszusuchen. Geben Sie eine 3%ige Verdünnung des ätherischen Öls zu Wodka oder Pflanzenöl, die beide gut geeignet sind (Produkte, die statt trinkbarem Alkohol Franzbranntwein enthalten, müssen unbedingt mit dem Hinweis »Nur zur äußeren Anwendung« gekennzeichnet werden). Der Unterschied liegt darin, daß der Alkohol die kühlende Wirkung unterstreicht, schnell verdunstet und so die ätherischen Öle zurückläßt, die dann in die Haut eindringen können (Tiefenwirkung). Es bleibt kein fettiger Rückstand auf der Haut. Ein auf Öl basierendes Mittel bleibt dagegen auf der Haut, so daß sich diese schneller erwärmt. Ölige Produkte lassen sich leichter einmassieren, hinterlassen aber einen fettigen Film. Sie können Alkohol und Öl auch mischen, sollten allerdings daran denken, die Mischung vor Gebrauch gut zu schütteln.

Wenn Sie ein Einreibemittel mit Kräuterauszügen herstellen möchten, können Sie sich an den Anweisungen zur Herstellung einer Tinktur oder eines Öls orientieren (siehe Kapitel 4). Im allgemeinen hat solch ein Öl allein noch keinen Thermoeffekt, doch Sie können ein Öl oder Alkohol mit Pflanzenauszügen als Trägersubstanz verwenden und anschließend ätherische Öle zugeben.

Einreibemittel
60 ml Trägeröl oder Alkohol (entweder Franzbranntwein oder Wodka)
12 Tr. Eukalyptus
12 Tr. Pfefferminze
6 Tr. Ingwer
6 Tr. Zimt
Zutaten mischen, 3 Tage lang mehrmals täglich schütteln oder umrühren, um eine Dispersion aus ätherischen Ölen und Alkohol herzustellen.

KAPITEL 8

Aromatherapeutische Körperpflege

Der Zustand unserer Haut und Haare spiegelt unsere innere Gesundheit und Schönheit wider. Die Geschenke der Natur – ätherische Öle und Kräuter – bieten für die Körperpflege reichhaltige Vorteile, und noch vor ein paar Generationen stellten Frauen ihre Körperpflegemittel selbst her, und zwar nach Rezepten, die von einer Generation zur nächsten überliefert wurden.

Das Aromabad

Aromabäder bieten wohl die beste Möglichkeit, um die therapeutischen Vorzüge der ätherischen Öle zu genießen. Sie helfen bei Schlaflosigkeit, Erkältungen, Menstruationsbeschwerden, Muskelkater und Beklemmungszuständen, und das warme Wasser fördert die Entspannung noch zusätzlich.

Unverdünnte ätherische Öle können tropfenweise ins Wasser gegeben werden. Da sie in der Regel hydrophob (nicht wasserlöslich) und lipophil (fettlöslich) sind, werden sie in unverdünnter Form in der Badewanne, wo Ihre Haut das einzige ölhaltige Medium ist, viel schneller vom Körper aufgenommen, als wenn sie mit einem Pflanzenöl verdünnt wären. Zudem ist die Haut im heißen Wasser sehr aufnahmefähig für ätherische Öle. Es empfiehlt sich, je nach Öl und Hauttyp 3 bis 15 Tropfen pro Bad zu verwenden.

Stark reizende oder anregende Öle wie Basilikum, Lemongras, Zitrusöle und Pfefferminze werden am besten in sehr kleinen Mengen mit anderen ätherischen Ölen in einer Badeölmischung verwendet. Bei milden Ölen, die wie Lavendel, Teebaum und Geranie die Haut nicht reizen, können Sie ruhig 16 Tropfen zugeben.

Einige ätherische Öle bilden eine Dispersion an der Wasser-oberfläche, doch viele Öle bleiben in Form kleiner Tröpfchen auf dem Wasser. Um den größtmöglichen Effekt zu erzielen, sollten Sie zuerst das Wasser in die Wanne einlaufen lassen und die Öle erst zugeben, kurz bevor Sie hineinsteigen. Denken Sie daran, das Wasser gut umzurühren, um die Öle zu verteilen. Wenn Sie Hautreizungen feststellen, sollten Sie aus der Wanne steigen, sich mit kaltem Wasser abspülen und sich mit einem nicht aromatisierten Pflanzenöl einreiben.

Aromabäder mit benetzenden Badeölen

Diese Art von Aromabädern ist ein wahrer Genuß. Während des Bades bekommen Sie eine aromatherapeutische Duftbe-handlung, und nach dem Bad umgibt der Duft noch stunden-lang Ihren ganzen Körper wie eine zweite Haut. Die Pflanzenölbasis verdünnt das ätherische Öl, fördert seine Dispersion und läßt es auf der Oberfläche schwimmen. Wenn Sie sich aus dem Bad erheben, benetzt das Öl Ihre Haut und parfümiert sie wie ein Duftwasser.

Haben Sie schon einmal beobachtet, daß Ihre Haut nach einem langen Bad verschrumpelt ist wie eine Dörrpflaume? Tatsächlich entzieht das Badewasser Ihrer Haut Feuchtigkeit, und nicht der Fettverlust, sondern der Feuchtigkeitsverlust läßt Ihre Haut trocken erscheinen. Bei trockener Haut oder für lange, heiße Bäder sollten Sie ein aromatisches Badeöl verwenden. Wenn Personen mit einer sehr trockenen Haut ein Bad nehmen, ist ihre Haut danach noch trockener und juckt unangenehm. Diese Probleme lassen sich möglicherweise mit einem aromatischen Badeöl beheben, vor allem mit einem Zusatz, der speziell für diesen Zweck gemischt wird und Öle wie Sandelholz enthält. Obwohl ein aromatisches Badeöl ein ziemlich exotisches Gebräu zu sein scheint, ist es ganz leicht herzustellen und eignet sich zudem sehr gut als Geschenk. Man verdünnt lediglich ätherische Öle mit Pflanzenöl. Wir schlagen eine 4%ige Verdünnung in Öl vor, d.h. die doppelte Konzentration wie bei einem Massageöl. Sie sollten beachten, daß diese Verdünnung die Summe aller Verdünnungen ist und nicht 4 Prozent von jedem Öl. Geben Sie pro Vollbad etwa einen Teelöffel Öl ins Wasser.

Es lohnt sich, einige der unten aufgeführten Vorschläge auszuprobieren oder auch eigene Kreationen zu entwickeln. Anhand der Informationen aus den Kapiteln 11 (»Mischen«) und 6 (»Beschreibung des pflanzlichen Ausgangsmaterials) können Badeöle durch Kräuter verfeinert und für spezielle Belange variiert werden.

Ein aromatherapeutisches Bad ist die beste Methode, um Kinder vor dem Schlafengehen zu beruhigen, doch bei der Verwendung von Badeölen für kleine Kinder ist besondere Vorsicht geboten. Während Erwachsene die ätherischen Öle direkt ins Badewasser geben können, muß man bei Kindern darauf achten, daß sie keine unverdünnten Tropfen in die Augen bekommen. Für ein Kindervollbad ist daher eine 1%ige Verdünnung zu empfehlen: ½–1 Teelöffel pro Wanne genügt. Schaumbäder sind ein andere Art, Verdünnungen von ätherischen Ölen für Kinderbäder herzustellen. Hier kann ein pH-neutrales Shampoo als seifige Grundlage dienen.

Ein Teil des »eleganten« Flairs von Badeölen ist auf ihre oftmals extravaganten Behälter zurückzuführen. Schöne Flaschen verleihen dem Produkt Glanz, wenn sie im Bad aufgestellt oder verschenkt werden. Importläden oder der Versandhandel sind gute Quellen für originelle Flaschen, und es lohnt sich auch, sich einmal auf Trödelmärkten umzusehen. Ein zusätzlicher Blickfang für die Badeölflaschen sind getrocknete Kräutersträußchen (außen an die Flasche gebunden) oder auch Kräuter in der Flasche.

Aromatisches (benetzendes) Badeöl
   25 Tr. ätherisches Öl (¼ TL)
   30 ml Pflanzenöl
   Gut schütteln, 1 Teelöffel pro Vollbad. Für Babys geben Sie 6 Tropfen ätherisches Öl auf 30 ml Trägeröl und nehmen ½ bis 1 Teelöffel pro Bad.

Dispergierende Badeöle

Dispergierende Öle sind solche, die sich mit dem Badewasser vermischen. Sie lassen die Haut leicht duften, ohne jedoch einen öligen Film zu hinterlassen, und sind ideal für Personen mit fettiger Haut oder für diejenigen, denen ein benetzendes Badeöl zu ölig ist. Damit ätherische Öle eine Dispersion bilden und nicht auf dem Wasser schwimmen, ist ein Emulgator erforderlich. Kommerzielle Badeöle enthalten zu diesem Zweck Kokosnußöl oder chemische Substanzen, doch für den Hausgebrauch tut Eigelb sehr gute Dienste. Eine weitere Alternative ist geschwefeltes, wasserlösliches Rizinusöl. Dispergierende Badeöle schwimmen nicht auf der Wasseroberfläche, sondern verteilen sich im Wasser und verleihen diesem dadurch einen »seidigen« Charakter.

Wasserhaltiges Lanolin ist eine weitere wasserlösliche Substanz, die ein stark dispergierendes Badeöl mit beruhigender Wirkung ergibt. Es ist einfacher in der Anwendung als das klebrige, anhydride Lanolin, das kein Wasser enthält. Lanolin, das aus Schafswolle gewonnen wird, führt der Haut Feuchtigkeit zu.

Dispergierendes Badeöl

60 ml geschwefeltes Rizinusöl
½ TL ätherisches Öl
½ TL wasserhaltiges Lanolin (wahlweise)
Wenn Lanolin verwendet wird, muß es mit dem Rizinusöl erwärmt werden, bis es vollständig geschmolzen ist. Nach dem Abkühlen die ätherischen Öle hinzugeben. 1 Teelöffel pro Bad.

Dispergierender Badezusatz

1 Ei
10 Tr. ätherisches Öl
Das Ei trennen und das ätherische Öl mit dem Eigelb mischen. Diese Mischung in die volle Wanne geben. Das Wasser wird etwas trüb, doch das Öl verteilt sich gleichmäßig.

Aromatischer Badeessig

Eine weitere Möglichkeit zur Variation aromatischer Badeöle bietet Badeessig, der sich gut eignet für fettige Haut, bei Hautpilzerkrankungen oder für all diejenigen, deren Haut allergisch auf alkalische Seifen reagiert. Alle Arten von Essig können genommen werden, aus optischen Gründen empfiehlt sich jedoch Rotweinessig, den Sie nach Möglichkeit in eine durchsichtige Flasche füllen. Die Anleitung zur Herstellung von Kräuteressig findet sich im Kapitel 4.

Für ein aufregendes Flair stellen Sie eine Mischung aus Essig und Öl her. Wenn Sie die Flasche zu gleichen Teilen mit Badeessig und Badeöl füllen, haben Sie eine Art zweischichtiges »Badedressing«. Sie müssen nur darauf achten, daß die Düfte von Badeöl und Badeessig gut zueinander passen. Lassen Sie Ihrer Phantasie freien Lauf, um Kontraste zwischen den verschiedenen Schattierungen der Pflanzenöle und Essigsorten zu schaffen. Die Mischung in eine ausgefallene Flasche füllen und vor Gebrauch gut schütteln.

Aromatischer Badeessig
   25 Tr. (¼ TL) ätherisches Öl
   120 ml Essig
   Zutaten mischen und eine Woche stehenlassen. Dabei die Mischung jeden Tag schütteln. 2 Eßlöffel pro Vollbad.

Zweischichtiges Badeöl
   60 ml vorbereitetes Badeöl
   60 ml vorbereiteter Badeessig
   Mischen und vor Gebrauch gut schütteln.

Aromatische Badesalze

Der Zusatz von Badesalzen zum Badewasser ist ein richtiger Luxus. Die Salze sind leicht herzustellen und immer wieder ein willkommenes, exotisches Geschenk. Durch Badesalze fühlt sich das Wasser seidig an. Sie entfernen Körperfette und Schweiß, glätten die Haut, entspannen die Muskulatur und lassen den Streß des Tages vergessen.

In einigen Gegenden gibt es hartes Wasser, das reich an Kalzium und Magnesium ist, was an sich kein Problem darstellt, solange man das Wasser nicht zum Waschen benutzt. Dann nämlich gehen die Mineralien des Wassers chemische Verbindungen mit den freien, alkalischen Substanzen in der Seife ein und hinterlassen in der Wanne das, was den unattraktiven

Namen »Speckrand« trägt. Genauso setzen sich diese Verbindungen in einem feinen Film auf Haut und Haaren ab und lassen diese rauh und schlaff erscheinen.

Gelöst werden kann das Problem dadurch, daß dem Wasser Natriumsalze hinzugefügt werden, die das harte Wasser weich machen, indem sie sich mit den Mineralien im Wasser verbinden. Das Wasser fühlt sich seidig und sanft an, die Seife schäumt besser, und es bleibt kein Schmutzfilm auf der Haut zurück. So wird zum Beispiel auch Soda in die Waschmaschine gegeben, damit die Wäsche nicht steif wird.

Badesalze bestehen aus sehr einfachen Zutaten. Jedes Natriumsalz kann verwendet werden, doch zu den mildesten Mitteln zählt normales Speisesalz (Natriumchlorid). Andere Natriumsalze sind z.B. Backpulver, das Gerüche bindet und Juckreiz lindert, sowie Borax. Badesalze werden von kommerziellen Herstellern als Mischungen angeboten, es ist aber durchaus möglich, sehr gute Badesalze aus normalem Speisesalz herzustellen.

Für schöne Badesalze ist gemahlener Seetang (wenn der Geruch nicht stört) oder Ton eine interessante Zutat, die den Mineralanteil erhöht und der Kreation den Anstrich eines Bades in einer Mineralquelle verleiht. Auch Meersalz bringt kleine Mengen Mineralien ins Badewasser.

Epsomsalz ist ein anderes Badesalz, besteht allerdings aus Magnesiumsulfat und enthärtet daher nicht das Wasser. Genaugenommen macht es dies sogar noch härter, wirkt aber viel besser als andere Salze gegen Muskelkater, Verstauchungen und steife Gelenke. Alle Salze – vor allem solche mit Magnesium – wirken entwässernd, sind also bei trockener Haut sparsam anzuwenden.

Duftendes Badesalz
1 Tasse Borax
½ Tasse Meersalz
½ Tasse Backpulver
50 Tr. ätherisches Öl (½ TL)
Trockene Zutaten mischen und dann das ätherische Öl zugeben. ¼ bis ½ Tasse Salz pro Bad. Bei Muskelkater und -schmerzen kann zusätzlich eine halbe Tasse Epsomsalz beigemischt werden.

Duftkombinationen fürs Bad

Hier sind einige Kombinationen von ätherischen Ölen für die oben beschriebenen Rezepte. Der eigenen Kreativität sind dabei keine Grenzen gesetzt, und die Mengenverhältnisse können frei gewählt werden. Mit den Mischrezepten können Sie einen Vorrat an Flaschen mit Konzentraten anlegen, mit denen Sie dann Badeöle, -salze, Massageöle u. ä. herstellen.

Entspannungsmischnung
  Neroli
  Majoran
  Römische Kamille
  Lavendel

Anregende Mischung
  Rosmarin
  Pfefferminze
  Limone

Ausgleichende Mischung
  Lavendel
  Geranie
  Orange

Aphrodisierende Mischnung
  Sandelholz
  Ylang-Ylang
  Jasmin

Dampfbäder

Die skandinavischen Dampfbäder oder Saunen und die Schwitzhäuser der amerikanischen Ureinwohner werden traditionell mit duftenden Pflanzen bestückt. Dabei werden die Kräuter entweder direkt auf die heißen Steine oder in das Aufgußwasser gelegt. Zedernnadeln und Salbei werden von jeher in Schwitzhäusern verwendet, und Eukalyptus ist die beliebteste Zutat in Dampfbädern. Man kann auch die ätherischen Öle von Himalajazeder und Fichte verwenden oder kleine Mengen der Harze von Weihrauch oder Myrrhe direkt auf die Steine geben.

All diese Zutaten fördern das Schwitzen, die Durchblutung und die Ausscheidung von Schadstoffen sowie die Belebung der Haut. Solche Baderituale führten viele Kulturen zur Behandlung von Krankheiten durch, und einige integrierten sie auch in ihre spirituellen Praktiken.

Das Erlebnis eines Aromabades

Wenn Sie dem Alltag für einige Zeit entfliehen möchten, sollten Sie die folgenden Dinge beherzigen:

- Mit einem Duftlämpchen oder etwas Duftöl in einem elektrischen Wasserkocher schaffen Sie die richtige Atmosphäre für ein aromatisches Bad.
- Machen Sie beruhigende Musik an.
- Legen Sie die benötigten Badesachen zurecht: ein dickes, parfümiertes Handtuch, einen warmen Bademantel, Pantoffeln. (Sie können auch die Bettwäsche mit Ihrem Lieblingsduft parfümieren, indem Sie duftende Tücher oder leere Ölfläschchen in den Wäscheschrank legen.)
- Lassen sie heißes Badewasser einlaufen.
- Währenddessen trinken Sie eine Tasse entspannenden Kamillentee.
- Zur Aromatisierung fügen Sie dem Badewasser eine halbe Tasse Badesalz und einen Tropfen ätherisches Öl zu, am besten Rose oder Jasmin.
- Auch für Kerzenlicht sollte gesorgt sein.
- Steigen Sie ins Bad, entspannen sich für 30 Minuten und schalten völlig ab.
- Nach dem Bad gut abtrocknen und eincremen, Sie können auch einen duftenden Körperpuder auflegen.
- Zum Einschlafen können Sie ein Duftkissen unter das Kopfkissen legen.

Hand- und Fußbäder

Vielleicht überrascht es Sie, daß sich mit Hand- und Fußbädern, die ätherische Öle und Kräuter enthalten, Probleme in anderen Körperzonen wirksam bekämpfen lassen. Der berühmte französische Kräuterspezialist Maurice Messegue und die Aromatherapeutin Madame Maury verwendeten diese Bäder in ihren Behandlungen. Je nach Wassermenge können Sie 5 bis 15 Tropfen ätherisches Öl nehmen. Die Fußsohlen und Handballen reagieren viel weniger empfindlich auf die Reizwirkung vieler ätherischer Öle. Die Wassertemperatur hängt von der Art der Behandlung ab. Warmes oder heißes Wasser ist zwar am angenehmsten, doch kaltes oder lauwarmes Wasser eignet sich besser bei Verstauchungen und Fieber. Aber auch hier gilt, daß Sie sich auf Ihre Intuition und die Reaktionen Ihres Körpers verlassen sollten.

Duftende Körperpuder

Pfeilwurz, Maisstärke und weißer Ton bilden eine gute Grundlage für natürliche Duftpuder für Säuglinge und Erwachsene. Handelsübliche Puder werden normalerweise aus Talkum (Magnesiumsilikat) hergestellt. In ihrem Buch *The consumer's dictionary of cosmetic ingredients* bezieht sich Ruth Winter auf Studien, nach denen Talkum möglicherweise krebserregend ist. Eine Studie der Abteilung für Produkttechnologie im amerikanischen Gesundheitsministerium aus dem Jahre 1972 zeigt, daß 39 von 40 Talkumproben bis zu 1 Prozent Asbest enthielten – eine Substanz, die bewiesenermaßen beim Menschen Krebs erzeugt. Sogar ohne Asbestanteile sind Talkumfasern dem Asbest ähnlich genug, um möglicherweise eine Gefahr darzustellen. Winter bezieht sich auch auf einen Artikel des Magazins *Cancer* (Krebs) von 1982, der Eierstockkrebs (Ovarkarzinom) mit dem Gebrauch von Talkum in Verbindung bringt. Sie berichtet von Beobachtungen des Gynäkologen Daniel Cramer, wonach bei Frauen, die Talkumpuder im Genitalbereich und auf Monatsbinden benutzten, das Krebsrisiko mehr als dreimal so hoch lag und die Verwendung von Talkum auf Latexhandschuhen in Arztpraxen zu Entzündungen der inneren Organe führte. Winter stellt weiterhin fest: »Studien haben gezeigt, daß Talkumpuder bei unvorsichtigem Umgang Husten, Brechreiz und sogar

Lungenentzündung verursachen kann, wenn er von Babys inhaliert wird.«

Wenn Sie Ihrem Körperpuder aus Maisstärke oder Pfeilwurz fein zermahlene Kräuter zufügen, können Sie die Mischung noch zusätzlich verfeinern. Um die ätherischen Öle gleichmäßig unter den Puder zu mischen, schütten Sie die ganze Mischung durch ein Sieb und lassen sie einige Tage stehen, damit der Duft reifen und sich gleichmäßig verteilen kann. Bei der Verwendung von Puder ist darauf zu achten, daß keine Puderwolken entstehen, die aus Versehen inhaliert werden können. Besondere Vorsicht ist bei Säuglingen geboten.

Duftender Babypuder
¼ Tasse Pfeilwurz
¼ Tasse Maisstärke
1 bis 2 EL feiner weißer Ton
1 TL Puder aus Kanadischer Gelbwurzel oder Myrrhe (nach Belieben, hilft bei Wundheit, die durch Windeln hervorgerufen wird)
je 3 Tr. Lavendel, Römische Kamille und Neroli

Lavendel-Körperpuder für den Morgen
½ Tasse Basispuder
2 EL fein gemahlene und gesiebte getrocknete Lavendelblüten
3 Tr. Lavendel
5 Tr. Rose
5 Tr. Orange

Herrenpuder
½ Tasse Basispuder
2 EL feines Sandelholzpuder
5 Tr. Sandelholz
3 Tr. Jasmin
3 Tr. Limone

Fußpuder
½ Tasse Basispuder
5 Tr. Geranie

5 Tr. Lavendel
1 Tr. Zimt
3 Tr. Rosmarin

Duftende Haarpflegemittel

Es gibt kaum etwas Schöneres als gesundes, glänzendes, elastisches Haar. Es spiegelt unsere innere Haltung wider, und wenn sich Lebensstil oder Stimmung ändern, dann ändern sich auch oft die Frisuren. Unabhängig von der herrschenden Mode ist sauberes, gesundes Haar immer modern. Natürliche Heilpflanzen machen es Ihnen leicht, Ihr Haar schön und gesund zu erhalten. Ob trockenes, normales oder fettiges Haar, es kann von ätherischen Ölen und Kräutern nur profitieren.

Hormonschwankungen, Ernährung, Lebensstil und Streß beeinflussen das Aussehen und die Gesundheit der Haare. Die Belastungen des modernen Lebens, zum Beispiel Umweltverschmutzung, scharfe Shampoos, Bleichmittel, Haarfestiger, Haartrockner und die intensive Sonneneinstrahlung, sind nur einige der Faktoren, die die Vitalität des Haares negativ beeinflussen können.

Haarspülungen aus Essig werden seit Jahrhunderten von Frauen verwendet, weil sie das Haar geschmeidig machen und den pH-Wert ausgleichen. Saure Shampoos und Essig verändern die elektrische Ladung der Haare und reduzieren ihre Neigung, »zu Berge zu stehen«. Ebenso entfernen sie seifige Rückstände und machen das Haar glänzend und weich.

»Normales« Haar

Wenn Sie normales Haar haben, ist das von Ihnen verwendete Pflegemittel wahrscheinlich gut geeignet, doch Sie sollten trotzdem die Angaben auf dem Etikett durchlesen, um sich über den pH-Wert sowie über künstliche und eventuelle gesundheitsschädliche Zutaten zu informieren. Die ätherischen Öle von Lavendel und Rosmarin sind für normales Haar zu empfehlen. Bei der Verwendung kämmen Sie das nasse Haar mit einem breitzinkigen, dicken Kamm. Wenn das Haar trocken ist, reiben Sie mit dem Handballen einen Tropfen Rosmarinöl in die Naturborsten-Bürste und bürsten damit das Haar. Dadurch wird dieses weich, glänzend und seidig. Wegen seiner Flüchtigkeit kann zuviel ätherisches Öl das Haar allerdings austrocknen, also sollten Sie die Anwendung nicht übertreiben.

Trockenes Haar

Trockenes Haar und trockene Kopfhaut gehen Hand in Hand, d.h., das eine tritt nicht ohne das andere auf. Wenn das Haar trocken wird, wird das in ihm enthaltene Keratin (Eiweiß) spröde. Ohne eine ausreichende Talgproduktion durch die Kopfhaut zur Erhaltung der Feuchtigkeit neigt das Haar zu gespaltenen Spitzen, läßt sich nur schwer kämmen, und es können sich Schuppen bilden. Sie sollten darauf achten, daß Sie Ihrem Körper genügend essentielle Fettsäuren und Flüssigkeit zuführen. Die Ergänzung der Ernährung durch Nachtkerzenöl oder ein anderes Öl (z.B. Leinsamenöl), das Gamma-Linolsäure enthält, kann sehr hilfreich sein. Trockenes Haar sollte zum Beispiel beim Segeln, Radfahren oder am Strand vor der weiteren Austrocknung geschützt werden; es ist besonders anfällig für chemische Einflüsse (von Dauerwelle und Färben bis zum gechlorten Wasser im Schwimmbad), die die natürlichen Fette zerstören.

Tägliches Shampoonieren sollte vermieden werden, und wichtig für die Pflege sind milde, feuchtigkeitsspendende Produkte. Leider können proteinreiche Shampoos das Haar nicht direkt »füttern«, weil der Haarschaft nicht mehr lebt, doch sie überziehen das trockene Haar mit einem Proteinfilm und lassen es glänzen. Das Haar scheint dicker und weicher zu sein, zumindest solange, wie die Proteinschicht erhalten bleibt. Proteinhaltige Kräuter, z.B. Comfrey, haben einen ähnlichen Effekt. Kräutershampoos riechen zwar gut, halten sich aber nicht sehr lange auf dem Haar.

Die Verwendung von Hairconditionern mit Kräutern ist dagegen erfolgversprechender, doch Sie sollten sie vor dem Ausspülen mindestens einige Minuten lang auf das Haar einwirken lassen. Geeignete Kräuter sind Calendula, Kamille, Lavendel, Rosmarin, Sandelholz und Klettenwurzel. Behandlungen mit heißem Öl eignen sich besonders für trockenes Haar, trockene Kopfhaut und bei Schuppen. Diese Mittel sind leicht herzustellen, aber etwas schwierig in der Anwendung. Ölhaltige Haarpflegemittel verleihen strapaziertem Haar Glanz, sie können ihm jedoch nicht immer seine Flexibilität und Schwungkraft zurückgeben. Es empfiehlt sich, mit den Handballen etwas Sandelholzöl in die trockenen Haarspitzen einzureiben, was dem Haar einen wundervollen Duft verleiht, der für Stunden anhält.

Fettiges Haar

Fettiges Haar hat dieselbe Ursache wie fettige Haut: erhöhte Talgproduktion. Talg wird von der Kopfhaut gebildet, so daß die Haare an den Wurzeln wesentlich fettiger sind als an den Spitzen. Zuviel Fett läßt die Haare matt, schwer und leblos erscheinen. Eine normale Fettproduktion dagegen verleiht dem Haar Glanz, da das Fett den geringen Abrieb am Haarschaft ausgleicht. Hormonelle Veränderungen und Ernährung haben einen Einfluß auf die Talgproduktion.

Damit überschüssiger Talg entfernt wird und das Haar gepflegt aussieht, muß es häufig mit einem milden Shampoo gewaschen werden. Scharfe Shampoos trocknen das Haar aus und regen die Produktion der Talgdrüsen noch zusätzlich an. Protein- und Balsamshampoos sind zu vermeiden, da sie das Haar schwer und fettig machen und Schmutz anziehen. Der Zusatz von Seetang zu Conditionern kann eine positive Wirkung haben. Fettiges Haar muß vor dem Waschen gründlich gebürstet werden. Die ätherischen Öle von Zedernholz, Zitrone, Lemongras oder Salbei im Conditioner reduzieren die Fettproduktion der Kopflaut, ebenso verdünnter Zitronensaft. Das Hinzufügen eines Tropfens Patschuliöls zur täglichen Shampoomenge reduziert ebenfalls die Talgproduktion. Essigspülungen verhindern Schuppenbildung und halten die Fettproduktion in Grenzen, doch keine Angst: Der »Saure-Gurken-Geruch« verfliegt innerhalb einer Stunde. Gegen Schuppen und fettiges Haar ist auch eine Kräuterspülung mit Salbeitee sehr wirksam.

Shampoo

Ein gutes Shampoo sollte das Haar reinigen, ohne die natürliche Ölschicht zu entfernen, die Haaroberfläche zu verletzen (wodurch sich die Haare kräuseln) und in den Augen zu brennen. Die meisten Shampoos werden mit Natriumlaurylsulfat hergestellt, einem potentiell reizenden Reinigungsmittel, das die Schaumbildung sowohl in weichem als auch in hartem Wasser sehr stark fördert (eine Eigenschaft, die die meisten Menschen von einem Shampoo erwarten). Einige Chemiker in der Kosmetikindustrie vertreten die Auffassung, daß Shampoos, die mit Ammoniumlaurylsulfat hergestellt werden, die Haut weniger reizen. Viele Shampoos basieren auf Kokosöl oder anderen Nußölen, doch selbst einige Kokosölprodukte können empfindliche Haut reizen. Babyshampoos sind in der Regel mild und pH-neutral und werden häufig aus Oliven- und Sojaöl hergestellt. Milde Shampoos sind in Friseursalons erhältlich, doch Sie sollten trotzdem auf die Angaben zu den Inhaltsstoffen achten.

Zahlreiche Bücher zur Naturkosmetik enthalten Rezepte für die Herstellung von Kräutershampoos, von denen die meisten aus Kräutertees und Olivenölseifen bestehen. Wir waren mit den Ergebnissen allerdings nicht zufrieden; denn Olivenölseife ist stark alkalisch und macht das Haar steif und stumpf. Mittlerweile ist eine pH-neutrale Olivenölseife erhältlich, der allerdings nur Essig zugegeben wurde, um den pH-Wert zu senken. Mit Lackmuspapier können Sie den pH-Wert prüfen, der bei etwa 5 liegen sollte.

Die bei uns zu horrenden Preisen erhältlichen »aromatherapeutischen« Shampoos enthalten lediglich seifige Substanzen zum Reinigen, Essig zum Neutralisieren, Salz zum Verdicken und ätherische Öle als Duftstoffe. Sie können sich ganz leicht und ohne viel Geld auszugeben Ihre eigene Mischung zusammenstellen, indem Sie zu gleichen Teilen Kräutertee und eine Shampoobasis Ihrer Wahl mit ein paar Tropfen ätherischem Öl mischen. Als Basis empfiehlt sich ein mildes, seifenfreies und unparfümiertes Shampoo. Um immer frisches Shampoo zu haben, sollten Sie nicht mehr als 120 ml auf einmal herstellen. Je nach Haartyp können Sie verschiedene Kombinationen von

Kräutern und ätherischen Ölen ausprobieren oder auch pro Anwendung 2 oder 3 Tropfen ätherisches Öl zu einem herkömmlichen Shampoo geben. Wenn die Shampoobasis sehr mild ist, können Sie das selbstgemachte Shampoo auch als Duschgel verwenden.

Kräutershampoo
60 ml mildes, unparfümiertes Shampoo
60 ml starker Kräutertee
30 Tr. (¼ TL) ätherisches Öl
15 ml Essig (nach Belieben)
Den kalten, abgeseihten Tee zur Shampoobasis gießen und die ätherischen Öle zufügen. Vor Gebrauch schütteln.

Kräuter-Haarspülung
3–5 Tr. ätherisches Öl
½ l Wasser oder Kräutertee
1 EL Essig oder Zitronensaft
Gut schütteln und nach dem Waschen ins Haar gießen. Einige Minuten einwirken lassen, dann ausspülen. Rest im Kühlschrank aufbewahren.

Aromatische Haarpflege

Kopfhautbehandlung
Dieses Rezept eignet sich je nach den verwendeten ätherischen Ölen zur Behandlung von Schuppen und Haarausfall und zur Stimulierung des Haarwuchses.
30 Tr. (¼ TL) ätherisches Öl
60 ml Trägeröl (Hexenhasel, Aloesaft, Jojoba- oder Neemöl)
In die Kopfhaut einmassieren und abgedeckt ein oder zwei Stunden einwirken lassen. Mit Shampoo auswaschen.

Kräuter für die Haarpflege

Trocken
Orangenschale, Calendula, Comfreywurzel
Fettig
Salbei, Lemongras, Große Klette, Zitronenschale

Schuppen
Große Klette, Salbei, Weidenrinde
Haarausfall
Nessel, Pfefferminze
Für alle Haartypen
Lavendel, Kamille, Rosmarin, Rose

Ätherische Öle für die Haarpflege

Trocken
Sandelholz, Palmarosa, Rosenholz
Fettig
Lemongras, Patschuli, Muskatellersalbei, Zypresse, Zedernholz
Schuppen
Salbei, Geranie, Wacholder, Zedernholz, Teebaum
Haarausfall
Basilikum, Zedernholz, Ylang-Ylang, Pfefferminze
Für alle Haartypen
Lavendel, Römische Kamille, Rosmarin, Karottensamen

Mittel gegen Läuse

Vor der Anwendung sollte die Haut auf eine mögliche allergische Reaktion getestet werden (besonders bei Kindern), da es sich um ein recht starkes Mittel handelt. Es darf nicht in die Augen kommen und sollte bei den ersten Anzeichen einer allergischen Reaktion wieder entfernt werden. Um Läuse und Nissen wirkungsvoll zu bekämpfen, muß die Anwendung dreimal wiederholt werden, jeweils im Abstand von drei Tagen.

20 Tr. Eukalyptus
10 Tr. Rosmarin
10 Tr. Wacholder
20 Tr. Lavendel
10 Tr. Geranie
5 Tr. Zitrone
120 ml Trägeröl

Die Zutaten mischen und in die Haare einmassieren. Dann mit einer Duschhaube oder Plastiktüte abdecken und ein Handtuch um den Kopf wickeln, damit verdunstende ätherische Öle nicht in die Augen gelangen können. Ein bis zwei Stunden einwirken lassen. Zum Auswaschen Shampoo ohne Wasser in die Haare einmassieren, dann erst mit Wasser ausspülen und anschließend noch einmal shampoonieren. Die letzte Spülung sollte einige Tropfen Lavendelöl enthalten, dessen Duft die Läuse noch zusätzlich abschreckt. Falls eine Zutat fehlt, kann sie durch Teebaumöl ersetzt werden.

Behandlung bei Haarausfall

Von Zeit zu Zeit werden neue Haarwuchsmittel angepriesen, aber bis jetzt gibt es noch keine Wundermittel. Dieses harmlose, aber unangenehme Problem betrifft hauptsächlich Männer. Die Ausdünnung des Haares beginnt normalerweise an den Schläfen, und danach verlagert sich der Haaransatz nach hinten, und das Haupthaar geht zurück. Ist das Haar erst einmal verschwunden, besteht kaum noch Hoffnung, daß es wieder anfängt zu wachsen.

Es gibt allerdings Möglichkeiten, das verbleibende Haar gesund und so lange wie möglich zu erhalten. In den meisten Fällen können diese Behandlungen den Haarausfall aufhalten, auch wenn sie das Haarwachstum nicht fördern.

Besser als alle Zauberformeln wirkt eine Kopfmassage, die die Durchblutung fördert und so die Haarwurzeln gesund erhält. Die Massagemischung sollte Jojobaöl, Vitamin E und durchblutungsfördernde ätherische Öle wie Rosmarin enthalten. Aloe Vera regt angeblich den Haarwuchs an, was aber durch Studien noch nicht endgültig bewiesen ist. Balsamhaltige Hairconditioner lassen zwar keine neuen Haare sprießen, verleihen jedoch dem verbleibenden Haar mehr Fülle.

Haarwuchsmittel
  50 Tr. (½ TL) Rosmarin
  ½ Tasse Aloe-Vera-Gel
  1 EL Apfelessig
  1 EL Weizenkeim- oder Jojobaöl

Mischung gut schütteln und jeden Abend 10 Minuten in die Kopfhaut einmassieren.

Verschiedene aromatische Behandlungen

Nagelpflege

Vernachlässigte, abgebissene oder übermäßig beanspruchte Fingernägel bekommen nicht die Aufmerksamkeit und Pflege, die sie benötigen. Vorsichtiges Pfeilen, Cremen und Polieren regen zu gesundem Wachstum an und stärken die Nägel. Spröde Nägel, die leicht brechen, weisen auf eine mögliche Fehlernährung hin: Eventuell enthält die Nahrung nicht genügend Kalzium/Magnesium, Protein und Kieselsäure. Reinigungsmittel, Nagelpolitur, Klebstoff für künstliche Fingernägel, Nagelhärter mit Formaldehyd und Haushaltschemikalien sind nur einige Substanzen, die den Nägeln schaden können. Nicht selten finden sich unter künstlichen Nägeln Pilzinfektionen.

Kräuterteebäder oder Behandlungen mit Kräuterölen, die Comfrey-, Haferstroh- und Schachtelhalmauszüge enthalten, können Nägel und Nagelhaut kräftigen. Noch besser ist es, Kräuter- und Ölbehandlungen zu kombinieren. Es empfiehlt sich, jeden Tag Haferstroh-, Nessel- und Schachtelhalmtee zu trinken, um von innen heraus die Nägel (und Haare) zu kräftigen; denn diese Kräuter sind reich an Kieselsäure und anderen Mineralien, die das Wachstum der Nägel unterstützen.

Nagelöl gegen Pilzinfektionen
5 Tr. Teebaum
1 Tr. Zimtrinde
15 ml Neem (oder Öl mit Calendulaauszügen)
Auf und unter den Nägeln zwei- bis dreimal täglich auftragen. Teebaumöl kann auch pur verwendet werden, wenn der Geruch nicht als störend empfunden wird, doch Sie sollten darauf achten, daß es nicht in die Augen gelangt.

Duftendes Nagelbad
Je 2 Tr. Lavendel, Lorbeer, Sandelholz
15 ml Jojoba oder Neem

Sehr gut für trockene oder gerissene Nagelhaut; die Fingerspitzen 10 Minuten in der Mischung baden. Nägel polieren, um die Durchblutung anzuregen und einen gesunden Glanz zu erzielen.

Natürliche Deodorants

Schweiß ist solange steril, bis er mit den Bakterien der Luft zusammentrifft; denn die bakteriellen Zersetzungsprodukte verursachen den Schweißgeruch. Da in unserer Kultur der natürliche Körpergeruch mit Argwohn betrachtet wird, erfreuen sich Deodorants großer Beliebtheit. Sie enthalten potentiell giftige Aluminiumverbindungen, die in der jüngsten Vergangenheit wegen eventueller Gesundheitsrisiken Anlaß zu erheblicher Besorgnis gaben. Die Achselhöhlen sind besonders empfindlich und anfällig für Hautreizungen und Ausschläge, und das Blockieren der Schweißdrüsen kann zusätzlich von Nachteil sein. Es ist bekannt, daß nach dem Nachlassen der desodorierenden Wirkung die Schweißdrüsen in den Achselhöhlen besonders aktiv werden.

Sogar die einfachsten Deodorants enthalten häufig alle möglichen fragwürdigen Substanzen und künstliche Duftstoffe. Eine Alternative für besorgte Verbraucher sind natürliche Deos. Die Hauptaufgabe eines Deos besteht in der Bekämpfung der aeroben Bakterien, und in natürlichen Produkten wird diese von ätherischen Ölen übernommen. So ist Korianderöl ein sehr wirksames Mittel zur Unterdrückung des Bakterienwachstums. Auch das Öl der Römischen Kamille findet in einigen natürlichen Deodorants Verwendung, und es bietet sich wegen seiner entzündungshemmenden Wirkung besonders bei empfindlicher Haut an. Personen, die wenig transpirieren, brauchen lediglich einen duftenden Körperpuder, andere hingegen ein flüssiges Deo, das aufgesprüht oder aufgetupft werden kann.

Deodorant
   15 Tr. Rosenholz
   5 Tr. Zypressen
   5 Tr. Salbei

5 Tr. Koriander oder Lavendel
60 ml Aloe-Vera-Saft oder Hexenhasel
1 EL Alkohol
4 Tr. Grapefruitkern
Zutaten in einer Sprühflasche mischen und vor Gebrauch
gut schütteln.

Lippenpflege

Sie sollten Ihre Lippen vor der austrocknenden Wirkung des
Windes und vor Kälte schützen, indem Sie sie mit mildem Lippenbalsam einreiben. Die Feuchtigkeit der Lippen können Sie
erhalten, indem Sie genug Wasser trinken. Das folgende Rezept
hilft bei rauhen Lippen.

Lippenbalsam
¼ Tasse Öl mit Kräuterauszügen (Calendula, Kamille, Lavendel zur Heilung oder Färberkrautwurzel für eine schöne,
rote Farbe)
7 g geraspeltes Bienenwachs
10–20 Tr. ätherisches Öl

Die Anleitungen zur Herstellung von Salben finden sich im
Kapitel 4. Das Rezept läßt sich durch die Wahl verschiedener
Pflanzen- und ätherischer Öle variieren. Mandarine, Anis, Pfefferminze, Neroli und Rose sind nur einige Möglichkeiten,
um dem Lippenbalsam einen bestimmten Geschmack zu verleihen.

KAPITEL 9

Gesichtspflege

Die Aromatherapie scheint von der Natur speziell für die Hautpflege entwickelt worden zu sein; denn sie hält ein komplettes Gesundheits- und Schönheitsprogramm bereit. Von jeher dienten aromatherapeutische Produkte dazu, die Hautstruktur zu verfeinern, die Hände weich und die Haare seidig zu machen. Die historischen Schönheiten kannten die botanischen Geheimnisse, die die Natur für sie bereithielt. Die Formeln und Rezepte, die sie uns überliefert haben, zeigen, daß Pflanzen – besonders jene, die ätherische Öle enthalten – die wichtigten Inhaltsstoffe in ihrer Kosmetik waren.

Für moderne Hautpflegeprodukte wird geschickt geworben, und sie werden in ansprechender Verpackung verkauft. Auch wenn sie sich in Konsistenz, Geruch und Aussehen unterscheiden, so weisen sie doch starke Ähnlichkeiten auf. Die meisten Produkte werden nach Basisformeln hergestellt. Hinter vielversprechenden Etiketten, die »neue« oder »verbesserte« Inhaltsstoffe verheißen, verbergen sich in Wirklichkeit Produkte aus Mineralöl und Wasser, die mit synthetischen Wachsen und Emulgatoren zusammengehalten und mit künstlichen Düften parfümiert sind. Außerdem werden unzählige »neue« chemische Inhaltsstoffe zugefügt, um die Produkte äußerlich ansprechender zu gestalten.

Doch dieser Eindruck bleibt nur so lange bestehen, bis Sie das Kleingedruckte auf dem Etikett lesen. Um all die Begriffe zu verstehen, bedarf es fast eines chemischen Fachwörterbuchs. Rekonstruiertes Lanolin und andere »chemisch veränderte« Emulgatoren und Stabilisatoren bewirken, daß die Zutaten sich nicht voneinander absetzen, auch wenn sie noch so großer Hitze, Kälte und Erschütterung auf dem langen Weg von der Produktionsstätte bis zum Endverbraucher ausgesetzt sind. Das Ergebnis ist – je nach Sichtweise – ein halbnatürliches oder halbsynthetisches Produkt.

Das Wort »Kosmetik« geht auf das griechische *kosmos* zurück, was soviel wie »Ordnung« oder »Harmonie« bedeutet. Unserer Meinung nach sollte man sich wieder auf die Natur besinnen, wo sich die Substanzen mit der größten ausgleichenden Wirkung finden. Viele Kosmetikfirmen fügen ihren Produkten mittlerweile Pflanzenderivate als »aktive« Bestandteile zu, um von dem Trend zu natürlichen Inhaltsstoffen zu profitieren, doch ein paar Firmen, denen die Hautpflege tatsächlich am Herzen liegt, sind bestrebt, wirklich reine Naturprodukte herzustellen. Daher empfiehlt sich bei der Auswahl von Hautpflegeprodukten die genaue Lektüre des Etiketts oder Beipackzettels.

Wenn sie die Zeit haben, können Sie selbst aromatherapeutische Hautpflegeprodukte herstellen – zu einem Bruchteil des Preises, den Sie im Geschäft dafür zahlen. Zur Inspiration eigener Kreationen haben wir weiter unten die von uns bevorzugten Rezepte aufgeführt, und außerdem werden Hinweise zur Behandlung der verschiedenen Hauttypen gegeben. Doch zunächst wollen wir etwas genauer auf die Hautpflege eingehen, um Ihnen die Entscheidung für das eine oder andere Produkt zu erleichtern.

Die wichtigste Substanz für die Haut ist Wasser. Gesunde Haut besteht zu 50–75 Prozent aus Wasser, das die Hautzellen weich und elastisch erhält sowie Schuppenbildung, Trockenheit und Falten entgegenwirkt. Durch Schwitzen und Verdunstung wird der Haut allerdings ständig Wasser entzogen. Um dieses kostbare Gut zu binden, sondern die Talgdrüsen (kleine, mehrschichtige Hautdrüsen an den Haarfollikeln) einen Talg ab, das sogenannte Sebum, das die Haut überzieht. Zusätzlich tragen wasseranziehende Verbindungen dazu bei, daß das Wasser der Haut erhalten bleibt.

Ein anderer, sehr wichtiger Faktor ist das Säure-Basen-Gleichgewicht der Haut. Die pH-Skala ist das Maß für den Säuregrad einer Substanz und geht von 0 (sauer) bis 14 (alkalisch), d.h., bei 7 liegt der Neutralpunkt. Gesunde Haut ist mit einem pH-Wert von 4,5 bis 5,5 leicht sauer, und ihr Säureschutzmantel hält Bakterien und andere potentielle Krankheitserreger fern. Sie können den pH-Wert eines jeden Kosmetikproduktes mit Nitrazinpapier, das in der Apotheke erhältlich ist, im Bereich von 4,5 bis 7,5 testen.

Schönheitstechniken

Schönheit zeigt sich nicht nur an der Oberfläche, sondern geht buchstäblich »unter die Haut«; denn sie spiegelt auch die innere Gesundheit eines Menschen wider. Um einen strahlenden Teint von innen heraus zu erhalten und die Zellen in ihren Stoffwechselfunktionen zu unterstützen, sind eine ausgewogene Ernährung, ausreichende Entspannung und genügend Bewegung notwendig, damit der Kreislauf in Schwung bleibt. Die natürliche Kollagenproduktion kann durch Vitamin C stimuliert werden, ebenso durch Rutin, Bioflavonoide und Hesperidin (zwei Faktoren, die das Kollagen mit am meisten schädigen, sind Sonneneinstrahlungund Zigarettenrauch). Gesichtspflegeprodukte sollten denselben pH-Wert haben wie die Haut, und außerdem ist es wichtig, genügend Wasser zu trinken. Obwohl es wissenschaftlich nicht nachgewiesen ist, daß zwischen der Wasseraufnahme und dem Feuchtigkeitszustand der Haut ein Zusammenhang besteht, raten viele Kosmetiker dazu, am Tag sechs bis acht Gläser Wasser zu trinken, um das Austrocknen der Haut zu verhindern. Im Hinblick auf die Inhaltsstoffe von Kosmetikprodukten besagt eine gute, vielleicht etwas puristische Faustregel, daß Sie nur das auf Ihr Gesicht auftragen sollten, was Sie auch in den Mund stecken würden. Die von uns aufgeführten Rezepte enthalten zwar nur natürliche Komponenten, doch selbst diese können bei sehr empfindlichen Personen Allergien auslösen. Daher sollten Sie alle Zutaten, auf die Sie eventuell überempfindlich reagieren, vorher testen. Dafür orientieren Sie sich bitte an den Tests, die in dem Abschnitt »Sicherheitsvorkehrungen« im Kapitel 4 beschrieben sind.

Das Beste, was Sie für einen strahlenden Teint tun können, ist eine aromatherapeutische Gesichtsbehandlung. Die Grundtechniken sind Reinigung, die Anwendung von Dampfbädern, Peelings, das Auftragen von Gesichtsmasken und Tonern sowie Feuchtigkeitsbehandlungen. Die speziellen Anwendungen und die Auswahl der ätherischen Öle und Kräuter hängen vom Hauttyp ab. Dieses Kapitel gibt einen umfassenden Überblick über die verschiedenen Techniken zur Gesichtsbehandlung und Hinweise zur Abstimmung dieser Techniken auf den individuellen Hauttyp.

Gesichtsreiniger

Bei vielen auf dem Markt erhältlichen Hautreinigungsprodukten ist Vorsicht geboten. Viele von ihnen sind – genauso wie Seife – alkalisch, so daß sie in die Haut eindringen und diese besser reinigen können. Das ist jedoch gleichbedeutend mit einer Belastung für die Haut, da deren natürlicher Säureschutzmantel entfernt wird, so daß die Haut angreifbar für Bakterien wird und zu ihrem eigenen Schutz verstärkt härtere Zellen bildet. Eine gesunde Haut produziert Milchsäure und stellt dadurch ihren Säureschutzmantel wieder her, doch für einige Hauttypen kann dies zum Problem werden. Trockene Haut reagiert besonders empfindlich auf alkalische Reinigungsmittel. Das Ergebnis sind extreme Trockenheit, eine fahle Blässe und eine rauhe Struktur. Die meisten Seifenstücke sind alkalisch, und viele enthalten künstliche oder zumindest teilweise künstliche Inhaltsstoffe. Natriumlaurylsulfat ist die Basis der meisten flüssigen Gesichts- und Körperseifen wie auch von Shampoos. Selbst wenn sie einen hautfreundlichen pH-Wert haben und natürliche Inhaltsstoffe enthalten, können solche Seifen für empfindliche Haut noch zu aggressiv sein. Der schärfste Kritiker von Natriumlaurylsulfat ist der Chemiker und Hersteller von Naturkosmetik Kurt Schnaubelt: »Natriumlaurylsulfat und ähnliche Reinigungsmittel können Augenreizungen, Hautausschläge, Haarausfall, schuppenartigen Schorf und allergische Reaktionen hervorrufen. Nach einem Bericht der amerikanischen Gesundheitsbehörde von 1978 kann es sich mit anderen Chemikalien (zum Beispiel Emulgatoren, TEA und DEA) verbinden, wobei krebserregende Nitrosamine entstehen.« Es gibt allerdings Alternativen, z. B. Kokosprotein mit Kalium und Glycinreiniger, auch wenn diese nicht immer leicht zu finden sind. Haferkleie ist gut für die Gesichtswäsche, und in der weiter unten aufgeführten Rezeptsammlung findet sich ein Rezept für einen selbstgemachten Reiniger mit Aloe Vera und Grapefruitsamen-Extrakt.

Vor der Reinigung sollten Sie Make-up mit selbstgemachter Creme oder Pflanzenöl entfernen. Waschen Sie das Gesicht mit warmem Wasser und benutzen Sie einen auf Ihren Hauttyp abgestimmten Reiniger; danach tupfen Sie das Gesicht trocken.

Dampfbäder

Dampfbäder sind hervorragend geeignet, um der Haut Feuchtigkeit zuzuführen und die Durchblutung anzuregen. Sie tragen zur Hautreinigung bei und verleihen dem Gesicht ein jugendliches, strahlendes Aussehen. Der Dampf entfernt zwar keinen Schmutz, doch er weicht den Talg auf und öffnet verstopfte Poren. Ein Gesichtsdampfbad kann bei den meisten Hauttypen einmal in der Woche vorgenommen werden – außer bei Besenreiserhaut (siehe »Hauttypen« weiter unten), extrem empfindlicher und sehr trockener Haut, die von der Hitze gereizt werden könnten.

Der heiße Dampf leitet die ins Wasser gegebenen flüchtigen Öle direkt zum Gesicht. Nicht duftende Kräuter, so wie Comfrey oder Wegerich, haben zwar eine heilende Wirkung auf die Haut, eignen sich jedoch nicht für Dampfbäder, da sie keine ätherischen Öle enthalten. Zur Herstellung einer »Gesichtssauna« bereiten Sie einen starken Sud aus duftenden Kräutern und kochendem Wasser oder geben einige Tropfen ätherisches Öl in das bereits heiße Wasser. Plazieren Sie den Wassertopf so, daß Sie bequem davor sitzen können. Beugen Sie sich über den dampfenden Topf, legen Sie sich ein Handtuch über den Hinterkopf und stecken die Enden des Handtuchs unter den Topf, damit der Dampf nicht zur Seite ausweichen kann und eine Art »Minisauna« entsteht. Das Gesicht sollten Sie etwa 30 cm von der Dampfquelle entfernt halten und die Augen schließen, damit sie von den ätherischen Ölen nicht gereizt werden. Nachdem Sie die entspannende Wärme ungefähr 1 Minute lang genossen haben, unterbrechen Sie die Anwendung und atmen einige Züge frische Luft ein. Dann setzen Sie das Dampfbad fort und unterbrechen nach einer Weile erneut.

Die eigentliche Bedampfungszeit sollte je nach Hauttyp 5–10 Minuten nicht überschreiten. Das Wasser oder der Kräuteraufguß kann (nach ausreichender Abkühlung) für eine abschließende Spülung verwendet werden.

Für all diedenigen, die wenig Zeit haben, aber trotzdem nicht auf ein Gesichtsdampfbad verzichten möchten, gibt es die Möglichkeit, das Gesicht über frisch aufgegossenen Kräutertee zu halten, z. B. Pfefferminzund Kamillentee.

Peelings

Unter einem Peeling versteht man die Entfernung abgestorbener Hautzellen von der Epidermis, der äußeren Hautschicht. Bei richtiger Durchführung bekommt die Haut dadurch ein junges, frisches Aussehen, und auch das Zellwachstum in den tieferen Schichten wird angeregt. Durch das Peeling entsteht außerdem der Eindruck, daß Falten geglättet würden, da das alte Zellmaterial verschwindet, das die Falten stärker hervortreten läßt. Den meisten Hauttypen tut ein Peeling gut, Vorsicht ist allerdings bei sensibler, dünner oder Besenreiserhaut geboten. Bei zu häufig durchgeführtem Peeling kommt es zu Reizungen, da tieferliegende Hautzellen im noch »unreifen« Zustand an die Oberfläche kommen. Daher gilt es, eine zu häufige Behandlung – besonders mit chemischen Mitteln – zu vermeiden.

Einige Peelings, z. B. solche mit Maismehl, wirken durch einen leichten Abrieb, während andere, z. B. mit Papaya, Ananas und Ingwer, eine enzymatische Wirkung auf der Haut entfalten. Zu den neuesten kosmetischen Inhaltsstoffen zählen Alpha-Hydroxysäuren (AHAs; Carbonsäuren), die das Peeling anregen, indem sie den festen Zusammenhalt zwischen den Bestandteilen der oberen Hautschicht lösen. Feine Fältchen werden glatter, die Haut fühlt sich weicher an, die Pigmentierung wird gleichmäßiger, und Akneprobleme werden durch die antibakterielle Wirkung der Säuren gemindert. Darüber hinaus stellt der hohe natürliche Säureanteil den Säureschutzmantel der Haut wieder her (Dermatologen benutzen hochkonzentrierte AHA-Lösungen sogar zur Entfernung von Narbengewebe). Da AHAs viel Feuchtigkeit spenden, eignen sie sich gut zum sanften Peeling bei empfindlicher Haut. AHAs befinden sich heutzutage in vielen Kosmetikprodukten, z.B. in Reinigern, Tonern, Masken und Feuchtigkeitscremes. Für die eigene Herstellung von Kosmetika können Sie AHAs als Zutat in flüssiger Form kaufen (z.B. als fertigen Toner, der in den meisten Naturkostläden erhältlich ist).

Der Gebrauch dieser Säuren ist keine neue Entwicklung; denn schon seit vielen Jahrhunderten benutzen Frauen sie für die Gesichtspflege. Die Natur hält ein breites Sortiment bereit: Glycolsäure findet sich in bestimmten Säuren und im Zucker, Milchsäure in Joghurt und Sauermilch, Essigsäure in Essig, Apfelsäure in Äpfeln, Zitronensäure in Zitrusfrüchten und Weinsäure in Wein. Kleopatra badete in Milch, im 18. Jahrhundert spritzten sich Frauen in Europa Wein ins Gesicht, und die Verwendung von Joghurt, Sauermilch oder Früchten für die Gesichtspflege ist ein uralter Schönheitstip.

Der Dermatologe Ruey J. Yu von der Temple University in Philadelphia beschäftigt sich bereits seit Anfang achtziger Jahre mit den Auswirkungen der Alpha-Hydroxysäuren auf die Haut. Seiner Ansicht nach könnte körperliche Anstrengung u. a. deshalb so gut für die Haut sein, weil der Schweiß Milchsäure enthält und die Haut mit Feuchtigkeit versorgt. Das einzige Problem sei, daß die meisten Menschen sich kurz nach der körperlichen Anstrengung mit Seife waschen, die die Milchsäure zerstört und die Haut austrocknet.

Peelings oder Rubbelcremes werden in sanften, kreisenden Bewegungen aufgetragen und müssen auf den Hauttyp abgestimmt sein. Einige Peelings eignen sich zusätzlich als Masken, Reiniger oder Toner.

Masken

Masken können Feuchtigkeit absorbieren und spenden sowie der Haut Nährstoffe und Mineralien zuführen. Viele gute Masken lassen sich für sehr wenig Geld zu Hause selber herstellen, und auch hier sollte sich die Auswahl der Inhaltsstoffe nach dem Hauttyp richten. Als Basismaterial können Sie verschiedene Tonarten verwenden: Weißer und grüner Ton eignen sich für jeden Hauttyp; roten oder gelben Ton können Sie wegen seiner starken Absorptionswirkung gut für fettige Haut nehmen, und hellblauer Ton empfiehlt sich für empfindliche oder Besenreiserhaut. Die Farben des Tons sind natürlichen Ursprungs und entstehen durch unterschiedliche Mineralien.

Ton trocknet die Haut aus, was aber durch andere Bestandteile der Maske ausgeglichen werden kann. Honig oder Nahrungsmittel mit einem hohen natürlichen Fettanteil (zum Beispiel Avocados oder Sahne) trocknen die Haut am wenigsten aus. Des weiteren bieten sich Eier, frisches Obst und Gemüse, Hafer, Weizenkleie, Joghurt und Nährhefe als Inhaltsstoffe für Masken an, um nur einige Möglichkeiten zu nennen. Früchte und Kräuter, deren Enzyme die Haut weich machen, haben einen Peelingeffekt und können den Masken beigemischt werden. Masken lassen sich auch mit anderen Hautpflegeprodukten kombinieren, die rauhe Haut weicher und glatter machen. Ätherische Öle oder gemahlene Kräuter verstärken die heilende Wirkung einer Maske.

Zur Herstellung einer Maske vermischen Sie die Zutaten zu einer dicken Paste und fügen Hydrosole, Kräutertee oder Aloe hinzu, um die trockenen Inhaltsstoffe (zu empfehlen sind Hafer oder Ton) zu befeuchten. Die Masse wird gleichmäßig auf das Gesicht aufgetragen, wobei die empfindliche Haut um die Augen und die Mundwinkel ausgespart bleiben. Anschließend sollten Sie sich hinlegen und sich entspannen.

Die Einwirkungszeit kann zwischen 5 und 20 Minuten liegen, solange sich die Maske nicht unangenehm anfühlt. Dies hängt zum einen vom Hauttyp und zum anderen von den Inhaltsstoffen ab. Keinesfalls sollte die Maske auf dem Gesicht trocknen oder die Haut so stark zusammenziehen, daß Reizungen entstehen. Nach der Behandlung mit lauwarmem Wasser abwaschen und trockentupfen.

Toner

Toner können für die Hautstruktur Wunder wirken. Sie regen die Durchblutung an, verleihen dem Gesicht einen gesunden Glanz, verbessern den Teint, glätten Falten und helfen bei vergrößerten Poren – zumindest vorübergehend. Toner wirken oft straffend und ziehen Feuchtigkeit aus tieferen Hautschichten an die Oberfläche. Dieses zusätzliche Wasser läßt die Haut von innen leicht aufgehen, so daß Falten und Poren kleiner wirken. Die Illusion hat allerdings einen »Cinderella«-Effekt; denn nach wenigen Stunden, wenn das Wasser wieder absorbiert wird und verdunstet, läßt die magische Wirkung nach. Viele kommerzielle Toner quellen die Haut mit Inhaltsstoffen, die Hautreizungen und eine leichte Entzündung verursachen, von innen auf, so daß sich die Falten glätten. Einige Toner haben einen hohen Alkoholgehalt, damit das Mineralöl, das in den meisten Gesichtsreinigern enthalten ist, sich leichter entfernen läßt.

Toner können auch als Feuchtigkeitsspender dienen und bieten für Personen mit sehr fettiger Haut oder Problemhaut eine gute Alternative zu Feuchtigkeitsspendern auf Ölbasis. Für diese Hauttypen sind Alpha-Hydroxysäuren (Carbonsäuren) und Aloe Vera hervorragend geeignet. Auch für einen normalen oder trockenen Teint sind sie durchaus brauchbar, wenn man ihnen kleine Mengen Öl oder Glycerin zufügt. Sie unterstützen die Behandlung von Schuppenflechte, Ekzemen, kleinen Schönheitsfehlern und Infektionen, die entweder durch Akne oder trockene Haut entstehen. Einige Menschen reagieren allergisch auf Aloe Vera (oder auf die in kommerziellen Präparaten enthaltenen Zusatzstoffe), so daß ein vorheriger Test außerhalb des Gesichts sinnvoll ist. Wegen ihres Säuregehalts können AHAs je nach Konzentration ein leichtes Brennen verursachen. Hier schafft Verdünnung Abhilfe, obwohl die Säuren dann nicht mehr so »aktiv« sind.

Gesichtstoner können mit reinem Apfelwein, Wein oder Essig hergestellt werden. Vermeiden sollten Sie hellen, aus Petroleum gewonnenen Essig (heller Maisessig ist dagegen gut geeignet). Für kosmetische Anwendungen kann Essig mit Kräutern versetzt werden, wodurch seine heilenden Eigenschaften noch besser zur Geltung kommen. Essig erfreute sich jahrhundertelang großer Beliebtheit, wurde später jedoch von modernen Kosmetikprodukten verdrängt, da diese nicht den typischen Essiggeruch aufweisen. Dieser Geruch sollte Sie allerdings nicht davon abhalten, Essig zu benutzen, da er sich schon recht bald verflüchtigt. Essig macht die Haut weich, stellt ihren Säureschutzmantel wieder her, lindert Juckreiz und tötet Pilze und Hefen (z. B. Candida). Ein Toner auf Essigbasis, der zusammen mit einem Feuchtigkeitsspender verwendet wird, eignet sich hervorragend für normale bis trockene Haut; wenn er allein benutzt wird, hat er bei fettiger Haut eine leicht austrocknende Wirkung. Alle Toner, die Essig enthalten, müssen mit Wasser, Aloe oder einem Hydrosol verdünnt werden. Auf ½ Tasse Wasser sollte maximal 1 Eßlöffel Essig kommen, bei empfindlicher Haut sogar noch weniger.

Hexenhasel aus der Drogerie (mit Alkohol) kann auch als Toner verwendet werden. Wenn Sie einen Auszug von Kräutern in Hexenhasel herstellen (so wie Sie einen Kräuterauszug in Essig herstellen, siehe Kapitel 4), extrahiert der 20%ige Alkohol wichtige Pflanzenbestandteile, die für die Haut von Vorteil sind. Sie können aus Hexenhasel auch ein aromatisches Hydrosol ohne Alkohol herstellen, in den in diesem Kapitel aufgeführten Rezepten beziehen wir uns jedoch auf die in der Drogerie erhältlichen Substanzen. Im 15. und 16. Jahrhundert dienten alkoholhaltige Gesichtstoner zusätzlich als trinkbare Stärkungsmittel, an denen die Damen in ihren privaten Gemächern nippten. Toner auf Alkoholbasis eignen sich für fettige Haut und Problemhaut und zum Auftragen auf kleine »Macken«, doch für trockene, empfindliche oder reifere Haut sind sie nicht unbedingt zu empfehlen.

Die Inhaltsstoffe von Tonern lassen sich auch kombinieren. Zum Beispiel können Sie Aloe-Vera-Saft mit Kräuterauszugsessig mischen und ätherische Öle zufügen. Eine andere Möglichkeit besteht darin, Hydrosole mit Alpha-Hydroxysäuren (Carbonsäuren) zu mischen. Toner können aufgesprüht oder mit einem Wattebausch aufgetragen werden. Im letzteren Fall reinigen die Toner die Haut zusätzlich von Fett und Schmutz, was zum Beispiel beim Camping und auf Reisen einen Hautreiniger ersetzen kann.

Aromatische Hydrosole

Aromatische Hydrosole (auch »Hydrolate« genannt) sind genauso wirksam wie Toner und eignen sich für die gesamte Hautpflege, so daß wir ihnen einen separaten Abschnitt gewidmet haben. Ein bei der Destillation eines ätherischen Öls entstandenes Hydrosol (siehe Kapitel 12) kann eine wertvolle Ergänzung für Ihr Pflegeprogramm sein. Hydrosole enthalten eine große Anzahl wasserlöslicher (hydrophiler) Komponenten, die in ätherischen Ölen nicht vorhanden sind. So finden sich zum Beispiel hautberuhigende und entzündungshemmende Carbonsäuren fast ausschließlich in Hydrosolen. Da sie die Haut leicht straffen, jedoch nicht austrocknen, sind sie ideal bei starker Schuppenflechte, extrem empfindlicher Haut oder Anwendungen, für die ätherische Öle zu stark sind. Die meisten Hydrosole eignen sich gut für normale und fettige Haut (oder für solche, die zu Akne neigt), viele außerdem auch für trockene Haut. Alle wirken der Hautaustrocknung entgegen, die sich auf langen Flügen oder in klimatisierten Autos oder Büros einstellt. Die Vorteile machen sich besonders bei täglicher Anwendung bemerkbar.

Aromatische Hydrosole können in reiner Form als Toner benutzt werden oder anderen Tonerinhaltsstoffen (zum Beispiel Aloe Vera) beigemischt werden und eignen sich sehr gut für Masken und Lotionen. Viele reine aromatische Hydrosole sind im Einzelhandel nicht erhältlich und nur über den Versandhandel zu beziehen. Im folgenden werden einige Hydrosole aufgeführt, die Sie zur Pflege Ihrer Haut verwenden können:

Deutsche Kamille: für empfindliche Haut, entzündungshemmend.

Helichrysum (Immortelle): belebt reife oder geschädigte Haut, heilt und beruhigt entzündete Hautpartien.

Hexenhasel: straffend bei fettiger oder Besenreiserhaut, gut als Aftershave.

Lavendel: wirkt ausgleichend auf alle Hauttypen, beruhigt die Haut bei Sonnenbrand, Reizungen, Schuppenflechte und Ekzemen.

Melisse: sehr mild bei empfindlicher Haut.

Myrte: beruhigend und mild; kann als Augenspülung bei Entzündungen oder allergischen Reaktionen verwendet werden.

Orangenblüte: gut bei erweiterten Äderchen, bei trockener oder empfindlicher Haut; der feine Duft wirkt beruhigend.

Rose: bewirkt eine leichte Straffung bei Besenreiserhaut, eignet sich auch für alle anderen Hauttypen, hilft bei gereizten Augen (mit einem Wattebausch auftragen).

Rosmarin: für fahle, müde und kraftlose Haut, die Regeneration und Anregung braucht.

Schafgarbe: mild duftendes Antiseptikum, strafft fettige Haut und Problemhaut.

Zitroneneisenkraut (Lemonverbena): riecht nach Zitrone, leicht straffend bei fettiger Haut, leichter, sauberer und erfrischender Duft.

Duftwässer

Duftwässer entstehen durch Zugabe von ätherischem Öl zu Wasser. Wir haben die Bezeichnung »Duftwässer« gewählt, um sie von echten aromatischen Hydrosolen zu unterscheiden. Sie sind preisgünstig, als Feuchtigkeitsspender eignen sie sich jedoch nicht so gut wie Hydrosole, da sie nicht dieselben hydrophilen Substanzen enthalten. Möchten Sie Duftwässer als Toner oder kosmetische Körpersprays benutzen, so können Sie die feuchtigkeitsspendenden Eigenschaften durch Beimischung von Aloe-Vera-Saft noch verstärken.

Duftwässer können ganz unterschiedliche Verwendung finden, je nach dem gewählten ätherischen Öl. Sie können zur Abkühlung nach der Dusche als Körperspray benutzt werden oder zur Erfrischung des Gesichts, z. B. bei langen Autofahrten. Duftwässer sind leicht herzustellen und ermöglichen die Behandlung der Haut mit verdünnten, ätherischen Ölen ohne Hinzunahme von Pflanzenöl.

Feuchtigkeitsspender

Öl allein ist keine Lösung für trockene Haut. Obwohl es Hautpflegeprodukten Geschmeidigkeit verleiht und den Wasserverlust der Haut reduziert, kann Öl allein der Haut keine Feuchtigkeit zuführen. Allerdings bildet es eine Schutzschicht, die die ungehinderte Verdunstung der Feuchtigkeit von der Hautoberfläche verhindert, und es glättet rauhe, schuppige Hautzellen. Ohne Zusatz von Öl verdunstet Wasser dagegen sehr schnell und trocknet die Haut noch zusätzlich aus. Eine ideale

Hautlotion oder -creme besteht deshalb aus wäßrigen Komponenten, die die Haut jung, frisch und straff erhalten, und öligen Bestandteilen, die die Verdunstung verhindern.

Gesichtscremes enthalten im allgemeinen 40–60 Prozent Öl und sind für trockene Haut zu empfehlen. Schwere, reichhaltige Cremes mit einem höheren Ölanteil bieten zwar einen besseren Schutz, sind aber auch fettiger und werden normalerweise nur für die Augenpartie benutzt, die keine Fettdrüsen enthält. Standard-Lotionen mit einem Wasseranteil von 50–90 Prozent werden besser absorbiert, lassen sich leichter verteilen als Cremes und eignen sich daher für normale bis fettige Haut oder als Körper-/Massagelotionen.

Liposomen werden vielen Kosmetikprodukten zugesetzt, besonders Feuchtigkeitscremes, die Phospholipide (fettähnliche, lebenswichtige Substanzen) enthalten – Substanzen, die denen ähneln, die in der Haut vorkommen. Sie binden sich an das von der äußeren Hautschicht produzierte Keratin-Protein und bilden so einen lipophilen Film, der den Feuchtigkeitsverlust in den tieferen Hautschichten verhindert. Sie agieren auch als Trägerstoffe, die andere pflegende Substanzen bis in die tiefsten Hautschichten transportieren, wo neue Zellen entstehen. Sowohl Liposomen als auch ätherische Öle durchdringen die Haut so leicht, daß Sie darauf achten müssen, mit welchen Stoffen Sie sie kombinieren. Sie sollten sie nicht mit Kosmetikprodukten mischen, die künstliche Substanzen enthalten, und nach ihrer Verwendung mindestens 15 Minuten warten, bis Sie eine Grundierung oder Sonnencreme auftragen.

Liposomen liegen in Form einer dünnen Emulsion vor, die schon fast einer wäßrigen Lotion entspricht, und sind pflanzlichen oder tierischen Ursprungs (wir empfehlen diejenigen, die aus Soja gewonnen werden). Sie können die Liposomen unverdünnt auf die Haut auftragen, was allerdings sehr teuer ist. Eine 10%ige Verdünnung in einer Lotion oder in einem Cremerezept ist völlig ausreichend – wobei den meisten kommerziellen Kosmetikprodukten wahrscheinlich ein höherer Liposomenanteil beigemischt ist.

Liposomen lassen sich mit ätherischen Ölen kombinieren und eignen sich für alle Hauttypen.

Gesichtsöle, die aus einer 2–3%igen Lösung eines ätherischen Öls in einem Trägeröl bestehen, bieten eine leicht herzustellende Alternative zu selbstgemachten Cremes und Lotionen. Im Gegensatz zu diesen enthalten sie zwar kein Wasser, doch wenn sie direkt nach dem Toner verwendet werden, sind auch sie äußerst wirkungsvoll. Liposomen können zu Gesichtsölen gegeben werden, allerdings muß die Mischung vor dem Gebrauch immer gut geschüttelt werden, da sich die wäßrigen Liposomen von dem Öl absetzen.

Feuchtigkeitscremes sollten Sie in einer dünnen Schicht im ganzen Gesicht und auf dem Hals (bis zum Schlüsselbein) verteilen, wenn der Toner noch nicht ganz eingezogen ist, damit die kostbare Feuchtigkeit erhalten bleibt. Vergessen Sie nicht, auch die Ohrläppchen einzureiben.

Kräuter und ätherische Öle für die Haut

Einige ätherische Öle sind bei jedem Hauttyp anwendbar. Lavendel, Geranie, Rose, Neroli und Ylang-Ylang sind so vielseitig bzw. haben eine so ausgleichende Wirkung, daß viele Aromatherapeuten sie für mehr als nur einen Hauttyp empfehlen. Ätherische Öle können in jede Phase des Gesichtspflegeprogramms eingebunden werden.

Ebenso eignen sich einige Kräuter aufgrund ihrer vielfältigen Wirkungsweise für alle Hauttypen. Calendula, Papaya, Kamille, Comfrey, Ginseng, Schachtelhalm, Rose und Lavendel sind nur einige der vielen Pflanzen, die allen Hauttypen gerecht werden. Sie wirken beruhigend, entzündungshemmend, heilend und nährend. Gotu kola *(Centella asiatica)* und Echinacea tragen zur Straffung des Bindegewebes und zur Verbesserung der Hautelastizität bei. Kräuter können als Dampfbad angewandt oder in Form von Tees, Tinkturen und Ölen in Hautpflegeprodukte integriert werden (weiter unten finden Sie die zu Ihrem jeweiligen Hauttyp passenden Öle).

Die pflegenden Eigenschaften ätherischer Öle

Ätherische Öle beeinflussen die Haut u. a. in der folgenden Weise:

– Sie dringen in tiefere Hautschichten vor, in denen die Zellerneuerung stattfindet.
– Sie wirken stimulierend und regenerierend und tragen zur schnellen Bildung gesunder Hautzellen bei, z. B. nach Schädigung durch Sonneneinstrahlung, Verbrennungen und bei der Wundheilung.
– Sie helfen bei Bakterien- und Pilzinfektionen, Akne und ähnlichen Hautproblemen.
– Sie beruhigen empfindliche und entzündete Haut.
– Sie regulieren die Talgsekretion und gleichen Über- und Unterfunktionen der Haut aus.
– Sie unterstützen die Beseitigung von Stoffwechselprodukten.
– Sie enthalten »Pflanzen«-Hormone, die bei hormonbedingten Hautstörungen eine ausgleichende Wirkung haben.
– Sie beeinflussen Geist und Psyche auf positive Weise, so daß streßbedingte Hautprobleme gelindert werden.

Gesichtspflege daheim

Mit einer Gesichtsbehandlung können Sie sich zu Hause so richtig verwöhnen. Das Pflegeprogramm ist recht unkompliziert, und nachdem Sie es ein paarmal durchgeführt haben, werden Sie in der Lage sein, die Zusammensetzung den eigenen Bedürfnissen anzupassen und eigene Rezepte zu entwickeln. Für eine Gesichtsbehandlung benötigen Sie 20 bis 40 Minuten. Wenn Sie jedoch nicht soviel Zeit haben, können Sie auch nach der Reinigung der Haut ein Dampfbad nehmen (oder eine Maske auftragen) und anschließend eine Feuchtigkeitscreme benutzen.

Vor der Gesichtspflege sollten Sie sich ein Oberteil mit einem weiten Ausschnitt anziehen und das Haar gegebenenfalls nach hinten stecken. Sie benötigen zwei weiche Handtücher, einen Gesichtsschwamm oder Waschlappen, einen Topf zum Erhitzen des Wassers, ein Gefäß zum Mischen der Maske oder der Rubbelcreme und die Zutaten für die Rezepte.

Eine Gesichtsbehandlung setzt sich wie folgt zusammen:

1. Reinigung: 2 Minuten
2. Dampfbad: 5–10 Minuten
3. Peeling: 3 Minuten (mit Gesichtsrubbelcreme)
4. Maske: 5–20 Minuten
5. Toner: 1 Minute
6. Feuchtigkeitsbehandlung: 1 Minute

Nach einer Gesichtsbehandlung werden Sie einen deutlichen Unterschied im Teint feststellen.

Hauttypen

Im folgenden werden acht Hauttypen vorgestellt: »normale«, trockene, fettige Haut, Misch-, Problem-, Besenreiserhaut, reife und sonnengeschädigte Haut. Es empfiehlt sich, den eigenen Teint einmal etwas genauer anzusehen, und bei der Bestimmung des Hauttyps können Ihnen die folgenden Beschreibungen helfen. Wenn Sie sich über Ihren Hauttyp im unklaren sind, können Sie die Fettproduktion Ihrer Haut mit dem folgenden Test bestimmen. Dafür verzichten Sie abends nach dem Waschen auf jede Art von Pflegeprodukt, und am nächsten Morgen legen Sie vor dem Waschen und der kosmetischen Behandlung einige saubere, saugfähige, dunkle Papierstreifen auf das Gesicht, und zwar besonders auf die sogenannte T-Zone, bestehend aus Kinn, Nase und Stirn. Bei normaler Haut bleibt nur etwas Fett auf dem Papier zurück, fettige Haut hinterläßt deutliche Flecken, trockene Haut dagegen überhaupt keine Spuren. Den Wangenbereich, der wahrscheinlich kein Fett absondert, sollten Sie auf Trockenheit untersuchen.

Die Haut vieler Menschen läßt sich nicht eindeutig einem Typ zuordnen. Um eine für Sie optimale Hautpflegeserie zusammenzustellen, orientieren Sie sich am besten an den Hinweisen in den entsprechenden Abschnitten und entscheiden sich dann für die jeweiligen Bestandteile und Pflegetechniken. Der Hauttyp verändert sich durch Einflüsse wie Menstruationszyklus, Alter, Ernährung, Jahreszeit und andere Umweltfaktoren. Im allgemeinen haben Kinder normale Haut, die dann während der Pubertät fettig und mit zunehmendem Alter trockener wird. Frauen, besonders hellhäutige Typen, haben meist trockenere Haut als Männer, wobei diese nach dem 40. Lebensjahr noch trockener wird. Die Gesichtspflege muß der zunehmenden Hautreife angepaßt werden.

Schlechte Ernährung oder Verdauung, eine Unterfunktion der Leber, extreme Gewichtsveränderungen, Bewegungsmangel, Rauchen, Alkoholkonsum, Streß oder ein insgesamt ungesunder Lebenswandel tragen alle zu Hautproblemen bei. Die positive Wirkung der ätherischen Öle ist allerdings nur bei einer gesunden Lebensweise gewährleistet. Die Basis der täglichen Gesichtspflege bilden Reinigung, Tonisierung und Feuchtigkeitszufuhr. Die komplette Gesichtsbehandlung umfaßt zusätzlich Dampfbäder, Peeling und Maske.

Wenn Sie diese Behandlung regelmäßig einmal in der Woche durchführen, werden Sie mit einem strahlenden Teint belohnt.

»Normale« Haut

Alle, die mit einer normalen Haut gesegnet sind – weder zu trocken noch zu fettig, sondern geschmeidig und rein, mit einer gleichmäßigen Struktur, Farbe und Porengröße können sich glücklich schätzen. Im allgemeinen erfordert normale Haut weniger Aufmerksamkeit als andere Hauttypen, sie sollte jedoch trotzdem nicht vernachlässigt werden. Bei den Zutaten für die Hautpflege ist die Auswahl größer als bei anderen Hauttypen.

Reinigung: Die Reinigung kann ein- oder zweimal täglich mit einer pH-neutralen Waschlotion oder mit einem selbstgemachten Reiniger erfolgen.

Dampfbad: Ein- oder zweimal in der Woche genügt.

Peeling: Eine sanfte Rubbelreinigung einmal in der Woche mit Hafermehl oder der tägliche Gebrauch von Alpha-Hydroxysäuren trägt zum Erhalt einer normalen Haut bei.

Maske: Fast jede Maskenart – von Ton- bis Joghurtmaske – eignet sich für diesen Hauttyp.

Feuchtigkeitsspender: leichte Lotionen nach Bedarf.

Ätherische Öle: Lavendel, Rose, Geranie und Neroli sind zu empfehlen. Wenn sich der Zustand der Haut ändert, können ohne Bedenken auch Öle verwendet werden, die bei anderen Hauttypen aufgeführt sind.

Kräuter: Calendula, Comfrey, Rose und Lavendel.

Trockene Haut

Trockene Haut hat typischerweise eine sehr feine Struktur mit unsichtbaren Poren. Sie fühlt sich fest und trocken an, besonders nach dem Waschen, was in der Regel durch eine Unterfunktion der Talgdrüsen verursacht wird, die die Haut nicht ausreichend versorgen. Häufig wird dehydrierte Haut, die genug Fett produziert, jedoch nicht genügend Wasser speichert, fälschlicherweise für trockene Haut gehalten. Trockene Haut ist empfindlich und neigt zu frühzeitiger Faltenbildung und Schuppen, was manchmal auf einen Mangel an dem Protein Keratin zurückzuführen ist. Oft ist die Haut dieses Typs dünn, was erblich bedingt ist oder auf Wassermangel hindeutet. Ebenso kann eine unzureichende Hormonproduktion zu trockener Haut beitragen. Dieser Hauttyp reagiert besonders empfindlich auf Umwelteinflüsse wie Wind, Hitze und schneidende Kälte, die alle die Hautfettbildung hemmen. Der Sprung ins kalte, chlorierte Wasser (als Flucht vor der Sommerhitze) und die trockene Luft in klimatisierten Räumen stellen für Menschen mit trockener Haut besondere Probleme dar.

Reinigung: Trockene Haut, die weder durch Make-up noch durch Schmutz oder schlechte Luft belastet wird, muß nur einmal am Tag gereinigt werden. Da Schaumreiniger diesen Hauttyp sehr stark austrocknen, ist eine wasserlösliche Waschcreme, die das natürliche Hautfett nicht entfernt, oder ein speziell auf die Haut abgestimmter Reiniger besser geeignet. Anschließend tupfen Sie das Gesicht vorsichtig trocken.

Dampfbad: Dampfbäder können zwar der trockenen Haut wohltun, diese sollte jedoch den heißen Dämpfen nicht übermäßig stark ausgesetzt werden. Es empfiehlt sich, einen Teil des heißen Dampfes während der Anwendung entweichen zu lassen. Die Dampfbehandlung sollte nicht länger als 5 Minuten dauern und höchstens zweimal pro Woche durchgeführt werden.

Peeling: Eine sanfte, pflanzliche Rubbelcreme ist ideal, denn der Massageeffekt regt die Fettproduktion an und entfernt abgestorbene Hautschüppchen. Im Handel erhältliche Peelings enthalten oft Scheuerpartikel wie Mandelschalen, doch ist die sanftere Wirkung von feinem Hafermehl vorzuziehen. Aus dem Hafermehl stellen Sie eine Paste her und massieren das Gesicht damit etwa 1 Minute lang.

Maske: Eine beruhigende Maske mit Zutaten wie Honig, Joghurt, Avocado und Eigelb als Zutaten hilft trockener Haut, weil sie Wasser aus tieferen Hautschichten an die Oberfläche zieht und gleichzeitig Feuchtigkeit spendet. Masken, die der Haut zwar guttun, sie aber möglicherweise austrocknen, z.B. solche mit Hafermehl, sollten nur sparsam oder kurz aufgetragen werden, damit nicht noch mehr Feuchtigkeit verlorengeht. Sie können derartigen Problemen entgegenwirken, indem Sie vor dem Auftragen der Maske ein wenig Feuchtigkeitscreme benutzen. Bei Tonmasken geben Sie ein wenig Ol zu der Mischung und entfernen die Maske mit warmem Wasser, bevor sie völlig trocknet.

Toner: Es sollten nur alkoholfreie Produkte verwendet werden. Statt Alkohol können Sie Aloe Vera oder ein feuchtigkeitsspendendes Hydrosol wie Rose nehmen, um den Wassergehalt der Haut zu erhöhen. Verdünnter Apfelessig ist hervorragend geeignet, da er die Haut weich macht und ihren Säureschutzmantel stabilisiert. Außerdem hilft er bei Juckreiz und schuppiger Struktur, die oft bei trockener Haut auftreten.

Feuchtigkeitsspender: Verwöhnen Sie trockene Haut mit reichhaltigen Gesichtscremes, besonders mit solchen, die Liposomen enthalten. Auch beim Make-up sollten Sie auf feuchtigkeitsspendende Grundierungen achten. Außerdem empfehlen sich bei trockener Haut Produkte mit etwas Glycerin, denn dieses bindet das Wasser.

Ätherische Öle: Für trockene Haut geeignete Öle sind Palmarosa, Rosmarin (Chemotyp Verbenon), Karottensamen, Rosenholz und Sandelholz. Deutsche Kamille reduziert Schwellungen und Entzündungen bei empfindlicher Haut. Sowohl Kamille als auch Lavendel beruhigen und helfen bei Reizungen, die leicht entstehen können, wenn sich die äußeren Hautschichten abschuppen. Zum Ausgleich der Hautfettproduktion benutzen Sie Lavendel und Geranie. Neroliöl unterstützt die Zellerneuerung, und das entsprechende Hydrosol spendet Feuchtigkeit. Kleine Mengen von Rosmarin und Pfefferminze regen die Fettproduktion an und verbessern die Durchblutung.

Kräuter: Für trockene Haut sollten Sie Kräuter verwenden, die gereizte, verletzte Haut bei der Heilung unterstützen, z.B. Veilchen, Rotklee und Echten Eibisch. Rosmarin stimuliert Haut, die an Unterfunktion leidet. Comfreyblätter beruhigen und heilen geschädigte Haut, und Johanniskraut unterstützt die Heilung angegriffener Nervenenden im tieferliegenden Gewebe. Holunderblüten verbessern den Teint und die Struktur der Haut und beruhigen trockene, wunde Haut. Diese Kräuter verwenden Sie am besten in milden Cremes. Zusätze von Gamma-Linolsäuren (GLA), die sich z.B. im Nachtkerzenöl finden, können die Struktur von innen heraus verbessern.

Fettige Haut

Große Poren, eine dicke, grobe Struktur und überaktive Fettdrüsen sind für den charakteristischen Glanz dieses Hauttyps verantwortlich. Das überschüssige Fett bindet Schmutz, so daß sich leicht Bakterien ansiedeln können, die den Weg für Infektionen bereiten. Die großen Poren setzen sich mit abgestorbenen Hautzellen zu. Auf der anderen Seite bleibt fettige Haut länger geschmeidig und neigt weniger zur Faltenbildung.

Im Sommer regt eine übermäßige Sonnenbestrahlung die ohnehin schon aktiven Talgdrüsen noch zusätzlich an. Das Fett verbindet sich überdies mit Schweiß, so daß sich die Haut noch wesentlich fettiger anfühlt. Im Winter sammelt sich weiteres Fett an, weil man sich mit Schal und Mütze einpackt und das Gesicht weniger oft wäscht. Auf gar keinen Fall darf die Fettproduktion durch Pflegemittel vollständig eingeschränkt werden, doch durch eine ganze Reihe natürlicher Zutaten läßt sich die übermäßige Fettproduktion reduzieren. Eine positive Wirkung zeigt sich auch, wenn Sie sich weniger fett ernähren und z.B. teilweise auf Gebratenes verzichten.

Reinigung: Reinigen Sie fettige Haut häufig – mindestens zweimal am Tag – mit pH-neutraler Seife (oder Reinigungsgel) und Wasser, um überschüssiges Fett zu entfernen.

Dampfbad: Dampfbäder können für fettige Haut vorteilhaft sein, da sie verstopfte Poren öffnen und überschüssiges Fett freisetzen. Dieser Hauttyp ist normalerweise recht robust, und bis zu zwei Dampfbädern in der Woche werden als wohltuend empfunden. Beobachten Sie Ihre Haut, und reduzieren Sie die Dampfbäder, wenn die Talgproduktion merklich zurückgeht.

Peeling: Vermeiden Sie heftiges Reiben, da dies die Fettproduktion anregt. Statt dessen sollten Sie Hafermehl zusammen mit Maismehl oder gemahlene Kräutern als mildes Reibmittel benutzen.

Maske: Gesichtsmasken mit Hafer oder Ton sind sehr wirksame Mittel, um der Hautoberfläche Fett zu entziehen. Tonmasken sollten abgespült werden, bevor sie spannen und anfangen zu jucken. Geschlagenes Eiweiß ergibt eine gute Maske zur Straffung der Haut.

Toner: Aloe Vera, Hydrosole und Hexenhasel verbessern den Teint, ohne daß weiteres Fett zugeführt wird. Bei sehr fettiger Haut können Sie geringe Mengen Äthylalkohol verwenden, doch wenn Sie die Haut mit zuviel Alkohol austrocknen, produziert sie anschließend noch mehr Fett, um den Verlust zu kompensieren. Vorzugsweise sollten Sie zu einer Tinktur aus Hexenhaselextrakt oder Essig anstelle von Alkohol greifen. Fügen Sie außerdem Kräuter und ätherische Öle zu, die sich speziell für fettige Haut eignen. Wischen Sie tagsüber das überschüssige Fett mit einem Wattebausch ab, der mit Toner getränkt ist.

Feuchtigkeitsspender: Sogar fettige Haut benötigt eine gewisse Feuchtigkeitszufuhr. Wenn Sie die Haut mit etwas Fett versorgen, schränkt sie ihre eigene Fettproduktion ein. Stellen Sie eine leichte Lotion oder ein leichtes Gesichtsöl her. Wenn Sie kein Öl auf das Gesicht auftragen möchten, können Sie Aloe-Gel mit ätherischen Ölen verwenden, die die Fettproduktion regulieren.

Ätherische Öle: Die ätherischen Öle Basilikum, Eukalyptus, Zedernholz, Zypresse, Lemongras, Indische Narde und Ylang-Ylang tragen zur Normalisierung der Fettproduktion bei. Salbei und Lemongras vermindern die Fettproduktion und wirken gleichzeitig regulierend auf hyperaktive Schweißdrüsen. Alle

Zitrusöle können benutzt werden, aber beachten Sie, daß sie die Lichtempfindlichkeit erhöhen.

Kräuter: Kräuter mit straffenden und austrocknenden Eigenschaften sind zum Beispiel Schafgarbe und Hexenhasel. Sie eignen sich in Form eines Tees zur abschließenden Spülung nach der Reinigung oder als Tinktur in Hexenhaselextrakt oder Essig.

Mischhaut

Mischhaut – in der T-Zone fettig, im Augen- und Mundbereich und an den Wangen trocken – ist der häufigste Hauttyp. Bei der Behandlung sollten Sie so vorgehen, als ob Sie zwei verschiedene Gesichter hätten, und eine Kombination aus ätherischen Ölen und Kräutern verwenden (siehe Hinweise zu trockener und fettiger Haut).

Ätherische Öle: Geranie, Lavendel, Ylang-Ylang und Rose wirken ausgleichend und sind bei fettiger und trockener Haut gleichermaßen zu empfehlen.

Kräuter: Calendula, Lavendel, Rose, Vogelmiere, Wegerich und Eibischwurzel.

Problemhaut

Pickel, Bläschen, Mitesser und Eiterkrönchen können sowohl bei fettiger als auch bei trockener Haut auftreten. Besonders bei fettiger Haut mit feiner Struktur und kleiner Porengröße sind die Probleme schon fast vorprogrammiert. Neben den Lebensgewohnheiten spielt bei diesem Hauttyp auch die Unterfunktion der Leber eine Rolle. Zu Akne kommt es meist dort, wo Fettdrüsen vorherrschen – im Gesicht, auf dem Rücken und auf der Brust. Bei einer von der Boston University durchgeführten Patientenbefragung sagten die meisten Patienten, daß Streß die Akne verschlimmere. Streß kurbelt sowohl bei Männern als auch bei Frauen die Adrenalinproduktion an, doch weibliche Aknepatienten scheinen zuviel von dem männlichen Geschlechtshormon Testosteron zu produzieren, welches für die meisten Aknearten verantwortlich ist. Wenn die Akne hormonbedingt ist, zeigt sie sich im allgemeinen an Kinn und Unterkiefer. Akne kann auch durch bestimmte Medikamente verursacht werden, zum Beispiel durch Hormonpräparate und Mittel gegen Epilepsie.

Problemhaut ist u.U. nur eine vorübergehende Erscheinung; besonders häufig tritt sie in der Pubertät auf, wenn die Hormone in Unordnung sind und eine übermäßige Fettproduktion verursachen. Doch viele Menschen haben mit Akne noch als Erwachsene zu tun, besonders dann, wenn sie hormonbedingt ist. Normalerweise wandert das Fett durch die Haarfollikel an die Hautoberfläche. Wenn sich dort aber abgestorbene Zellen und überschüssiges Fett sammeln, dann verstopfen die Poren, und der Haarkanal verengt sich. Der daraus resultierende Sauerstoffmangel begünstigt das Bakterienwachstum, das wiederum Entzündungen, Infektionen und Pusteln hervorruft, die oft Narben oder kleine Löcher in der Haut hinterlassen. Wenn Poren wiederholt verstopfen, vergrößern sie sich und ändern damit die Struktur der Haut. In den Poren eingeschlossenes Fett kann sich auch zu Mitessern entwickeln, die sich durch die Oxidation des Fettes schwarz färben – die dunkle Färbung entsteht also nicht durch Schmutz, wie vielfach angenommen wird.

Die Aknesymptome nehmen normalerweise im Frühsommer ab, wenn durch die verstärkte Sonneneinstrahlung mehr Vitamin D gebildet wird, das die Hauterneuerung fördert. Bei zuviel Hitze und Sonneneinstrahlung wird jedoch die Talgproduktion angeregt, so daß sich die Akne verschlimmert.

Reinigung: Problemhaut muß gründlich gereinigt werden. Beachten Sie bitte die Hinweise zu fettiger Haut und reinigen Sie das Gesicht dreimal am Tag. Viele Menschen mit Problemhaut greifen zu schäumenden Reinigern, diese sollten jedoch pH-neutral sein. Bei trockener Problemhaut empfehlen sich dieselben Maßnahmen wie bei trockener Haut (siehe oben).

Dampfbad: Ein bis zwei Dampfbäder pro Woche können bei Akne gute Dienste leisten. Wenn sich die Pusteln öffnen, muß die Haut vorsichtig gereinigt oder zumindest abgespült werden, bevor das Dampfbad fortgesetzt wird.

Peeling: Rubbelcremes können die Akne verschlimmern. Hier sollte die Schälbehandlung daher mit Alpha-Hydroxysäuren durchgeführt werden, die gleichzeitig eine tonisierende

Wirkung haben. Auch eine Papayamaske kann zum sanften Peeling aufgelegt werden.

Maske: Eine straffende Maske unterstützt den milden Schäleffekt und wirkt der Großporigkeit der Problemhaut entgegen. Auch Ton ist sehr nützlich, besonders wenn er mit Toner befeuchtet und mit antibakteriellen ätherischen Ölen vermischt ist.

Toner: Verdünnter Apfelessig hat antiseptische Eigenschaften und trägt zum Erhalt des Säuregleichgewichts in der Haut bei. Aloe Vera mit ihren heilenden Eigenschaften und einem pH-Wert von 4,3 eignet sich bei fettiger Haut sehr gut als Toner oder als Grundsubstanz für die Herstellung von Kosmetika. Auch Hydrosole wirken antiseptisch und können bei fettiger oder trockener Problemhaut verwendet werden.

Feuchtigkeitsspender: Zur Feuchtigkeitsbehandlung sollten leichte Lotionen, die zum größten Teil aus Aloe Vera bestehen, aufgetragen werden, um die Heilung geschädigter Haut zu fördern.

Ätherische Öle: Antiseptische und austrocknende ätherische Öle sind Indische Narde, Wacholder, Eukalyptus und Salbei. Rosmarin (Chemotyp Verbenon), Teebaum und Thymian (Chemotyp Linalol) eignen sich für trockene Problemhaut. Lavendel, Neroli und Rosmarin stimulieren das Wachstum neuer Zellen. In einer Studie mit 124 Aknepatienten hat eine 5%ige Verdünnung von Teebaumöl in einem Gel als Trägersubstanz eine gute Wirkung erzielt. Diese Mischung wirkte zwar langsamer als die normalerweise verschriebene 5%ige Benzylperoxid-Lotion, wurde von der Haut aber besser vertragen. Nach Ansicht der Wissenschaftler könnte deshalb eine stärkere Teebaumlösung ideal sein. Da Teebaumöl normalerweise keine Reizungen hervorruft, zeigen die meisten Menschen auch bei höheren Konzentrationen keine Gegenreaktion. Pfefferminze und Salbei wirken antibakteriell. Kamille ist entzündungshemmend und macht die Haut weich. Sie können Teebaum, Lavendel und Breitblättrige Pfefferminze *(Eucalyptus dives)* oder Indische Narde mehrmals am Tag unverdünnt punktuell auf Pickel oder auf zystische Akne auftragen, die im allgemeinen nicht »blüht«. Eventuell trocknet dadurch die Haut aus, doch über einen Zeitraum von 2 oder 3 Tagen ist die Anwendung unbedenklich.

Kräuter: Viele Kräuter verschaffen bei Problemhaut Linderung. Holunderblüten, Rotklee und Süßholz (Lakritze) helfen bei der Öffnung verstopfter Poren, verleihen der Haut gleichzeitig eine feinere Struktur und haben einen glättenden und heilenden Effekt. Erdbeerblätter bremsen die übermäßige Talgproduktion. Bei der eigenen Herstellung von Kosmetikprodukten sollten Sie Kräutertinkturen wie Kanadische Gelbwurzel und Myrrhe gegen Infektionen, als Vorbeugung gegen kleine Wundmale und zur Beschleunigung der Wundheilung hinzufügen.

Bei Problemhaut kann die innere Anwendung von Leberkräutern Wunder wirken. Gänsedistel, Klette, Gelber Ampfer, Gelbwurz und Sarsaparilla sind eine sehr gute Ergänzung zu aromatherapeutischen Behandlungen. Sie sollten sie täglich in Form von Tees oder Tinkturen zu sich nehmen.

Besenreiserhaut

Besenreiser sind kleine, erweiterte Äderchen, die sich meist um die Nase oder auf den Wangen befinden und erst bei stärkerer Ausprägung deutlich sichtbar werden. Dieses Phänomen findet sich bei allen Hauttypen, meistens jedoch bei trockener, dünner, empfindlicher oder reifer Haut. Es betrifft vor allem Menschen des nordeuropäischen Typs, besonders blonde, rothaarige oder sehr hellhäutige Menschen. Auch können extreme Temperaturen zur Entstehung bzw. Verschlimmerung beitragen, ebenso Alkoholkonsum, Rauchen, hoher Blutdruck oder ein grober Umgang mit der Haut, der kleine Äderchen platzen läßt. Besenreiser sind schwierig zu behandeln, aber bei guter Pflege der Haut läßt sich mit der Zeit durchaus eine Besserung feststellen. Unterstützende Maßnahmen sind körperliche Betätigung zur Förderung der Durchblutung, aromatherapeutische Behandlungen und die Zufuhr von Vitaminen, besonders solchen, die die Festigkeit der Adern erhöhen, z.B. E, B_2 und C (Flavonoide, d.h. sekundäre Pflanzeninhaltsstoffe, wie Hesperidin und Rutin).

Reinigung: Bei der täglichen Wäsche mit einer Waschcreme sollte nur lauwarmes Wasser an das Gesicht gelangen. Auf eine kalte Nachspülung muß ganz verzichtet werden.

Dampfhad: Diese Form der Behandlung sollten Sie vermeiden, es sei denn, Sie nehmen kurze Dampfbäder und setzen das Gesicht nur mäßiger Hitze aus, indem Sie es weit genug vom Topf entfernt halten.

Peeling: Bei der Schälbehandlung von Besenreiserhaut ist besondere Vorsicht geboten. Zu empfehlen sind milde Alpha-Hydroxysäuren wie Joghurt oder das Auftragen einer Papaya-Maske. Eine Rubbelbehandlung ist bei Besenreiserhaut grundsätzlich zu vermeiden, denn dadurch wird die Oberflächendurchblutung angeregt, was bei dieser sensiblen Haut nur noch mehr Äderchen zum Platzen bringt.

Masken: Die mildeste Behandlung für diesen Hauttyp bieten Masken aus Obst, Joghurt oder Honig. Ton ist nur dann ratsam, wenn er mit hautberuhigenden Bestandteilen wie Hydrosolen oder Öl angereichert ist und vor dem Trocknen abgewaschen wird. Ideal, aber schwierig zu finden ist blauer Ton.

Toner: Die mildesten Toner sind Hydrosole, allerdings eignet sich auch Aloe Vera.

Feuchtigkeitsspender: Da Besenreiser bei allen Hauttypen vorkommen, werden die Substanzen entsprechend ausgewählt und mit geeigneten ätherischen Ölen versetzt.

Ätherische Öle: Zur Eindämmung von Entzündungen nehmen Sie (Römische oder Deutsche) Kamille, die auch empfindliches Hautgewebe beruhigt, die Kapillaren stärkt und Gesichtsschwellungen reduziert. Die ätherischen Öle von Helichrysum, *Tanacetum annuum*, Rose, Orange, Neroli und Lavendel sind sehr mild und zugleich wirksam.

Kräuter: Kräuter, die sich als Tee oder äußerlich angewandte Auszugsöle gut zur Behandlung geplatzter Äderchen eignen, sind Calendula, Johanniskraut und Comfrey. Wenn die Haut nicht gerade extrem trocken ist, können Sie straffende Kräuterspülungen mit Eichenrinde und Hexenhasel durchführen. Weißdorn und Ginkgo, innerlich angewandt, stärken die Kapillaren. Andere wohltuende Kräuter sind flavonoidreiche Arten wie Johanniskraut und Calendula. Nahrungsmittel mit einem hohen Flavonoidgehalt sind zum Beispiel Buchweizen und Paprika. Grüner Tee enthält eine wichtige Tanninart, das sogenannte Catechin, das nach einem Bericht aus Rußland die Kapillaren stärken soll. Tanninreicher grüner Tee eignet sich auch gut als Spülung zum Abschluß einer Gesichtsbehandlung.

Reife Haut

Mit zunehmendem Alter wird die Haut trockener, und »Charakterfalten« treten deutlicher zutage, auch wenn sie nicht immer willkommen sind. Die Produktion der Hormone, die die Haut geschmeidig halten und ihr einen strahlenden Teint verleihen, geht mit der Zeit zurück. Die Haut produziert weniger Fett und Feuchtigkeit, so daß die Hautpflege dementsprechend angepaßt werden muß. Bei Menschen mit blasser Haut oder mit zu dünnem Fettgewebe in der Unterhaut, genauso wie bei Rauchern, ist die Wahrscheinlichkeit einer frühen Faltenbildung größer.

In welchem Alter hat die Haut einen »reifen« Zustand erreicht? Einige Hautärzte sprechen schon bei einem Alter von 25 Jahren von reifer Haut, aber in der Regel benutzt man diese Bezeichnung erst, wenn sich erste Linien um Mund und Augen zeigen. Bei vielen Frauen ist dies im Alter von etwa Dreißig der Fall – für vorbeugende Maßnahmen ist es allerdings nie zu früh. Dazu gehören die Zufuhr antioxidativ wirkender Vitamine und eine Begrenzung der Sonneneinstrahlung.

Die französische Schönheit Ninon de L'Enclos beklagte sich einst bitterlich: »Wenn Gott den Frauen schon Falten geben mußte, dann hätte er sie wenigstens unter die Fußsohle plazieren können.« Unsere auf Jugendlichkeit ausgerichtete Gesellschaft gestattet es nicht, daß sich Frauen mit dem Älterwerden abfinden und sich dabei sogar wohl fühlen. Erst wenn wir lernen, uns so zu akzeptieren, wie wir sind, und die Weisheit zu würdigen, die Erfahrung und Reife mit sich bringen, wird sich die Situation ändern.

Für die Behandlung von reifer Haut gilt dasselbe wie für trockene Haut.

Ätherische Öle: Die Öle von Lavendel, Geranie, Neroli, Rosmarin und Rose werden von jeher gegen die Hautalterung eingesetzt. Jasmin, Weihrauch, Myrrhe, Karottensamen, Helichrysum und Zistrose wirken sich verjüngend auf reifere Haut aus, da sie die Zellerneuerung stimulieren. Das Samenöl der Hagebutte wirkt außerdem wohltuend.

Kräuter: Nützlich sind Gotu Kola *(Centella asiativa)* sowie beruhigende Kräuter, z.B. Eibisch und Comfrey.

Sonnengeschädigte Haut

Zu sonnenbedingten Hautschädigungen kann es in jedem Alter kommen, doch die Auswirkungen, insbesondere Faltenbildung und Pigmentprobleme, zeigen sich oft erst mit zunehmendem Alter. Wenn Sie Sonnenschäden auf der Haut feststellen möchten, bevor sie von außen sichtbar sind, dann sollten Sie Ihr Gesicht im Licht einer speziellen Lampe betrachten, die in einigen Kosmetikgeschäften den Kunden(-innen) zur Verfügung steht. Wenn Sie sich immer viel in der Sonne aufgehalten haben, werden Sie wahrscheinlich über das entsetzt sein, was die Lampe enthüllt. Leicht zu erkennen sind Unregelmäßigkeiten in der Pigmentierung, die sich wahrscheinlich erst später im Leben deutlicher zeigen.

Die Zellen, die den Hautfarbstoff enthalten, heißen Melanozyten und befinden sich in der Basalschicht der Haut. Diese Zellen unterscheiden sich von anderen durch ihre langen, hohlen Arme, die strahlenförmig von ihnen ausgehen. Wenn sie vom Sonnenlicht stimuliert werden, binden sie sich an benachbarte Zellen utd injizieren ihnen Melanin, den Hautfarbstoff. Somit vertieft sich die Hautfärbung, und es entsteht die sogenannte Bräunung zum Schutz der darunterliegenden, empfindlichen Hautschichten vor den negativen Auswirkungen der Sonne. Melanin bietet aber nur einen begrenzten Schutz, und nach einigen Tagen in der Sonne wird die Haut dicker, um sich zu schützen.

Wie überall, so ist auch hier Vorsicht die wichtigste Maßnahme. Am besten ist es, die Zeit der Sonnenbestrahlung zu begrenzen; denn immerhin wird das Sonnenlicht für 90 Prozent des Hautalterungsprozesses verantwortlich gemacht. Die langwelligen ultravioletten Strahlen (UV-A), die bis in die tieferen Schichten der Haut vordringen, schädigen speziell das Collagen, das Elastin und die Zell-DNS. Diese Strahlen, die zur Alterung der Haut führen, sind im normalen Tageslicht enthalten und bewirken, daß die Haut die kürzeren UV-B-Strahlen, die die Haut bräunen, leichter aufnimmt (diese sind in den

Mittagsstunden am stärksten). Beide Strahlungsarten werden mit vorzeitiger Hautalterung und Hautkrebs in Verbindung gebracht. Man nimmt an, daß besonders die (sehr kurzwelligen) UV-C-Strahlen für den weltweiten Anstieg der Hautkrebserkrankungen verantwortlich sind. Mit dem Schwinden der Ozonschicht wird der Schutz vor den schädlichen Sonnenstrahlen noch dringlicher.

Dr. med. Margaret Kripke vom Anderson-Krebscenter in Houston, Texas, gibt allerdings zu bedenken, daß diejenigen, die Sonnenschutzcremes verwenden, sich häufig in einer falschen Sicherheit wähnen und stundenlang in der Sonne liegen. Ihrer Meinung nach wird die durch die UV-Strahlen hervorgerufene Schwächung des Immunsystems durch das Sonnenschutzmittel nicht gestoppt. Doch anstatt Sonnencremes zu verdammen, propagiert sie die Verwendung von Sonnenschutzmitteln zusammen mit schützender Kleidung sowie die Begrenzung des Aufenthalts in der Sonne. Obwohl noch keine natürliche Substanz gefunden wurde, die einen völligen Schutz vor der Sonne bietet, gibt es einige Naturprodukte, die einen gewissen Schutz bieten. Auch kommerzielle Sonnenschutzmittel enthalten aus natürlichen Substanzen hergestellte Produkte, z. B. PABA, einen Teil des Vitamin-B-Komplexes, und Zimtsäure. Die Sicherheit dieser und anderer chemischer Sonnenschutzmittel ist jedoch umstritten; denn viele verursachen nachgewiesenermaßen allergische Reaktionen. Ein neues Sonnenschutzmittel aus den Aminosäuren der Seealgen wird derzeit in Australien getestet.

Untersuchungen haben ergeben, daß Sesamöl das Eindringen der schädigenden Sonnenstrahlen um etwa 30 Prozent verringert. Oliven-, Kokosnuß- und Erdnußöl blocken zusammen mit Aloe Vera gute 20 Prozent ab. Auch Helichrysumöl schirmt ultraviolette Strahlung ab (in 2%iger Lösung anzuwenden). Nach Berichten des Xienta-Instituts für Dermatologie in Bernville, Pennsylvania, hilft eine 5%ige Lösung von Vitamin E nicht nur bei Verbrennungen, sondern verzögert auch die Schädigung tiefer liegender Hautschichten, indem sie die Oxidationsprozesse hemmt. Wir möchten deshalb trotz allem zu dem Gebrauch chemischer Sonnenschutzmittel raten – zumindest im Gesicht, wenn Sie sich viel draußen aufhalten. Die in

Naturkostläden vertriebenen Sonnenschutzmittel enthalten wahrscheinlich die geringsten Mengen an künstlichen Bestandteilen.

Der Pflanzentherapeut Paul Duraffourd hebt die reinigenden Eigenschaften des Karottensamenöls hervor sowie dessen positive Wirkungen bei Abszessen, Geschwüren und sogar bei Epithelkrebs. Karottensamenöl kann zur Behandlung von Zellunregelmäßigkeiten, z.B. Leberflecken, herangezogen werden. Eine 1990 durchgeführte Studie zeigt, daß Schwarzkümmel bei lokaler Anwendung krebshemmend wirkt, und es gibt Hinweise, daß dies auch auf Zitrusöle zutrifft (da diese aber auch Lichtempfindlichkeit hervorrufen, sind sie – bevor keine weitergehenden Erkenntnisse vorliegen – für diesen Zweck nicht zu empfehlen).

Für die Gesichtspflege gelten dieselben Hinweise wie für trockene Haut bzw. reife Haut.

Ätherische Öle: Lavendelöl in einer 2%igen Verdünnung von Aloe-Vera-Gel ist das beste Heilmittel gegen Sonnenbrand. Wenn Sie es im Kühlschrank aufbewahren, kühlt und lindert es jede Art von Verbrennung. Rauhe Stellen, sonnengeschädigte und zu früher Faltenbildung neigende Haut und sogar Veränderungen im Vorkrebsstadium reagieren besonders positiv, wenn eine 3%ige Lösung von Karottensamen- und Kümmelöl mindestens zweimal täglich aufgetragen wird.

Kräuter: Öle mit Auszügen aus Johanniskraut, Calendula, Holunder oder Comfrey lindern Sonnenbrand. Obwohl es in einigen Kräuterbüchern heißt, daß Johanniskraut bei innerer Anwendung die Haut lichtempfindlich macht, ist dies bisher nur bei Rindern wissenschaftlich nachgewiesen. Bevor Sie Kräuteröle auf Verbrennungen auftragen, sollten Sie warten, bis die »Hitze« nachgelassen hat; denn wenn verbrannte Hautpartien mit Pflanzenölen in Berührung kommen, steigert sich das Hitzegefühl noch weiter. Zuerst sollten Sie deshalb die Lavendel-Aloe-Lösung verwenden und mit den Ölen noch ein paar Tage warten.

Hautpflegeprodukte selbst herstellen

Produkte für die Gesichtspflege sind leicht in der eigenen Küche herzustellen; dies macht Spaß, ist kostengünstig und erfordert zudem keinen großen Aufwand. Die Kosmetikprodukte sind zu Geburtstagen und anderen Feiern immer ein schönes Geschenk. Die Eigenkreationen müssen stets mit Datum und Etikett versehen werden; denn sonst kann es vorkommen, daß ein Mitglied der Familie die Calendula-Gesichtscreme für Mayonnaise hält ...

Es folgen einige Rezepte für jeden Schritt des Gesichtspflegeprogramms. Mit Hilfe dieser Anregungen und ausgehend von den Inhaltsstoffen, die Ihrem Hauttyp entsprechen (siehe oben), werden Sie sicherlich schnell eigene Ideen entwickeln. Wenn Sie keine Zeit zur Herstellung eigener Hautpflegeprodukte haben, dann können Sie im Handel erhältliche Produkte mit ätherischen Ölen verfeinern. Es ist wichtig, auf qualitativ hochwertige Produkte zu achten, die kein Mineralöl und künstliche Farb-/Duftstoffe oder andere möglicherweise schädliche Inhaltsstoffe enthalten.

Reinigungsmittel

Reinigungslösung für trockene Haut
¼ Tasse Hydrosol oder Aloe-Gel
1 TL Pflanzenöl
1 TL Glycerin
½ TL Grapefruitsamen-Extrakt
5 Tr. Rosmarin (Chemotyp Verbenon)
Vor jedem Gebrauch gut schütteln – diese Lösung schäumt zwar in der Flasche, aber nicht auf der Haut. Bei Verwendung des Aloe-Gels (anstelle des Hydrosols) entsteht eine dickere Lösung. Mit den Fingern oder einem Wattebausch auftragen, dann abspülen.

Reinigungslösung für fettige Haut
¼ Tasse Hydrosol oder Hexenhasel (mit Alkohol, aus der Drogerie)
1 TL Kräuteressig

1 TL Glycerin
½ TL Grapefruitsamen-Extrakt
1 TL Echinacea-Tinktur (bei Akne)
5 Tr. Eukalyptus
Anwendung wie oben.

Peelings

Gesichtsrubbelcreme
1 Teil Hafermehl
⅓ Teil Maismehl
etwas Ton (nach Belieben)
⅓ Teil Kräuter (Lavendel und Pfefferminze)
Alle Zutaten mit einer elektrischen Kaffeemühle zermahlen
und das Pulver in einem geschlossenen Behälter aufbewahren. Für die Rubbelcreme stellen Sie eine Paste aus 1 Teelöffel des Pulvers mit ausreichend Wasser oder Hydrosol zum
Befeuchten her. Die Paste geben Sie auf das angefeuchtete
Gesicht, rubbeln es damit leicht ab und entfernen die Paste
anschließend mit warmem Wasser. Die Mischung kann
auch als Maske benutzt werden, die 10 Minuten auf dem
Gesicht bleibt.

Kräuterpeeling für »Teeniehaut«
¼ Tasse Hafermehl
1 EL getrockneter Lauendel
1 EL getrocknete Thymianblätter
1 EL getrocknete Rosmarinblätter
5 Tr. Teebaum
Das Hafermehl und die Kräuter mit einer elektrischen Kaffeemühle zu einem feinen Pulver mahlen, das ätherische Öl
zugeben und gut mit der Masse vermischen. Das Ganze
trocken in einem luftdichten Glas aufbewahren. Für den Gebrauch wird 1 Teelöffel der Mischung mit Rosenwasser oder
Aloe angerührt. Das Gesicht sanft mit der Masse abreiben
und danach abspülen.

Gesichtsdampfbäder

Basisrezept

1 l kochendes Wasser
1 große Handroll Kräuter (je nach Hauttyp, siehe oben)
5 Tr. ätherische Öle (je nach Hauttyp)

Die Kräuter 5–10 Minuten abgedeckt einweichen. Den Deckel abnehmen und die ätherischen Öle zugeben. Ein Handtuch über den Kopf legen und ein 10minütiges Dampfbad nehmen. Danach die Kräuter abseihen und den restlichen Tee für eine abschließende Gesichtsspülung aufbewahren.

Gesichtsmasken

Maske für trockene Haut

1 EL Gesichtsrubbelcreme
1 TL Pflanzenöl
1 TL Honig
1 EL Rosenwasser oder Aloesaft
1 Tr. Rose
1 Eigelb (wahlweise)

Auch Neroliöl paßt sehr gut zu diesem Rezept. Zutaten mischen und im Gesicht auftragen. Die Maske 5–10 Minuten einwirken lassen, dann abwaschen.

Maske für fettige Haut

1 EL Ton
1 EL Hexenhasel (mit Alkohol, aus der Drogerie)
1 pürierte Erdbeere
1 Tr. Indische Narde

Die Zutaten mischen und auftragen, Maske 5–10 Minuten einwirken lassen, abwaschen.

Maske für Aknehaut

1 EL Bentonitton (oder ein anderer Gesichtston)
2 EL Tee aus Comfreyblättern
1 TL zerriebene Holunderblüten
1 TL zerriebene Erdbeerblätter
1 Tr. Lavendel

Sie stellen einen Tee her, indem Sie 1 Eßlöffel getrocknete Comfreyblätter in ½ Tasse heißem Wasser ziehen lassen. Nach dem Abkühlen die Zutaten zu einer Paste verrühren. Dünn auf das Gesicht auftragen, die Augenpartie dabei aussparen. 10–15 Minuten oder auch länger einwirken lassen, dann abspülen. Den restlichen Tee als Kompresse oder Spülung verwenden.

Intensive Aknebehandlung

½ TL Pulver aus Kanadischer Gelbwurzel
¼ TL Teebaum

Zutaten zu einer Paste verrühren, eventuell Wasser zugeben, um die richtige Konsistenz zu erhalten, und direkt auf die betroffenen Stellen auftragen. Mindestens 20 Minuten einwirken lassen. Abspülen.

Maske für Mischhaut

1 EL Joghurt
1 EL Apfelmus
1 EL pürierte Papaya
2 Tr. flüssiges Lecithin (nach Belieben)
1 Tr. Geranie

Zutaten mischen, auftragen und mindestens 5 Minuten einwirken lassen. Abspülen.

Schälmaske für alle Hauttypen

2 EL pürierte Papaya
1 TL Honig
1 Tr. Karottensamen
1 EL zermahlene Pfefferminzblätter (die Menge muß ausreichen, um die Mischung anzudicken)

Mischen, auftragen und mindestens 10 Minuten einwirken lassen, abspülen.

Toner

Toner für fettige Haut und Problemhaut

½ Tasse Hexenhasel (mit Alkohol, aus der Drogerie)
½ Tasse gehackte, frische Kräuter oder ¼ Tasse getrocknete Kräuter

2 EL Rosenwasser oder Aloe Vera
je 5 Tr. Zedernholz und Lavendel
Kräuter und Hexenhasel mischen und 10 Tage einweichen.
Abseihen und ätherische Öle sowie Rosenwasser oder Aloe
Vera zugeben. Vor Gebrauch schütteln.

Toner für trockene und reife Haut
60 ml Aloe-Vera-Gel
60 ml Orangenblütenwasser
1 TL Weinessig mit Calendulaauszug
6 Tr. Helichrysum
Vitamin-E-Öl (800 IE)
Mischen und vor Gebrauch schütteln.

Toner für empfindliche Besenreiserhaut
¼ Tasse Aloe-Vera-Saft
¼ Tasse Rosenwasser
¼ TL Glycerin
je 5 Tr. Neroli und Rose
Mischen und vor Gebrauch schütteln. Aufsprühen oder mit
einem Wattebausch auftragen.

Duftwasser
10 Tr. ätherisches Öl
120 ml destilliertes Wasser
Vor jedem Gebrauch gut schütteln. In einer Sprühflasche
aus Glas aufbewahren. Kann für den ganzen Körper verwendet werden.

Cremes und Lotionen

Auch wenn es auf den ersten Blick kompliziert erscheint, so ist
es doch relativ einfach, Cremes und Lotionen in der eigenen
Küche herzustellen. Es sind zwar etwas Geduld und Vorbereitung erforderlich, aber mit ein wenig Erfahrung werden Sie von
den Ergebnissen immer wieder neu inspiriert.

Machen Sie sich mit den Zutaten von Lotionen und Cremes
vertraut und mit der Art und Weise, wie diese die Produkte verändern und die Haut positiv beeinflussen. Diese Einführung gibt
Antworten auf die Fragen, die bei der eigenen Herstellung von

Kosmetika am häufigsten auftauchen. Es bietet sich an, mit einfachen Rezepten zu beginnen, die reines Öl, Wasser und Bienenwachs enthalten. Wenn Sie die Grundtechniken beherrschen, können Sie mit den »Besonderheiten« fortfahren – verschiedenen Farben, Wässern und Ölen, die Abwechslung in die Rezepte bringen. Sollten Ihnen bestimmte Zutaten nicht bekannt sein, so finden Sie die Beschreibungen in den entsprechenden Kapiteln.

Konservierungsmittel

Für selbstgemachte Kosmetik bedarf es keiner Konservierungsstoffe, wenn trockene Zutaten verwendet werden, z.B. Gesichtspeelings, Badesalze oder Puder und Pulver. In Cremes, Lotionen und anderen wasserhaltigen Produkten siedeln sich dagegen leicht Bakterien an. Sogar schon das Eintauchen eines sauberen Fingers in ein selbstgemachtes Produkt führt zum Bakterienwachstum. Deshalb empfiehlt sich ein kleiner Kosmetikspachtel oder ein sauberes Holzstäbchen, um die Creme aus dem Glas zu entnehmen. Für eine dünne Lotion können Sie auch eine Spritzflasche verwenden.

Die besten Konservierungsstoffe sind ätherische Öle – insbesondere Lavendel, Benzoin und Eukalyptus. Es ist jedoch zu beachten, daß ätherische Öle nur in begrenztem Maße gegen Bakterien und Pilze wirken. Achten Sie auf die Eigenschaften und Gerüche der Öle, wenn Sie das für Ihre Kreation passende Öl aussuchen. Durch den Zusatz ätherischer Öle halten sich Lotionen und Cremes in der Regel bis zu 6 Monaten, und bei Aufbewahrung im Kühlschrank verdreifacht sich die Haltbarkeit der meisten Produkte. Um eine längere Haltbarkeit zu erreichen, können Sie dem Öl auch 400 IE Vitamin E oder dem Wasser ¼ Teelöffel kristallines Vitamin C zusetzen. Grapefruitsamen-Extrakt ist zwar kein ätherisches Öl, wirkt aber trotzdem stark antibakteriell; 5–10 Tropfen davon können den Mischungen zusammen mit dem ätherischen Öl beigemischt werden. Eine Lotion mit mindestens 2 Prozent ätherischen Ölen hält sich im allgemeinen länger als 1 Jahr, selbst dann, wenn sie bei Zimmertemperatur gelagert wird. Wichtig ist, daß Tiegel, Schüsseln und Meßbecher bei der Herstellung der Produkte sauber sind. Auch sollten Sie peinlich genau darauf achten, daß die Deckel nach jeder Benutzung des Produktes abgewischt werden.

Emulgatoren

Emulgatoren binden Öl und Wasser, so daß sich diese Substanzen nicht in zwei Phasen trennen. Durch chemische Emulgatoren wird die Tiefenwirkung der ätherischen Öle leicht gemindert; denn die Öle verharren eher im Produkt, als daß sie mit dem Fett der Haut reagieren. Da für die Herstellung aller Cremes und Lotionen Emulgatoren gebraucht werden, haben wir die natürlichsten ausgesucht: Bienenwachs, Lanolin, Glycerin und Lecithin. In die folgenden Ausführungen haben wir allgemeine Hinweise aufgenommen, auf die Sie zurückgreifen können, wenn Sie eigene Mischungen ausprobieren möchten.

Bienenwachs

Der für selbstgemachte Kosmetika am häufigsten verwendete natürliche Emulgator ist Bienenwachs, das Öl und Wasser am besten in Suspension hält. Je nach Menge kann es Lotionen leicht andicken oder einen Lippenbalsam fester machen. Wenn die Imker den Honig ausgeschleudert haben, schmelzen sie die Wabe, filtern sie und gießen sie zu Blöcken. Bienenwachs wird in Kunsthandwerks-, Naturkost- und Kräuterläden sowie von den Imkern selber verkauft. Sie sollten darauf achten, daß es sich nicht um unreines Bienenwachs oder gar Paraffin handelt. Wenn das Bienenwachs bröckelt, ist es wahrscheinlich alt. Eine dunkle Färbung deutet darauf hin, daß es möglicherweise Propolis enthält, einen antibakteriellen Baustoff, mit dem Bienen ihren Stock versiegeln. Ein wenig Propolis im Bienenwachs ist vorteilhaft für die Herstellung von Kosmetikprodukten (obwohl es dunkle Flecken hinterlassen kann), und wegen seiner starken antibakteriellen Wirkung kann es sogar die Haltbarkeitsdauer verlängern. Propolis wird auch in reiner Form verkauft, eignet sich aber nicht als Ersatz für Bienenwachs.

Pro Tasse Basisöl verwenden Sie jeweils bis zu 20 g Bienenwachs für eine Salbe, einen Lippenbalsam oder eine Creme und bis zu 15 g zum Eindicken von Lotionen.

Lanolin

Lanolin ist das Fett, das aus der Schafwolle gewonnen wird. In seiner Struktur ähnelt es dem menschlichen Hautfett und wird deshalb leicht absorbiert. Es gibt drei Typen von Lanolin. Dickes, anhydrides Lanolin (enthält kein Wasser) ist am wenigsten als Emulgator geeignet, da es sich nicht gut mit Wasser mischt; hydrides Lanolin enthält geringe Mengen Wasser, ist leichter zu verarbeiten und kann für die Herstellung von Lotionen verwendet werden; der dritte Typ, flüssiges Lanolin, eignet sich ohne Zusätze als Lotion, allerdings auch als Inhaltsstoff für Cremes und Lotionen.

Fettreiches Lanolin verstärkt die beruhigenden Eigenschaften eines Produktes und verleiht diesem eine festere Konsistenz, eine zu große Menge führt jedoch zur Klebrigkeit. Aber auch diese Eigenschaft kann erwünscht sein, nämlich für wasserabweisende Baby-Wundcremes oder Salben, die gut auf der Haut haften sollen. Eine kleine Menge Lanolin trägt zur Emulgation einer Creme oder Lotion bei, ist jedoch als alleiniges Bindemittel nicht ausreichend, so daß noch Bienenwachs hinzugefügt werden muß.

Lanolin ist in den meisten Drogerien erhältlich. Bevor Sie es kaufen, sollten Sie allerdings daran riechen; denn manchmal riecht es so streng nach Schaf, daß kein ätherisches Öl in der Lage ist, diesen penetranten Geruch zu überbieten. Das Lanolin wird in die leicht erwärmten Zutaten der öligen Fraktion der Cremes hineingerührt. Flüssiges Lanolin kann der wäßrigen Fraktion im Mixgerät beigemischt werden.

Zur Anreicherung einer Tasse Basisöl nehmen Sie bis zu ½ Teelöffel hydrides oder flüssiges Lanolin. Einige Menschen reagieren überempfindlich auf Lanolin, deshalb sollten Sie es zunächst auf einer kleinen Hautpartie testen, besonders wenn das Produkt für Babys gedacht ist.

Glycerin

Glycerin ist eine klare, süße, klebrige Substanz, die aus Pflanzen und Tieren gewonnen oder auch synthetisch erzeugt wird. Oft bildet sie sich als Nebenprodukt bei der Seifenherstellung. Das teurere »Pflanzen«-Glycerin entsteht, wenn Kokos- oder

Olivenölseifen (und nicht die sonst üblichen Talg- und Schmalzseifen) produziert werden.

Glycerin ist wasseranziehend, und auch hier gilt: Weniger ist mehr. Bei der Verwendung zu großer Mengen wird das Endprodukt klebrig. Da Glycerin Wasser aus der Luft anzieht, eignet es sich hervorragend als Zusatz zu Feuchtigkeitscremes, besonders in einem feuchten Klima.

Außerdem ist Glycerin ein natürliches Konservierungsmittel, das sich sowohl mit Wasser als auch mit Fett mischt. Deshalb ist es auch ein recht guter Emulgator, der jedoch zum Eindicken oder Suspendieren einer Mischung allein nicht ausreicht. Glycerin findet schon seit langem Verwendung in Kosmetikprodukten.

Auf 1 Tasse Basismischung kommt jeweils bis zu 1 Teelöffel Glycerin.

Lecithin

Dieser Emulgator wird aus Sobabohnen gewonnen und kommt auch im Eigelb vor. Früher wurde Lecithin zur Emulgation von Bade- und Haarpflegeprodukten benutzt. Es verbessert die Verteilbarkeit von kosmetischen Produkten und hinterläßt ein sehr zartes Gefühl auf der Haut, bei Verwendung zu großer Mengen macht es die Haut allerdings klebrig. Lecithin gibt es als Granulat oder in flüssiger Form in Reformhäusern und Naturkostläden. Es eignet sich für Cremes oder Lotionen.

Zu 1 Tasse Ölbasis wird bis zu ½ Teelöffel granuliertes oder flüssiges Lecithin gegeben. Da es nicht wasserlöslich ist, wird es am besten zugefügt, wenn Öl und Bienenwachs geschmolzen werden.

Farben

Es macht Spaß, Lotionen, Cremes, Badesalze und andere Produkte zu färben und solange zu experimentieren und zu mischen, bis die richtige Farbe herauskommt. Grün, Rot und Gelb können leicht aus natürlichen Pflanzenpigmenten gewonnen werden; mit Blau- und Violettönen ist es dagegen schwieriger. Am besten färben Sie eine Mischung, indem Sie ein Trägeröl mit Auszügen einer färbenden Pflanze verwenden. So produzieren Calendula und Kurkuma ein tiefes Gelb; das Öl von Comfrey, Wegerich, Nessel und Vogelmiere ergibt ein schönes Grün, und Alkanet (Färberkrautwurzel) erzeugt je nach Stärke ansprechende Pink- und Rottöne.

Wesentlich schwieriger ist es, natürliche blaue Schattierungen zu erreichen. Wir haben Versuche mit ätherischen Ölen wie *Tanacetum annuum* und Deutscher Kamille durchgeführt, die beide das leuchtend blaue Chamazulen enthalten. Dabei entstand ein faszinierender Geruch, doch für die Blaufärbung waren große Mengen an Ölen erforderlich, so daß die Lotion sehr teuer wurde. Ein weiterer Nachteil war, daß sich das anfängliche leuchtende Blau schnell in ein Graublau und innerhalb einiger Wochen in ein schmutziges Grün verwandelte. Wenn die Kosten allerdings keine Rolle spielen und das Produkt schnell aufgebraucht werden soll, dann werden Sie sicherlich begeistert sein.

Ebenso beeinflußt die Farbe des Pflanzenöls die Färbung des Endproduktes. Nicht raffiniertes Safloröl (Färberdistelöl) beispielsweise ist gelb, und frisch gepreßtes Olivenöl hat eine grüne Farbe. Auch Kräutertee oder ein Auszugsessig, Hexenhasel oder Tinkturen, die Sie der wäßrigen Basis von Cremes und Lotionen zufügen, können eine gewisse Färbung verursachen, die jedoch schwächer ausgeprägt ist. Ein farbloses Öl und reines Wasser führen zu einer schönen weißen Creme oder Lotion.

Besondere Zutaten

Durch spezielle Zutaten wie Blütenpollen, Gelee Royale, Kräuterextrakte, Honig oder Glycerin verleihen Sie Ihren Körperlotionen eine besondere Note. In diesen Zutaten sind Vitamine, Mineralien und Enzyme enthalten, die auf der Haut ihre wohltuende Wirkung entfalten. Kräuterextrakte können der wäßrigen Fraktion der Mischung als Tinktur oder Tee zugefügt werden. Schon kleine Mengen dieser Zusätze (1 Teelöffel oder weniger) reichen für Cremes oder Lotionen völlig aus.

Wasser und Öl

Die Grundsubstanzen für Cremes und Lotionen sind Wasser und Öl. Diese Inhaltsstoffe werden gemischt und den Bedürfnissen der unterschiedlichen Hauttypen angepaßt. Die wäßrigen Bestandteile eines Rezepts können der unten aufgeführten Liste entnommen werden (auch Mischungen sind möglich), dasselbe gilt für die öligen Bestandteile. Es kommt nur darauf an, daß Sie das richtige Verhältnis von Wasser zu Öl in einem Rezept beibehalten. Alle Lotionen und Cremes gewinnen an Festigkeit, wenn sie abkühlen, deshalb ist es am einfachsten, sie nach der Fertigstellung in Gläser mit weiten Öffnungen umzufüllen. Wenn Sie ein gesättigtes Öl wie Kakaobutter oder Kokosnußöl nehmen, wird das Endprodukt sogar noch härter, doch beim Auftragen auf die Haut wird es sofort weich.

Wasser
  destilliertes Wasser
  Quellwasser
  Aloe-Vera-Saft
  Rosenwasser oder andere Hydrosole

Öl
  jedes beliebige Pflanzenöl
  Kräuterauszugsöl
  Kakaobutter
  Kokosnußöl

Geräte für die Herstellung von Cremes und Lotionen

Alle Geräte, die Sie brauchen, finden Sie wahrscheinlich in Ihrer Küche. Vor dem Gebrauch müssen alle Gegenstände gründlich gereinigt werden.

Mixer, Gummischaber, Trichter mit weiter Öffnung, Eßstäbchen, Meßbecher, ein kleiner Topf, eine hitzebeständige Tasse, Gläser.

Rezepte

Für die unten aufgeführten Rezepte für Creme und Lotion gelten die Anweisungen der Basiscreme. Es empfiehlt sich nicht, die Rezepte zu halbieren, denn dann ist für die Quirle des Mixers nicht genügend Flüssigkeit vorhanden, und die Mischung wird eventuell nicht dick genug.

Basiscreme
   1 Tasse Öl
   20 g Bienenwachs
   1 Tasse lauwarmes Wasser
   30–50 Tr. ätherische Öle

Füllen Sie das Öl in eine hitzebeständige Tasse und geben Sie das geraspelte Bienenwachs hinzu. Die Tasse in einen kleinen Topf mit siedendem Wasser setzen – sie sollte bis zur Hälfte im Wasser stehen. Nur so lange erhitzen, bis das Bienenwachs geschmolzen ist, dann die Tasse aus dem Wasserbad nehmen. Ein paar Minuten abkühlen lassen, aber darauf achten, daß das Bienenwachs nicht aushärtet. Sie sollten den Finger ohne Probleme in das Öl stecken können, und beim Herausziehen sollte eine dünne, hartgewordene Wachsschicht am Finger hängenbleiben. Den Mixer auf die höchste Stufe stellen und langsam die Öl-Wachs-Mischung zugeben, so wie man auch eine Mayonnaise machen würde. Eine gute Emulsion und Konsistenz hängen nicht nur von der Temperatur der Mischung ab, sondern auch davon, wie gleichmäßig das Öl in das Wasser gegossen wird.

Die Mischung sollte beginnen, fest zu werden, wenn drei Viertel des Öls zugegeben sind. Das Eßstäbchen eignet sich ab diesem Punkt bestens zum Rühren, während Sie das Öl eingießen. Beim Rühren darauf achten, daß die Stäbchen nicht mit den tieferliegenden Quirlen des Mixers in Berührung kommen. Den Rest des Öls langsam zufügen, bis die Mischung so steif wird, daß sie kein Öl mehr aufnehmen kann, oder bis das gesamte Wasser absorbiert ist, was jedoch nicht immer gelingt. Manchmal bleibt etwas Wasser im Mixer zurück. Es wird weggegossen oder vorsichtig mit einem Tuch von den Kanten abgetupft.

Inzwischen sollte eine schöne, dicke Creme entstanden sein. Die ätherischen Öle zum Schluß zugeben, den Mixer dabei nur so stark anstellen, daß die Öle untergerührt werden; denn es besteht die Gefahr, die Mischung durch zu starkes Rühren zum »Umkippen« zu bringen. Um diese Menge an Creme zu parfümieren, benötigen Sie je nach Geschmack etwa 30 bis 50 Tropfen ätherisches Öl. Zum Schluß füllen Sie die Creme mit Hilfe des Gummischabers in die Gläser (mit einem Fassungsvermögen von 30 bis 60 ml) um. Überschüssige Creme lagern Sie am besten im Kühlschrank, um ihre Haltbarkeitsdauer zu verlängern.

Basislotion
  ¾ Tasse Öl
  1 Tasse Wasser
  15 g geraspeltes Bienenwachs (ungefähr 2 EL)
  30 Tr. ätherisches Öl
  Herstellung wie oben.

Exotische Rosencreme
  1 Tasse Rosenwasser
  1 EL Tinktur aus Rosenblütenblättern
  60 ml Hagebuttensamen
  60 ml Macadamianuß
  30 ml Squalen oder Jojoba
  30 ml Alkanet (Färberkrautwurzel)
  15 g Bienenwachs
  Vitamin E (800 IE)
  20 Tr. Rose
  Herstellung wie oben. Diese Mischung verwöhnt jeden Hauttyp.

Natürliches Sonnenöl
  60 ml Sesam
  60 ml Calendula
  60 ml Aloe-Vera-Gel
  1 TL Vitamin-E-Öl
  je 8 Tr. Lavendel und Karottensamen
  Zutaten mischen und vor Gebrauch gut schütteln. Diese Mischung bietet nur einen geringen Sonnenschutz, ist aber nach dem Sonnenbad sehr wohltuend.

KAPITEL 10

Ätherische Öle in der Küche

Ätherische Öle und aromatische Hydrosole eignen sich nicht nur für kosmetische und therapeutische Anwendungen, sondern sind auch in der Küche eine große Bereicherung, und mit etwas Erfahrung und Kreativität sind Ihren Möglichkeiten fast keine Grenzen gesetzt.

Küchenkräuter spielen von alters her eine wichtige Rolle in der kreativen Kochkunst, da sie allen Gerichten Geschmack und Farbe verleihen und den Nährwert erhöhen. Haben Sie schon jemals daran gedacht, einen Geranienpudding mit einem Häubchen Nerolisahne zu krönen, von aromatisierten Sorbets geträumt oder sich eine Eiscreme mit echtem Rosenöl vorgestellt? Kräutertee auf Eis mit einem Schuß eines aromatischen Hydrosols ist an heißen Sommertagen ein himmlisches Getränk. Auch Tee- oder Zuckerdosen lassen sich mit ein paar Tropfen ätherischem Öl beduften. Dillöl in Kartoffelsalat oder Kümmelöl in Rahmkäse sind ebenfalls einen Versuch wert. Wenn Sie dieses Kapitel lesen und einige Rezepte ausprobieren, werden Sie sicherlich zu ganz neuen kulinarischen Kreationen inspiriert.

Auch beim Kochen sind – wie überall in der Aromatherapie – Sicherheitsvorkehrungen sehr wichtig. Sie sollten darauf achten, daß Sie nur reine Öle aus verläßlichen Quellen verwenden und keine synthetischen Düfte oder Geschmacksstoffe. Ätherische Öle, die mit Kohlendioxid extrahiert wurden, sind zum Kochen und Würzen ideal, da ihr Aroma dem der lebenden Pflanze am nächsten kommt (siehe Kapitel 12: »Extraktion ätherischer Öle«). Absolues dagegen werden in der Küche grundsätzlich nicht verwendet, da sie möglicherweise noch Lösungsmittelreste aus dem Extraktionsprozeß enthalten. Im allgemeinen ist es sinnvoll, nur Öle von Pflanzen zu benutzen, die in der Küche ohnehin Verwendung finden, zum Beispiel Zitrusöle oder Samenöle wie Anis, Dill, Sellerie, Kreuzkümmel und Koriander. Gut geeignet sind auch ätherische Öle von Blumen und Heilpflanzen wie Rose, Neroli, Geranie, Zitroneneisenkraut (Lemonverbena), Melisse und Minze (sie alle schmecken ausgezeichnet in Mineralwasser). Zudem gibt es noch die ätherischen Öle der gängigen Gewürze – Ingwer, Zimt, Nelke, Muskat und Schwarzer Pfeffer – um nur einige zu nennen. Öle von häufig verwendeten Küchenkräutern – Thymian, Rosmarin, Oregano, Bohnenkraut, Majoran und Salbei passen sehr gut zu pikanten Speisen, ihr bitteres oder dominantes Aroma erfordert allerdings etwas Fingerspitzengefühl.

Die ätherischen Öle, die sich beim Erhitzen verflüchtigen, entfalten ihr volles Aroma in Rohkostgerichten, z.B. in Salatdressings, kalten Suppen, Mischgetränken und ungekochten Desserts. In heiße Gerichte wie Suppen oder Saucen dürfen Sie die ätherischen Öle erst ganz zum Schluß hineingeben, und schon wenige Tropfen reichen aus. Zu Kasserollen, Kuchen und anderen im Backofen zubereiteten Gerichten muß etwas mehr Öl gegeben werden, um die Verdunstungsverluste auszugleichen. Das Wichtigste ist dabei – abgesehen von einer guten Qualität – die richtige Dosierung. Es empfiehlt sich, vorsichtig zu experimentieren, bis Sie ein Gefühl für die aromatisierende Wirkung der Öle bekommen. Am besten beginnen Sie vorsichtig mit einem Tropfen und steigern die Menge langsam (geringe Mengen haben schon eine große Wirkung, und es ist zu bedenken, daß 30 bis 60 Rosen notwendig sind, um 1 Tropfen kostbares Rosenöl herzustellen).

Extrakte

Die Herstellung eigener aromatischer Extrakte aus ätherischen Ölen ist einfach, kostengünstig und zudem eine gute Möglichkeit, die Dosierung zu verringern, wenn ein Tropfen des reinen ätherischen Öls schon zuviel wäre. Aus jedem zum Kochen geeigneten ätherischen Öl läßt sich ein Extrakt herstellen, wobei sich diese Verwendungsart besonders bei herben, sehr würzigen oder teuren Ölen anbietet.

In den im Handel erhältlichen Extrakten dient Alkohol als Trägersubstanz, aber auch pflanzliches Glycerin und Pflanzenöl sind geeignet und mischen sich sogar besser mit ätherischen Ölen. Glycerin ist süß und in den meisten Flüssigkeiten löslich, und nach meinen (Mindys) Erfahrungen ist es für Rosenextrakt die beste Trägersubstanz. Alkohol paßt gut zu Zitrusölen und Pfefferminze, Olivenöl zu pikanten Extrakten. Alle fertigen Extrakte müssen vor Gebrauch geschüttelt werden. Beginnen sollten Sie mit 5 Tropfen ätherischem Öl pro 30 ml Trägersubstanz und die Menge anschließend nach Ihrem eigenen Geschmack variieren. Pro Rezept empfiehlt sich die Verwendung von ½–1 Teelöffel.

Aromatisierter Honig

Die Aromatisierung von Honig ist eine gute Möglichkeit, selbst die hartnäckigsten Skeptiker von den Vorzügen der ätherischen Öle zu überzeugen. Ätherische Öle aus Kräutern, Gewürzen, Samen und Blumen verleihen Honig einen köstlichen Geschmack. Zu den beliebtesten gehören Angelika, Ingwer, Kardamom, Rose, Pfefferminze und Bergamotte. Sie können die Öle einzeln verwenden oder mit anderen kombinieren: Pfefferminze und Ingwer, Rosmarin und Zitrone, Zimt und Orange passen jeweils gut zusammen. Aromatisierter Honig eignet sich zum Süßen von Kaffee und Tee und fördert, wenn Sie ihn nach dem Essen zu sich nehmen, die Verdauung. Auch für die Zubereitung von Tees auf Reisen sind sie praktisch; dafür übergießen Sie einfach einen Teelöffel (hellen oder dunklen) Honig mit heißem Wasser.

Honig verdirbt nicht, doch einige Sorten neigen zum Kristallisieren. Um den Honig wieder zu verflüssigen, öffnen Sie den Deckel und stellen das Glas in heißes Wasser, bis der Honig schmilzt. Honig darf niemals in der Mikrowelle erhitzt werden.

Aromatisierter Honig
¼ Tasse Honig
2–3 Tr. ätherisches Öl
Meistens genügt schon 1 Tropfen Öl. Gut umrühren.

Aromatisierte Hydrosole

Auch aromatisierte Hydrosole können Speisen ein besonderes Flair verleihen. Viele Feinschmecker- oder traditionelle Kochbücher nennen Rosen- oder Orangenblütenwasser als Zutat zu exotischen Gerichten. Warum sollten Sie dann nicht auch Zitroneneisenkraut- oder Rosmarinwasser benutzen? Hydrosole sind viel milder im Geschmack und unbedenklicher als ätherische Öle (sofern sie aus ungiftigen Pflanzen gewonnen werden). Über die medizinische Verwendung von Hydrosolen gibt es nur sehr wenige Informationen, doch es ist bekannt, daß die Römer Rosenwasser tranken, wenn sie einen Kater hatten. Hydrosole müssen kühl aufbewahrt werden.

Die folgenden Rezepte sind als Starthilfe und als Anregung zu eigenen kulinarischen Kreationen gedacht. Mit ein wenig Phantasie können Sie aus fast jedem Rezept etwas Aufregendes machen.

Hydrosole eignen sich für sehr viele Rezepte, allerdings sollten Sie einem Gericht nicht mehr als 30 oder 60 ml auf einmal zufügen. Sie werden schnell feststellen, daß Sie zum Würzen gar nicht soviel brauchen. Rosen- und Orangenblütenwasser, häufige Zutaten in der Küche des Mittleren Ostens, sind die Hydrosole, die bei uns am ehesten erhältlich sind, z.B. im Supermarkt oder in Feinkostgeschäften. Wichtig ist, daß es sich nicht um künstlich parfümiertes Wasser oder um ein Produkt mit Konservierungsmitteln und Emulgatoren handelt. Hydrosole werden wie ätherische Öle am besten für kalte Gerichte verwendet. Bevor Sie ein Hydrosol ins Essen geben, sollten Sie es auf jeden Fall probieren, denn einige schmecken verbrannt oder verkocht (ein zum Würzen verwendetes Hydrosol sollte ein duftendes, frisches Aroma haben). Ein Eßlöffel Hydrosol reicht völlig, um eine Tasse Wasser zu aromatisieren, aber schon nach einem Spritzer macht sich das Aroma bemerkbar. Versetzen Sie auch einmal Sekt oder Champagner mit einem Hydrosol.

Limonade mit Lavendel
  2 Tassen Limonade
  1–2 EL Lavendel-Hydrosol

Zutaten mischen. Für die besondere Note servieren Sie dazu Eiswürfel, in die eine Lavendelblüte eingefroren ist.

Erfrischendes Pfefferminzgetränk
2 Tassen Wasser
½ Tasse frische Pfefferminzblätter
2 EL Zitroneneisenkraut-Hydrosol (Lemonverbena)
Die Pfefferminzblätter zerreiben, damit die ätherischen Öle freigesetzt werden, und über Nacht in kaltem Wasser einweichen, dann abseihen. Das Hydrosol hinzugeben und mit Eiswürfeln servieren, in die frische, ganze Borretschblüten eingefroren sind.

Orangen-Rosmarin-Sorbet
¼ Tasse Wasser
2 EL Honig
2 Tassen frischgepreßter Orangensaft
½ TL fein gehackte Rosmarinblätter
2 EL Rosmarin-Hydrosol
Wasser und Honig vorsichtig erwärmen, bis der Honig schmilzt. Dann den Orangensaft, das Hydrosol und die Rosmarinblätter hinzugeben. In der Eismaschine durchkneten und in gekühlten Schüsseln als leichtes Dessert servieren.

Pfirsichhauch
3 reife Pfirsiche
1 Tasse Naturjoghurt
2 EL Honig
4 Eiswürfel
1–2 Tr. ätherisches Mandarinenöl
Mit dem Mixer verrühren. Zunächst einen Tropfen ätherisches Öl, eventuell nach Bedarf einen zweiten Tropfen hinzufügen.

Jitterbug-Perfume-Spritzer
½ Tasse Erdbeeren
2 EL Honig
½ EL Rote-Bete-Saft
1 TL Blütenpollen

4 frische Melissen- oder Pfefferminzblätter
2 Tassen Mineralwasser
1 Tr. ätherisches Melissenöl
Alle Zutaten vermischen und mit je einer frischen Jasmin-
blüte im Glas servieren. Wenn Sie keinen Rote-Bete-Saft
haben, weichen Sie ¼ Tasse geraspelte Rote Bete in dem
Mineralwasser ein. Nach 10 Minuten abseihen. Dieses Rezept verdankt seine Kreation dem Roman *Jitterbug Perfume*
von Tom Robbins.

Erdbeer-Rosen-Eiscreme
1 Tasse frische Erdbeeren
3 EL fettarmes Milchpulver
¼ bis ⅓ Tasse Honig
¾ Tasse Naturjoghurt
1 Tasse fette Sahne
1–2 Tr. ätherisches Rosenöl
Alle Zutaten mit dem Mixer glattrühren und die Mischung
in der Eismaschine verrühren, bis sie gefriert.

Aromatisierte Schlagsahne

Wenn Sie Ihren Gästen eine ganz besondere Freude machen
wollen, sollten Sie Neroli-Schlagsahne servieren, die sehr gut
zu Schokoladendesserts paßt. Eine andere, außergewöhnliche
Idee ist Kardamomsahne auf Lebkuchen oder als exotische
Krönung auf Cappuccino oder heißer Schokolade. Oder wie
wäre es mit Johannisbeersahne auf Apfelkuchen oder Manda-
rinensahne auf Buiskuitkuchen? Zur Fettreduzierung können
Sie statt Sahne auch Joghurt nehmen.

Schlagsahne
¼ l Schlagsahne
1–2 Tr. ätherisches Öl
Die Sahne steifschlagen, ätherisches Öl zugeben und gut
verrühren. Zunächst nur einen Tropfen Öl zufügen. Bei Bedarf süßen.

Tapioka mit Pfefferminze ist schnell und leicht gemacht und begeistert Kinder in jedem Alter. Die verdauungsfördernden Eigenschaften der Pfefferminze sind so ausgeprägt, daß diese Süßspeise auch die Bezeichnung »Heildessert« verdient hätte.

Pfefferminz-Tapioka
   3 EL schnell garende Tapioka
   2¾ Tassen Milch
   ⅓ Tasse Honig
   1 Ei (nach Belieben)
   30 g Zartbitterschokolade (nach Belieben)
   1–2 Tr. Pfefferminzöl
Bis auf das Pfefferminzöl alle Zutaten mischen und die Tapioka 2 Stunden lang darin einweichen. Bei mittlerer Hitze erwärmen und solange rühren, bis die Schokolade geschmolzen ist. Aufkochen, dann die Hitze verringern und das geschlagene Ei langsam unterrühren, so daß es nicht ausflockt. Weitere 5 Minuten kochen lassen, dann 15 Minuten abkühlen lassen und das Pfefferminzöl zugeben. Warm oder kalt in Dessertschalen servieren.

Mitternachtskugeln
   1 Tasse geschälte Sesamkerne
   2 EL Mandelbutter
   2–3 EL Honig
   1 EL fein gehackte Datteln
   1 TL Kardamompulver
   1 TL Blütenpollen
   ½ TL Ginsengpulver (nach Belieben)
   ½ TL Vanilleextrakt
   1 Tr. Rosenöl
Die Sesamkerne in einer elektrischen Kaffeemühle zermahlen. Das Rosenöl zu dem Vanilleextrakt geben, um das Vermischen zu erleichtern. Alle Zutaten gut verrühren und daraus Kugeln formen. In geraspelter Kokosnuß, Kakaopulver oder ganzen Sesamkernen wälzen. Kühlen und im richtigen Moment servieren.

Die Zugabe von Geranienöl verleiht dem folgenden leichten Dessert einen blumigen Touch.

Zitronen-Geranien-Pudding
  ⅓ Tasse Honig
  3 EL Mehl
  ¼ Tasse frischer Zitronensaft
  1 TL geriebene Zitronenschale
  2 Eier (getrennt)
  1 Tasse Milch
  5 Tr. Geranienöl
Honig, Zitronensaft, die geriebene Zitronenschale und das Mehl vermischen. Dann die Eigelbe, Milch und Geranienöl zugeben und erneut verrühren. In einem separaten Gefäß das Eiweiß steifschlagen und vorsichtig unter die übrige Masse heben. Den Teig in eine gefettete Gugelhupfform (ca. 25 cm Durchmesser) geben. Falls Sie frische Rosengeranienblätter zur Hand haben, können Sie diese auf den Pudding legen. Im heißen Wasserbad 45 bis 50 Minuten backen, bis am Messer keine Puddingreste mehr hängenbleiben. Warm oder kalt servieren.

Französischer Toast
  2 Eier
  ½ Tasse Milch
  1 EL reiner Ahornsirup
  1 Tr. Zimtrindenöl
Alle Zutaten gut mischen und den Toast vor dem Rösten in der Pfanne gründlich darin einweichen. Das Zimtöl können Sie nach Belieben durch Bergamott-, Anis- oder Kardamomöl ersetzen. Da das Zimtöl ein sehr starkes Aroma hat, ist eventuell 1 Tropfen schon zuviel – statt dessen können Sie auch 1 Teelöffel eines selbstgemachten Extrakts aus ätherischen Ölen hinzugeben oder mit Milch verdünnen.

Andere pikante Rezepte

Die Verwendung würziger Pflanzenöle ist eine gute Möglichkeit, den durchdringenden Geschmack mancher ätherischer Öle wie Thymian, Oregano, Basilikum, Bohnenkraut, Rosmarin und Salbei zu mildern. Manchmal ist ein Tropfen dieser Öle schon zuviel, besonders für leichtes Würzen oder kleine Portionen, deshalb sollten Sie immer eine verdünnte Mischung bereithalten. Würzige Öle eignen sich gut für die Zubereitung von Croutons, als Basis für Salatdressings oder zum Marinieren von gegrilltem Gemüse oder Fisch. Die Zugabe von Zitronenöl zu Olivenöl ergibt eine köstliche Marinade oder einen Dip für Baguette.

Pflanzenöle eignen sich besser als Trägersubstanz für pikante Extrakte als Glycerin oder Alkohol, da sie das herbe Aroma dieser ätherischen Öle besser mildern als andere Träger. Olivenöl empfiehlt sich als Trägeröl zum Würzen von Speisen, doch Sie können auch Sesam-, Färberdistel-, Flachsöl oder andere Pflanzenöle verwenden. Sie geben 4 Tropfen eines ätherischen Öls (oder verschiedener Öle) zu 30 ml Pflanzenöl. Zu jedem Rezept können Sie ½ Teelöffel der vorbereiteten Mischung (je nach persönlichem Geschmack auch mehr) zufügen. Für ein leichteres Aroma nehmen Sie weniger ätherisches Öl oder stellen ein Auszugsöl direkt aus den jeweiligen Kräutern her. Wenn möglich, sollten Sie diese Geschmacksverstärker, die am besten im Kühlschrank aufbewahrt werden, erst kurz vor dem Servieren hinzufügen.

Das folgende Dressing paßt sehr gut zu jungem Blattgemüse mit leicht gerösteten Haselnüssen und Gorgonzola.

Dressing mit Kräuteressig
  ¼ Tasse Balsamessig
  ½ Tasse Olivenöl
  2 EL Wasser
  1 TL Honig
  1 TL Dijon-Senf
  1 Knoblauchzehe
  ¼ TL Salz
  2 Tr. Öl von Schwarzem Pfeffer

4 Tr. Basilikumöl
2 Tr. Thymianöl
Gründlich verrühren, das Dressing über den Salat schütten und alles gut vermischen.

Durch die in ihr enthaltenen wilden Gartenkräuter versetzt die folgende Suppe dem Immunsystem einen wahren »Vitaminstoß«.

Kräuter-Soja-Suppe
  1 Tasse wilde Blattkräuter (Löwenzahn, Ampfer, Senf, Malve)
  1 Zwiebel
  1 Karotte
  3 Austernpilze (bei getrockneten Pilzen diese vorher 30 Minuten in Wasser einweichen)
  ¼ Tasse Liebstöckelblätter
  1 Scheibe einer Astragaluswurzel
  1 EL Ginsengwurzeln
  1 EL frischer Ingwer
  1 l Wasser
  3 EL dunkle japanische Sojapaste (Miso)
  1 Tr. Thymianöl, verdünnt mit 1 TL Pflanzenöl

Wenn Sie die Wildkräuter in Ihrer Gegend nicht kennen, können Sie auch Mangold oder Grünkohl nehmen. Die Astragalus- und Ginsengwurzeln sind in Kräuter- oder Naturkostläden erhältlich.
  Die gehackte Zwiebel, die Karotte, Pilze und Ingwer in etwas Olivenöl 5 Minuten braten, dann die gehackten Wildkräuter, Liebstöckel, Astragalus, Ginseng und Wasser hinzugeben. Alles zum Kochen bringen und etwa 20 Minuten abgedeckt köcheln lassen. Vom Herd nehmen. In einer Tasse die Sojapaste mit etwas Suppenflüssigkeit anrühren und zur Suppe geben. Das verdünnte Thymianöl hinzugeben, gut umrühren und servieren. Wenn Sie die Suppe wieder aufwärmen möchten, dann sollte dies nur ganz vorsichtig bei kleiner Hitze erfolgen (nicht kochen), da sonst die wertvollen Enzyme in der Sojapaste zerstört werden.

Cremige Gazpacho

3 große, frische, geschälte Tomaten (Kerne entfernen)
½ Avocado
1 Tasse Naturjoghurt
1 Gurke, geschält und entkernt
2 EL frischer Koriander
2 EL Weißwein
Saft von ½ Zitrone
1 Knoblauchzehe
1 Lauchzwiebel
1 EL frische Pfefferminzblätter
½ TL Salz
frisch gemahlener Pfeffer nach Geschmack
1–2 Tr. Dillöl

Zuerst die Tomaten mit dem Mixer pürieren. Das restliche Gemüse, Wein, Zitronensaft und Salz zugeben und alles zu einer homogenen Masse verrühren. Einen Tropfen des ätherischen Öls zufügen, unterrühren und probieren, je nach Geschmack einen weiteren Tropfen zugeben. Vor dem Servieren mindestens eine Stunde kühlen. Eine herrliche Erfrischung an einem heißen Sommertag.

Pikante Käsetorte

⅓ Tasse getrocknete Tomaten
ganze, kleine Basilikumblätter
250 g weichen Rahmkäse
2–3 Tr. Basilikumöl
1 TL Paprika
2 zerdrückte Knoblauchzehen
3 EL gehackter Schnittlauch
⅓ Tasse leicht geröstete Pinienkerne
250 g pikanter, geriebener Cheddar

Falls die getrockneten Tomaten zu hart sind, diese in heißem Wasser einweichen, dann Wasser abschütten und Tomaten zerkleinern. Eine Schüssel mit zwei Lagen Tüchern auslegen und die Basilikumblätter kreisförmig darauf anordnen. Den Rahmkäse cremig schlagen, Basilikumöl, Paprika, Knoblauch und Schnittlauch zugeben. Die Hälfte der Rahmkäsemischung in die Form füllen, ohne dabei die Basilikumblätter zu beschädigen. Eine Schicht getrocknete Tomaten zufügen, dann die Pinienkerne. Es folgt eine Schicht geriebener Cheddar, der leicht angedrückt werden muß. Zum Schluß wird der restliche Sahnekäse aufgeschichtet. Das Tuch über der Mischung zusammenfalten, abdecken und das Ganze über Nacht in den Kühlschrank stellen. Vor dem Servieren wird das Tuch abgenommen und die Schüssel auf ein Bett aus grünen Salatblättern gestürzt. Die Schüssel abnehmen und vorsichtig das Tuch abziehen.

Dies ist ein sehr vielseitiges Rezept. Sie können die unterschiedlichsten Käsetorten herstellen, indem Sie einen anderen Käse nehmen oder die Schichten variieren, zum Beispiel mit gehackten Oliven, Pesto, marinierten Pilzen und Artischockenherzen, verschiedenen Nüssen und Kräutern und natürlich unterschiedlichen ätherischen Ölen. Lassen Sie Ihrer Phantasie freien Lauf.

TEIL DREI:
KOMPOSITION

KAPITEL 11

Das Mischen ätherischer Öle – die Kunst des Parfümierens

Das Mischen – die Kunst, eine Anzahl von Ölen zu einem ansprechenden Duft zu kombinieren – kann eine faszinierende Herausforderung für angehende Aromatherapeuten(-innen) sein. Jeder kann lernen, wundervolle Kreationen zu entwickeln, die sowohl angenehm als auch wirkungsvoll sind. Alles, was Sie dazu brauchen, ist die Kenntnis einiger elementarer Prinzipien und ein wenig Vorstellungskraft. Der Duft einer einzelnen Substanz, wie zum Beispiel Zitrone, ist für sich allein schon angenehm, jedoch »eindimensional«. Das Gehirn meldet Zitronengeruch. Geben Sie aber das holzige Aroma der Zeder und einen leichten Hauch Spearmint dazu, dann entfaltet sich ein ganzes Bouquet von Wohlgerüchen. Der eindimensionale Duft wird zu einer Collage erweitert, die die Neugierde weckt und immer interessanter wird. Nach diesem Effekt streben die Parfümeure, wenn sie ihre Produkte kreieren: Duftmischungen, die sich einer genauen Kategorisierung entziehen und immer wieder von neuem anziehend wirken.

Dieselben Mischtechniken werden in der Aromatherapie angewendet. Duftmischungen steigern die Wirkung aromatherapeutischer Produkte, unabhängig von deren Anwendungsbereich. Die Chinesen drücken es so aus: »Jedes Parfum ist Medizin.«

Das Mischen von Düften

Parfums werden seit Jahrtausenden benutzt, um Stimmungen zu beeinflussen oder (bleibende) Eindrücke zu vermitteln. Die Inspiration kann verschiedenen Ursprungs sein: Die vier Jahreszeiten, verschiedene Tageszeiten, Lieblingsmusik oder -farben oder ein schönes Gefühl können alle den Anstoß zur Schöpfung eines charakteristischen Dufts geben.

Repräsentative Parfums bestehen aus Düften, die an vertraute Substanzen wie Blumen, Leder oder eine gute Teemischung erinnern. *Abstrakte Parfums* verkörpern das Gefühl oder vielmehr den Geruch einer Erfahrung. Sie suggerieren einen Zeitpunkt oder einen bestimmten Anlaß: einen heißen Sommertag, die Ruhe vor einem Sturm, ein Picknick auf einer Blumenwiese, einen Weihnachtsmorgen.

Aromatisches Harz und Wurzeln erzeugen winterliche Düfte. Schwere Parfums sind intensiv und sinnlich. Frühlingsmenschen werden eher von leichten, frischen Düften wie Geranie und Lavendel angezogen, während Sommermenschen fruchtige, volle Düfte bevorzugen, z.B. Zitrusfrüchte und den süßen Geruch von Ylang-Ylang. Herbstmenschen mögen oft würzige, leicht stechende Düfte wie Muskatellersalbei oder würzigen Schwarzen Pfeffer.

Das Ziel der Parfümerie bestand schon immer darin, die Menschen mit einer interessanten und aufregenden Aura zu umgeben. Für Büro, Party oder Sport empfehlen sich leichte, frische oder fruchtige Düfte, für romantische Abende eignen sich dagegen vielleicht eher warme, schwere, sinnliche Mischungen. (Wie Sie sich auch entscheiden, Sie werden sich wahrscheinlich immer nur leicht parfumieren, denn ein feiner Duft ist wesentlich geheimnisvoller.)

Klassifizierung von Düften

Parfümeure haben ein einfaches Klassifizierungssystem entwickelt, das sich an vier Geruchsempfindungen orientiert: wohlriechend (süß), säuerlich, rauchig und kaprylisch (nach Kaprylsäure riechend; dieser Geruch wird generell als unangenehm empfunden, bringt aber als Zutat zu anderen Düften »Farbe« in eine Duftmischung). Andere Parfümeure benutzen die Umschreibungen, die im allgemeinen mit einem Duft assoziiert werden: minzig, balsamisch, fruchtig, rosig und würzig. In *The art of blending* (»Die Kunst des Mischens«) vergleicht

Charles Piesse die Gerüche mit den Oktaven einer Tonleiter und stellt die Hypothese auf, daß Düfte die Geruchsnerven auf dieselbe Art beeinflussen wie Klänge die Gehörnerven. Wie ein Komponist einzelne Klänge zu harmonischen Akkorden vereinigt, so muß der Parfümeur Düfte zu einem wohlriechenden Bouquet arrangieren. Das Angebot an synthetischen Düften, das professionellen Parfümeuren zur Verfügung steht, ist fast schon überwältigend. Das Mischen mit reinen Pflanzenölen vereinfacht dagegen die Kreation eines Parfums allein schon wegen der geringeren Auswahl an Substanzen. Die folgende systematische Auflistung zeigt verschiedene Kategorien von Duftzutaten und hilft bei der Entwicklung harmonischer Parfums aus ätherischen Ölen.

Duftkategorien

In diesem System werden Düfte in sechs Hauptkategorien unterteilt. Die Kenntnis dieser Kategorien erleichtert die Kreation eigener Mischungen. Die Zusätze »F« und »M« beziehen sich auf Gerüche, die traditionell als feminin oder maskulin bezeichnet werden. Sie sollten sich durch diese Zuordnung aber nicht in Ihrer Entscheidungsfreiheit einschränken lassen.

Blumig (F): allein oder in Kombinationen (als Bouquet), zum Beispiel Rose, Jasmin, Ylang-Ylang und Neroli. Bekannte Parfums dieser Gruppe sind: White Shoulders, Arpège, Zen und l'Air du Temps. – *Untergruppen:* fruchtig, frisch, süß und grün.

Orientalisch (F/M): schwer, mit einer vorherrschend »animalischen«, würzigen oder vanilleartigen Note. Beispiele sind Zimt, Weihrauch und Patschuli. Viele beliebte Parfums sind orientalischer Art, z.B. Tabu, Opium, Youth Dew und Shalimar. – *Untergruppen:* süß, würzig und harzig.

Zyprisch (F/M): süße, warme und weiche Noten, bei denen die Düfte von Harzen, Zitrusfrüchten und Hölzern kombiniert werden. Der Name geht auf die Insel Zypern zurück, den Geburtsort der Göttin Venus. Beispiele sind Eichenmoos, Bergamotte, Zistrose (Labdanum) und Sandelholz. Miss Dior, Crêpe de Chine und Femme sind klassische zyprische Parfums. – *Untergruppen:* fruchtig, blumig, animalisch, frisch, grün, holzig, ledrig, nadelbaumartig.

Grün (F/M): frisch und einfach. Diese Gruppe umfaßt Lavendel, Kiefer und Minze. Parfums dieser Gruppe sind Acqua di Selva, English Lavender und Silvestre. – *Untergruppen:* frisch und würzig.

Fougère (nach dem französischen Wort für »Farn«): Zu dieser Gruppe gehören Lavendel, Eichenmoos und Kumarin (Tonkabohne). Beispiele für Duftkreationen sind Skin Bracer, Kouros, Brut und Boss Sport. – *Untergruppen:* frisch, holzig, süß und blumig.

Zitrus (M): eine der ältesten Duftkategorien, die alle Zitrusschalenöle, Petitgrain, Neroli, Bergamotte, *Eucalyptus citriodora* und Zitronenthymian umfaßt. Beispiele sind English Leather, Drakkar und Hermes. – *Untergruppen:* blumig, phantasievoll, frisch und grün.

Duftnoten

Zwischen dem Mischen von Parfums und einer musikalischen Komposition besteht eine gewisse Analogie. Im amerikanischen Sprachgebrauch bedienen sich die Parfümeure einer Terminologie, die aus der Musik stammt, und sprechen von *top, middle* und *base notes.* Im Deutschen werden die Ausdrücke »Kopf-«, »Herz-« und »Basisnoten« verwendet. Diese Begriffe spiegeln den Grad der Flüchtigkeit ätherischer Öle wider und beschreiben auch deren Duft. Leichte und erfrischende Düfte wie die der Zitrusöle werden als Kopfnoten bezeichnet. Öle, die als schwer und beständig empfunden werden, z.B. Patschuli oder Metiver, sind dagegen Basisnoten. Die Düfte einiger ätherischer Öle sind so komplex, daß sie durch eine einzige Kategorie nur unzureichend beschrieben werden. So wird Rose zum Beispiel manchmal als Herz- und manchmal als Basisnote eingeordnet, wohingegen Pfefferminze als Kopf- oder Herznote bezeichnet werden kann. Sorgfältig hergestellte Parfums enthalten alle drei Noten in unterschiedlichen Anteilen. Wenn Sie leichte, belebende Parfums mögen, sollten Kopfnoten vorherrschen. Wenn Sie dagegen würzige, sinnliche Mischungen bevorzugen, bietet sich eine Fußnotenmischung an. Vorschläge zu den Mengenverhältnissen finden sich in der Aufstellung weiter unten. Die Parfummischung sollte auf jeden

271

Fall einen abgerundeten Charakter haben und nicht dünn oder scharf riechen. Natürlich sind dies alles nur grobe Richtlinien. Sie sollten sich immer die Freiheit nehmen, ganz unvoreingenommen auf die eigenen Intuitionen und Eingebungen zu vertrauen.

Kopfnoten: In dieser Kategorie sind alle leicht flüchtigen Öle zusammengefaßt. In einer Mischung sind sie die ersten, die wahrgenommen werden, und auch die ersten, die sich verflüchtigen. Sie sind meist leicht, frisch, scharf oder eindringlich. Ihr Duft hält sich nicht länger als 30 Minuten. Bei der Parfumherstellung machen Kopfnoten im allgemeinen nicht mehr als 5 bis 20 Prozent einer Mischung aus. Als therapeutische Mittel wirken viele Kopfnoten schnell und anregend und heben die Stimmung, weshalb sie häufig bei der Behandlung von Depressionen angewendet werden. Beispiele sind alle Zitrus-, Melissen- und Eukalyptusöle.

Herznoten bilden den Kern der Mischung und runden sie mit beruhigenden, milden Tönen ab. Die Entfaltung oder Dauer einer Herznote reicht von einem kurzen Augenblick bis zu drei Stunden nach dem Auftragen. Gewöhnlich beträgt der Herznotenanteil einer Mischung 50 bis 80 Prozent.

Therapeutisch wirken Herznoten harmonisierend und ausgleichend auf Körper und Geist. Viele von ihnen scheinen auch die Verdauung zu beeinflussen. Zu den Herznoten gehören Kamille, Zypresse, Majoran, Lavendel und Geranie sowie Samenöle, z. B. Dill, Sellerie, Fenchel, Anis und Koriander.

Basisnoten sind intensiv, warm und sinnlich und machen die Mischung haltbarer und weniger flüchtig. Aufgrund ihrer Beständigkeit sind sie noch Stunden nach dem Auftragen präsent, wenn die Kopf- und Herznoten längst verflogen sind.

Entscheidend ist der richtige Anteil der Basisnoten, damit diese einer Mischung Tiefe und Intensität verleihen. Bei sparsamer Verwendung und in Verbindung mit Herz- und Kopfnoten sind die meisten Basisnoten angenehm, während sie in reiner oder zu intensiver Form »erschlagend« wirken können. Basisnoten sind so stark, daß sie in der Regel nicht mehr als

5 Prozent einer Mischung ausmachen. Einige sehr angenehme Basisnoten wie Sandelholz, Zeder, Weihrauch und Jasmin können auch in höherer Konzentration vorkommen. Die meisten Hölzer und (Gummi-)Harze sind Basisnoten, so auch Indische Narde, Vetiver, Myrrhe und Patschuli.

Als therapeutisches Mittel wirken Basisnoten beruhigend, und sie werden zur Behandlung von Angstzuständen, Streß, Ungeduld, Schlaflosigkeit sowie als Entspannungsförderer eingesetzt.

Kopf-, Herz- und Basisnoten. Dies ist keine vollständige Liste aller Öle, doch sie soll einen ersten Eindruck von der Klassifizierung der Öle vermitteln.

Kopfnoten	*Herznoten*	*Basisnoten*
Basilikum	Fenchel	Benzoin
Bergamotte	Geranie	Jasmin
Eukalyptus**	Kamille	Myrrhe
Grapefruit	Kiefer	Patschuli
Lemongras	Koriander	Rose (Absol.)
Limone	Lavendel	Sandelholz
Mandarine	Majoran	Ind. Narde
Pfefferm.**	Muskatellers.	Vetiver
Zitrone	Neroli*	Weihrauch
	Petitgrain	Zedernholz
	Rose*	
	Rosmarin	
	Schw. Pfeffer	
	Wacholder	
	Ylang-Ylang*	
	Ysop	
	Zypresse*	

(* Herz- bis Basisnoten   ** Kopf- bis Herznoten)

Parfumfixierer

Die meisten Fixieröle – u. a. Benzoin, Perubalsam, Tolubalsam, Muskatellersalbei, Veilchenwurzel, Patschuli, Sandelholz, Vetiver, Angelika, Weihrauch, Styrax, Eichenmoos und viele andere Balsame und Ölharze – sind Basisnoten. Sie besitzen die Fähigkeit, leichtere Düfte zu binden, so daß diese sich nicht so schnell verflüchtigen und die Mischung insgesamt länger hält. Ein großer Vorteil der Fixieröle besteht darin, daß sie mit der Zeit ihre Qualität (oder die der Mischung) verbessern und sich deshalb die Investition in diese zum Teil sehr teuren Öle lohnt. Im Gegensatz zu anderen Ölen, die sorgsam vor Hitze und Sauerstoff geschützt werden müssen, erhöht sich die Qualität der Fixierer durch Oxidation. Es empfiehlt sich daher, Fixieröle in großen Flaschen (die viel Luft enthalten) aufzubewahren und gelegentlich zu schütteln, damit sich der Sauerstoff verteilt. Fixierer, besonders Veilchenwurzel, werden auch benutzt, um den Duft von Potpourris zu erhalten.

Unbehandeltes Patschuliöl hat z. B. unmittelbar nach der Extraktion eine klare, gelbe Farbe und ist fast durchsichtig. Wie die meisten Fixierer färbt es sich durch den Alterungsprozeß bernsteinfarben bis tiefbraun und verdickt sich zu einer sirupartigen Flüssigkeit. Auch der Geruch verändert sich von einem herben Duft zu einem milden, vanilleähnlichen Aroma. Viele Menschen haben eine Aversion gegen junges Patschuli, aber nach einem Reifeprozeß von etwa sieben Jahren ist es für sie gar nicht mehr als solches erkennbar und wird oft sogar als angenehm empfunden.

Viele traditionelle Basisnoten wurden früher aus Tierdrüsen gewonnen: Moschus (Hirsch), Zibet (Katze) und Castoreum (Biber). Auch diese Substanzen dienten als Fixierer. Ein anderer Fixierer, Ambra, wurde aus der Darmwand des Pottwals gewonnen. Obwohl diese Substanzen früher eine wichtige Rolle in der Parfumindustrie spielten, werden sie heute meist synthetisch hergestellt und sind lediglich noch für historisch interessierte Aromatherapeuten von Bedeutung.

Worauf es beim Mischen ankommt

Duftintensität

Da ätherische Öle in ihrer Duftintensität variieren, unterscheiden sich auch die Mengen der ätherischen Öle, die für verschiedene Mischungen benötigt werden. Um zum Beispiel gleiche Duftanteile in einer einfachen Mischung aus Lavendel und Deutscher Kamille zu erhalten, nimmt man 5 Tropfen Lavendel und nur 1 Tropfen Kamille. Andere Öle mit einer hohen Duftintensität sind Pfefferminze, Patschuli, Indische Narde, Zimt, Ylang-Ylang, Muskatellersalbei und Jasmin. Wichtig ist, daß sich alle Mischungen mit der Zeit verändern, so daß sich zu unterschiedlichen Zeiten verschiedene Duftnoten hervorheben, je nachdem, wie alt das Parfum ist und ob es sich auf der Haut oder in der Flasche befindet. Parfums riechen an verschiedenen Menschen unterschiedlich. Der Biopsychologe Charles Wysocki hat festgestellt, daß die Körperchemie und der Hauttyp eine wichtige Rolle für die Haltbarkeit eines Duftes spielen. Die Moleküle der Öle werden von fettiger Haut leichter aufgenommen und gebunden und dann mit der Zeit freigesetzt.

Die ersten eigenen Mischungen

Für den Anfang eignen sich die Herznoten am besten. Wenn Sie sichergehen möchten, sollten Sie für Ihren ersten Versuch eine Herznote mit einer Tendenz zur Basisnote wählen (siehe Abbildung auf Seite •••) oder eine winzige Menge Basisnote zu einer Herznote hinzufügen. Mit mindestens einer Kopfnote können Sie die Mischung dann abrunden.

Ein Trick für Anfänger besteht darin, mit einem chemisch komplexen Öl zu beginnen, das für sich allein schon wie eine Mischung riecht, zum Beispiel Geranie. Es enthält u. a. einen krautigen Duft (Geranyl), der sich in den meisten Geranien findet, einen typischen Rosengeruch, einen kiefernähnlichen Duft und eine Spur von Zitrone (Citronellal). Dem Geranienöl können nach Belieben kleine Mengen anderer Öle zugegeben werden.

Am sichersten ist die Zugabe eines Öls, das gut zu dem ersten Komplex paßt. Im Zweifelsfall sollten Sie einen Duft wählen, der schon Bestandteil des Duftkomplexes ist. Im Falle der Geranie könnte das ein holziger Duft wie etwa Zedern- oder Sandelholz sein, etwas Blumiges wie Rose oder ein Zitronenduft. Auch Bergamotte oder Petitgrain kommt in Frage, wenn Sie einen etwas raffinierteren Duft haben möchten. Zum Schluß wird die Mischung zur Vollendung des Dufts mit etwas Kopfnote akzentuiert. Muskatellersalbei verleiht einem Parfum ein leicht »berauschendes« Aroma, während Spearmint belebend wirkt. Eine Methode, eine Mischung durch mehrere Düfte interessanter zu machen, besteht darin, ähnliche Öle zu mischen, zum Beispiel Pfefferminze und Spearmint, Zitrone und Bergamotte oder Neroli und einen anderen Zitrusduft. Auch die meisten Gewürze ergeben interessante Kombinationen, z. B. eine Mischung aus Zimt und Nelke oder aus Ingwer und Kardamom. Obwohl jeder der genannten Düfte einen charakteristischen Duft hat, kann die Mischung jeweils zweier sich ähnelnder Düfte die Nase verwirren und gleichzeitig entzücken, indem sie sich gegenseitig auszustechen versuchen. Es läßt sich kein eindeutiges Aroma feststellen, wodurch der Duft komplex und mysteriös wirkt.

In seinem Standardwerk über ätherische Öle *Perfumes, cosmetics and soaps* beschreibt Poucher, wie winzige Mengen eines Öls die Wirkung einer ganzen Mischung verändern können. Gibt man zum Beispiel eine geringe Menge Patschuli zu einer Rosenbasis, verändert sich der Geruch zwar nur wenig, doch die Mischung riecht auf einmal wie ein Strauß weiße Rosen und nicht mehr wie rote Rosen. (Da Patschuli ein Fixierer und Trägerstoff ist, hält der Duft beträchtlich länger.)

Um Ihre Nase zu schulen, können Sie ähnliche Methoden anwenden wie angehende Parfümeure. Die in diesem Kapitel aufgeführte Tabelle zu kontrastierenden und ähnlichen Düften wurde von dem berühmten Parfümeur Jean Carles aus Grasse in Frankreich erstellt. Der auch als »Herr Nase« bekannte Carles ist der Schöpfer so bekannter Düfte wie Tabu, Aqua Brava und Emir. Da er mit den Methoden seiner Lehrmeister unzufrieden war – die nach der Zufallsmethode herumprobierten –, systematisierte er das Studium des Parfümierens. Dabei vergleichen angehende Parfümeure jeden Tag eine Reihe ätherischer Öle, die entweder miteinander kontrastieren oder sich ähneln. Die Lehre ist erst nach vielen Jahren abgeschlossen.

Carles äußert sich so:

> Jeder Mensch kann sich einen hochentwickelten Geruchssinn aneignen, da dies eine Frage der Praxis ist. Eine gute Nase allein, d.h. ein exzellentes Gedächtnis für Gerüche, macht noch keinen guten Parfümeur aus. Mit dem Begriff »Nase« ... wird ein Parfumeur bezeichnet, der ein reines Produkt von einem verschnitten unterscheiden kann, zum Beispiel 50%igen Lavendel von 40%igem. Ich bin trotz meiner langen Erfahrung [50 Jahre] nur ein Anfänger im Vergleich zu den alten »Nasen«, die ich zu Beginn meiner Ausbildung in Grasse getroffen habe und die anhand des Geruchs in der Lage waren, die Gegend zu bestimmen, aus der eine Probe Neroli oder Lavendel kam.

Der Parfümeur Marcel Carles, der Sohn von Jean Carles, schildert, wie er die Kunst des Mischens erlernte:

> Wenn man Zitrone riecht, kontrastiert diese mit Sandelholz. Sandelholz kontrastiert mit Gewürznelke, Gewürznelke mit Orange – alles sehr unterschiedliche Düfte. In diesem Fall fällt es viel leichter, sich an jeden einzelnen Geruch zu erinnern ... Wenn man das Studium der kontrastierenden Düfte beendet hat, fängt man mit dem Studium der Geruchsfamilien wieder von vorne an. Hier ist es jedoch schwierig, Zitrone von Bergamotte [oder] von Mandarine zu unterscheiden.... Die Studenten, die ihr Geruchsgedächtnis in den elementaren Dingen geschult haben, können zu schwierigeren Übungen übergehen und sich sowohl mit kontrastierenden Düften als auch mit Duftfamilien befassen.

Die Qualität von Duftmischungen verbessert sich normalerweise während eines Reife- und Alterungsprozesses. Es dauert mindestens einige Wochen, bis eine Mischung ihr volles Aroma entfaltet. Während des Reifevorgangs verschmelzen die Öle zu einer festen Einheit. Das so entstehende Parfum hat

einen ganz eigenen Charakter und ist weitaus besser als die
bloße Summe seiner Zutaten.

Die Herstellung therapeutischer Mischungen

Sicherheit

Bei der Auswahl der Zutaten für eine Mischung kommt es
ganz besonders auf die Sicherheit an. Es ist wichtig, nur mit
qualitativ hochwertigen Ölen zu arbeiten, besonders für therapeutische Anwendungen. Sie sollten sich unbedingt mit den
Eigenschaften und Wirkungen eines Öls vertraut machen, um
in bestimmten Situationen keine bösen Überraschungen zu er-
leben (siehe auch »Sicherheitsvorkehrungen« im Kapitel 4).

Zweck

Das Ziel, das Sie verfolgen, ist entscheidend für die Auswahl
der passenden Zutaten. Zunächst muß überlegt werden, welche Symptome mit der Mischung behandelt werden sollen,
außerdem ist der Gemütszustand der zu behandelnden Person
wichtig. Wenn eine Hautpflegemischung hergestellt wird, muß
vorher der jeweilige Hauttyp bestimmt werden (siehe Kapitel 9:
»Hautpflege«).

Anwendung

Zunächst müssen Sie entscheiden, wie Sie die Mischung am
sinnvollsten anwenden (als Massage, Inhalation, Fußbad oder
in einer anderen Form) und ob sich diese am besten für Alkohol, Pflanzenöl, Wasser oder eine andere Trägersubstanz eignet. All diese Faktoren sind entscheidend für die Darrei-
chungsform (Inhaltsstoffe und Verdünnung der Mischung).

Schrittweises Mischen

Über Ihre eigenen Experimente mit Duftmischungen (und
eventuelle Mißerfolge) sollten Sie sich auf jeden Fall Notizen
machen. Es empfiehlt sich, jede Mischung mit Namen und Da-

tum sowie Angaben zu Inhaltsstoffen und Verdünnung zu versehen.

Wenn Sie zum erstenmal eine Mischung herstellen, sollten Sie sich auf fünf Öle oder weniger beschränken. Riechen Sie nacheinander an jedem einzelnen Öl, um sich vorstellen zu können, welches Aroma durch das Zusammenwirken der Öle entsteht. Da viele Öle direkt in der Flasche einen sehr intensiven Duft entfalten, können Sie das eigentliche Aroma am besten abschätzen, wenn Sie die Flasche unter der Nase hin- und herschwenken.

Wenn Sie sich die Verschlüsse in unterschiedlichen Kombinationen an die Nase halten, können Sie sich die Duftmischungen besser vorstellen. Noch besser eignen sich dafür getränkte Papieystreifen, die mit dem Namen des Duftes beschriftet sind.

Nun können Sie mit dem Mischen beginnen. Sie sollten in kleinen Schritten, Tropfen für Tropfen, vorgehen und notieren, wie sich der Duft der Mischung verändert. Es ist am einfachsten, die ätherischen Öle zu mischen, bevor sie zur Trägersubstanz gegeben werden. Wenn Sie mit der Mischung zufrieden sind, geben Sie diese zu einer Trägerflüssigkeit wie Öl, Alkohol, Hydrosol, Wasser oder sogar Essig. Sie können die Mischungen allerdings auch in konzentrierter Form belassen, so daß sie für verschiedene Zwecke verwendet werden können.

Zubehör

Löschpapier
Saubere, leere Fläschchen
Ätherische Öle
Trägersubstanzen: Öle, Glycerin, destilliertes Wasser,
    Hydrosol, Alkohol Trichter (wahlweise)
Augentropfer
Zum Säubern: Papiertücher, Alkohol
Etiketten, Bleistift, Notizbuch

Die Düfte der ätherischen Öle

Duftnoten	Studien 1	2	3	4	5	6	7	8
Zitrus	Zitrone	Bergamotte	Mandarine	Orange	Orange	Bitterorange	Petitgrain	Limone
holzig	Sandelholz	Zeder	Vetiver	Patschuli	Eichenmoos	Eichenmoos	Kiefer	Zypresse
würzig	Nelke	Zimt	Piment	Muskat	Pfeffer	Piment	Wacholder	Koriander
Anis	Anis	Sternanis	Fenchel	Fenchel	Basilikum	Estragon	Kreuzkümmel	Schwarzkümmel
Rose	Absolue	–	–	Bulg. Rose	Geranie	Geranie	Geranie	Palmarosa
rustikal (kampferartig)	Lavendel	Lavandin	Span. Lavendel	Rosmarin	Thymian	Eukalyptus	Bay	Myrthe/Salbei
Balsam	Perubalsam	Tolubalsam	Vanille	Tonka	Styrax	Zistrose	Muskatells.	Copaibabalsam
blumig (Absolues)	Jasmin	Tuberose	Jonquille	Hyanzinthe	Narzisse	Veilchen	Kassie	Schwertlilie
Harz	Weihrauch	Benzoin	Opopanax	Myrthe	Elemi	Galbanum	–	–
Orange/ Citronella	Citronella	Lemongras	Verbena	Melisse	Neroli	Petitgrain	–	–
Minze u. a.	Pfefferminze	Spearmint	Poleiminze	Majoran	Rosenholz	–	Wintergrün	Cajeput

Diese Tabelle, die der Parfumeur Jean Carles für seine Schüler aufstellte, ist hier vereinfacht wiedergegeben. Innerhalb einer Zeile befinden sich die Öle mit ähnlichem Duft. In den Spalten stehen die miteinander kontrastierenden Öle. Die Mischtechnik besteht (grob gesagt) in der Kombination sowohl der sich ähnelnden als auch der kontrastierenden Öle. Carles veranschlagte bei seinen Schülern für das Studium einer Zeile oder einer Spalte mindestens einen Tag, damit sich diese mit der Kunst des Parfummischens vertraut machen konnten.

Beispiele für Duftkombinationen

Hier sind einige Ideen als Starthilfe. Die folgenden Mischungen werden jeweils mit 30 ml Trägeröl vedünnt, wenn ein Massageöl oder eine Körperlotion hergestellt werden soll (2%ige Lösung). Dieselbe Verdünnung mit Jojoba ergibt ein Parfum. Zur Übung sollten Sie zunächst immer nur einen Tropfen nach dem anderen beimischen und beobachten, wie sich der Charakter der Mischung verändert. Wenn Sie experimentierfreudig sind, können Sie die Ölanteile nach Belieben verändern.

Damit die einzelnen Öle nicht verderben, muß für jedes Öl eine eigene Pipette benutzt werden, oder zumindest sollte die Pipette bei jedem Wechsel gründlich gereinigt werden.

Nachmittagserquickung
    4 Tr. Orange
    2 Tr. Geranie
    3 Tr. Lavendel
    4 Tr. Sandelholz

Erdtau
    4 Tr. Wacholder
    3 Tr. Zedernholz
    2 Tr. Weihrauch
    3 Tr. Jasmin

Flüchtiger Kuß
    2 Tr. Rose
    3 Tr. Jasmin
    6 Tr. Grapefruit
    2 Tr. Ylang-Ylang

Jugendfrische
    5 Tr. Lavendel
    4 Tr. Mandarine
    2 Tr. Neroli
    2 Tr. Vanille

Blumenduft
2 Tr. Ylang-Ylang
2 Tr. Vetiver
6 Tr. Bergamotte
3 Tr. Kardamom

Energie
2 Tr. Schwarzer Pfeffer
6 Tr. Zitrone
3 Tr. Rosmarin
1 Tr. Pfefferminze

Parfum / Eau de Cologne

Ein Parfum enthält mehr ätherische Öle und mehr Alkohol als ein Eau de Cologne, das eher zum Zerstäuben gedacht ist. Da natürliche Parfums viel konzentrierter sind, liegen ihre Preise auch wesentlich höher. Als Trägersubstanz für ein Parfum oder Eau de Cologne empfiehlt sich Wodka oder reiner Äthylalkohol, verdünnt mit destilliertem Wasser. Falls Sie eine Ölbasis bevorzugen, eignet sich Jojoba am besten (siehe »Trägeröle« in Kapitel 4).

Alkoholkonzentrationen

Produkt	*Alkoholanteil in %*
Extrakt oder Parfum	5–30%
Parfum de Toilette oder Eau de Parfum	8–15%
Eau de Toilette	4–8%
Eau de Cologne	3–5%
Splash Cologne (Körperspray)	1–3%

Parfumkompositionen des Altertums

Der Chemiker Giuseppe Conato, ehemaliger Leiter des Labors für Archäologie am staatlichen Forschungsinstitut in Italien, untersucht Parfums, die im Altertum verwendet wurden. In den siebziger Jahren reiste er zum Schwarzen Meer, um Kleopatras antike Parfumfabrik in der Nähe der En-Gedi-Oase zu besichtigen. Die Fabrik, die teilweise rekonstruiert wurde, umfaßt zwei Trockenöfen, Reibmühlen für Kräuter, zwei große Behälter für die Herstellung von Kräuterauszügen, ein Öfchen für Salben und einen kompletten Warteraum mit steinernen Sitzen. Ursprünglich stand dort noch ein Turm, wahrscheinlich zur Begutachtung der Plantagen mit Duftpflanzen, die rings um die Fabrik lagen.

Genaugenommen muß diese Fabrik als Kosmetikfabrik bezeichnet werden; denn in der damaligen Zeit waren Parfums auf Pflanzen basierende Körperöle, hergestellt aus getrockneten und gemahlenen Kräutern, die in heißem Öl eingeweicht wurden. Dann wurde das Öl ausgepreßt, entweder mit Hilfe eines Beutels (ägyptische Methode) oder mit einer Schraubpresse (griechische Methode). Die Ölbasis bestand häufig aus *onphacium*, einem fast geruchlosen Öl, das aus unreifen Oliven gepreßt wurde. Es hatte nur einen ganz leichten Kräutergeruch und enthielt so wenig Fett, daß es sich hervorragend auf dem Körper verteilen ließ, ohne zu schmieren.

Eine andere Zutat, die in der Fabrik verarbeitet wurde, war Salz aus dem Toten Meer, das einen besonders hohen Anteil an Mineralsalzen enthält (Magnesium, Pottasche, Natriumchlorid) – zehnmal soviel wie normales Meersalz. Eine weitere Komponente war der berühmte »Schwarzmeerschlamm«, von Plinius auch *asphaltite* genannt. Er wurde aus Schlamm gewonnen, der reich an Ölablagerungen war, und dieses »judäische Pech« war ein beliebtes Schönheitsmittel für die Haut.

Phantasievolle Mischungen

Edmond Roudnitska, Parfümeur von Dior und Rochas, trägt in seinem kleinen Notizbuch eine Rezeptsammlung aus 40 Jahren mit sich herum. Er kreiert neue Mischungen nicht mit der Nase, sondern mit seiner Vorstellungskraft. Seinen exzellenten Geruchssinn erklärt er folgendermaßen:

Ich fasse einen Gedanken. Ich sehe, visualisiere einen bestimmten Duft für ein Parfum ... Zunächst versuche ich, diesen Duft mit den Produkten, die mir am vertrautesten sind, zu umreißen und auszufüllen, dann versuche ich, ihn zu modifizieren, und Schritt für Schritt nimmt diese Studie ihren Lauf; denn eine Studie dieser Art kann mehrere Jahre dauern, und während dieser Zeit kann es vorkommen, daß ich auf eine neue Substanz stoße, und ich sage mir: »Ja, dies könnte genau die Substanz sein, die ich zur Vollendung des Duftes brauche.« Um ein Parfum zu kreieren, muß man vollständig in dem Universum der Düfte leben, in diesem Universum denken und, als Teil dieser Welt, neue Düfte visualisieren – es ist ziemlich abstrakt.

So wie der Küchenchef in der Küche beginnt, so nimmt der Parfümeur das Studium der Düfte in seinem Labor auf, indem er einen nach dem anderen riecht. Wenn er dies eine ganze Zeit getan hat, fängt er an, kleine Experimente durchzuführen, und lernt, die Düfte zu kombinieren, so wie der Küchenchef verschiedene Geschmacksnuancen oder ein Maler verschiedene Farbtöne kombiniert. Es geschieht niemals zweimal in derselben Weise.

Natürliche Inhaltsstoffe kommerzieller Parfums

Hier sind einige Beispiele für natürliche Bestandteile einiger bekannter, im Handel erhältlicher Parfums aufgeführt. Dies ist jedoch keine komplette Auflistung der Inhaltsstoffe; denn in jeder Mischung sind auch künstliche Duftstoffe enthalten.

Für Herren:

Calvin *Kopfnoten:* Lavendel, Anis, Bergamotte, Petitgrain, Zitrone
Herznoten: Geranie, Majoran, Muskatellersalbei, Rose, Wacholder
Basisnoten: Patschuli, Vetiver, Sandelholz, Eichenmoos

Obsession *Kopfnoten:* Bergamotte, Zitrone, Muskatellersalbei
Herznoten: Rosenholz, Zimt
Basisnoten: Zedernholz, Patschuli, Sandelholz, Benzoin, Vanille

Brut	*Kopfnoten:* Lavendel, Anis, Zitrone, Basilikum, Bergamotte
	Herznoten: Geranie, Ylang-Ylang, Jasmin
	Basisnoten: Sandelholz, Vetiver, Patschuli, Eichenmoos, Vanille, Tonka

Brut *Kopfnoten:* Lavendel, Anis, Zitrone, Basilikum, Bergamotte
Herznoten: Geranie, Ylang-Ylang, Jasmin
Basisnoten: Sandelholz, Vetiver, Patschuli, Eichenmoos, Vanille, Tonka

Boss *Kopfnoten:* Bergamotte, Zitrone, Mandarine, Wermut
Herznoten: Wacholder, Muskatellersalbei, Muskatblüte, Geranie, Jasmin, Rose
Basisnoten: Patschuli, Zeder, Sandelholz, Tonka

Old Spice *Kopfnoten:* Orange, Zitrone, Anis, Muskatellersalbei
Herznoten: Zimt, Geranie, Jasmin, Pimentbeere
Basisnoten: Vanille, Zedernholz, Weihrauch, Benzoin

Für Damen:

Tabu *Kopfnoten:* Orange, Neroli, Bergamotte, Koriander
Herznoten: Ylang-Ylang, Jasmin, Nelke, Rose
Basisnoten: Vetiver, Zedernholz, Patschuli, Benzoin, Sandelholz

Shalimar *Kopfnoten:* Zitrone, Bergamotte, Mandarine, Rosenholz
Herznoten: Rose, Jasmin, Schwertlilie
Basisnoten: Vanille, Benzoin, Patschuli, Vetiver

Chanel Nr. 5
Kopfnoten: Bergamotte, Zitrone, Neroli
Herznoten: Jasmin, Rose, Schwertlilie, Ylang-Ylang
Basisnoten: Vetiver, Sandelholz, Zeder, Vanille

White Shoulders
Kopfnoten: Neroli, Bergamotte
Herznoten: Jasmin, Rose, Tuberose, Nelken, Schwertlilie
Basisnoten: Sandelholz, Benzoin

Anais Anais
>   *Kopfnoten:* Neroli, Galbanum
>   *Herznoten:* Jasmin, Rose, Tuberose, Schwertlilie,
>   Ylang-Ylang
>   *Basisnoten:* Sandelholz, Zeder, Vetiver

Historischer Überblick
über die Zusammensetzung von Parfums

1800 v. Chr. Babylon
– Zeder, Myrrhe, Zypresse
– Zistrose (Labdanum), Myrrhe, Styrax
1300 v. Chr. Ägypten
Kyphi (Tutanchamun): Kalmus, Mastixpistazie, Henna,
Wacholder, Indische Narde
1200 v. Chr. Ägypten
– »Salbungsöl« (Moses): Myrrhe (4 Teile), Zimt (2 Teile),
Kalmus (2 Teile), Olivenöl
– Weihrauch, Myrrhe, Zimt, Kassia, Zypresse, Safran,
Terebinthe (von der Pistazie)
– Styrax, Zistrose, Galbanum, Weihrauch, Myrrhe, Zimt,
Kassia, Honig, Rosinen
– Balsam, Galbanum, Myrrhe, Weihrauch, Gewürze
600 v. Chr. Griechenland
– »Megaleion«: gebrannte Harze, Kassia, Zimt, Myrrhe
100 v. Chr. Rom
– »Telinum« (Caesar): Bokshornklee, Zypresse, Kalmus,
Steinklee, Majoran, Honig, Maro, Onphacium
– »Rhodinum«: Rose, Krokus, Zimt, Kalmus, Honig,
Binse, Salz, Alkanet (Färberkrautwurzel), Wein,
Onphacium
– »Myrtum Lurum« (Persisches Öl): Majoran, Lilie,
Bockshornklee, Myrrhe, Kassia, Indische Narde, Binse,
Zimt, Myrte, Bay, Onphacium
– »Metopium«: Bittermandel, Kardamom, Binse, Kalmus,
Honig, Myrrhe, Balsam, Terpentinharz, Onphacium
– »Regale Unguentum« (Aphrodisiacum für die Könige
von Parthien): Weißer Zimt, Zimt, Kardamom,
Lavendel, Myrrhe, Klee, Kassia, Styrax, Zistrose, Bal-

sam, Kalmus, Binse, Bay, Zypresse, Safran, Henna,
Majoran, Lotus, Honig, Wein, Onphacium
- »Cyprinum«: Zypresse, Kardamom, Kalmus, Wermut,
Onphacium
- »Telinum«: Zypresse, Kalmus, Steinklee, Bockshorn-
klee, Majoran, Honig, Onphacium
100 n. Chr. Rom
»Amarakinon« (Plinius): Indische Narde, Myrrhe, Zimt,
Weißer Zimt
- »Susinon«: Lilie, Balsam, Zimt, Safran, Myrrhe,
Onphacium (einige Versionen dieses Parfums enthalten
auch Kalmus, Kardamom und Honig)
1100 Indien
- Jasmin, Kardamom, Kiefer, Nelke, Koriander, Basilikum,
Sesamöl
- Weißer Zimt, Pandanus, Chamac
1100 China
- Rose, Kampfer, Kassia, Zitrus
- Rose, Kampfer, Kassia, Zitrus, Kräuter, Alkohol
1200 Europa
- »Queen of Hungary Waters«: Rosmarin, Lavendel
- »Karmeliterwasser«: Melisse, Angelika (Engelwurz),
Kräuter
1500 England (Königin Elisabeth)
- Moschus, Rosenwasser, Zucker
- Majoran, Benzoin in Rosenwasser
1600 Europa
»Parfumwasser«: Kräuter, Rosenwasser
1700 Frankreich
- »Braune Windsor-Seife«: Bergamotte, Nelke, Lavendel
- »Eau de Cologne« (Farina): Neroli, Bergamotte, Laven-
del, Rosmarin, Weingeist
- Das Lieblingsparfum Ludwigs XIV.: Aloeholz, Muskat,
Nelke, Benzoin, Rosenwasser
- »Poudre à la Maréchale«: Ambrette, Nelke, Coustadon,
Kalmus, Iris, Dill, Zitronenschale, Neroli, graue Ambra
1800 »Jicky« (Guerlain): Bergamotte, Schwertlilie, Lavendel,
künstliche Duftstoffe

1900 – »La Rose Jacqueminot« (Coty): Rose, Veilchen
– »Chypre« (Coty): Zitrus, Bergamotte, Sandelholz,
Gummiharze
1920 – »Emeraude« (Coty): Gewürze, Harze
– »L'Origan« (Coty): Majoran
– »L'Heure Bleue«: Harz, Zistrose, Perubalsam, künst-
liche Duftstoffe
– »Numero Cinque« (Chanel Nr. 5): Ylang-Ylang,
Jasmin, Rose, Düfte tierischen Ursprungs, Aldehyd
– »Shalimar« (Guerlain): Sandelholz, graue Ambra,
Bergamotte, Moschus, Zibet
– »My Sin« (Lanvin): Blütendüfte, künstliche Duftstoffe
– »Arpège« (Lanvin): Jasmin, Blütendüfte
1930 – »Tabu« (Dana): Patschuli, Eichenmoos, Moschus,
Bergamotte, Neroli, Ylang-Ylang
– »Joy« (Patou): Bulgarische Rose, Jasmin, künstliche
Duftstoffe
– »Shocking« (Schiaparelli): Patschuli, künstlicher
Hyazinthenduft
1940 »Miss Dior« (Dior): Patschuli, Zitrus, Sandelholz
1950 – »Youth Dew« (Estée Lauder): Weihrauch, Patschuli,
Vetiver, Nelke, Moschus
– »Cabochard« (Grés): Gewürze
1970 – »Aramis 700«: Patschuli
– »Bill Blass« (Bill Blass): Patschuli
– »Charlie« (Revlon): künstliche Düfte
– »Opium« (St. Laurent): Räucherharze, Gewürze,
Blütendüfte
1980 »Andron« (Jovan): Androsterone

KAPITEL 12

Extraktion ätherischer Öle

Seit man entdeckt hat, daß sich aus Pflanzen Duftstoffe gewinnen lassen, wird versucht, diese Kunst zu vervollkommnen. Es sind große Fortschritte erzielt worden seit der Zeit, als die Pflanzen noch in Tierfett gegeben oder in Wasser eingelegt wurden, um ihre Duftstoffe zu extrahieren, und noch heute werden Anstrengungen unternommen, um die Technik in diesem Bereich weiterzuentwickeln. Im 2. und 3. Jahrhundert n. Chr. versuchten die Alchimisten, die »Quintessenz« der Pflanze zu erfassen – daher der Begriff »ätherische« Öle, der sich auf die »Seele« oder den »Geist« der Pflanze« bezieht.

Destillation

Die Faktoren, auf die es bei der Destillation ankommt, sind Wasserdampf, Hitze und Kondensation. Etwa 80 Prozent aller produzierten natürlichen Öle sind durch Destillation extrahiert worden. Über Hunderte von Jahren war dies die beste Methode zur Gewinnung reiner ätherischer Öle, und trotz der enormen technischen Fortschritte liefert die Destillation auch heute noch ein sehr reines Produkt.

Während der Destillation geben Duftpflanzen, die heißem Wasser oder Wasserdampf ausgesetzt sind, ihre ätherischen Öle durch den Verdunstungsprozeß ab. Der mit Öl getränkte Wasserdampf steigt auf und dringt in ein Röhrenwerk, das wiederum von außen durch einen Behälter gekühlt wird, der mit kaltem Wasser gefüllt ist. Durch die spiralformige Konstruktion des Röhrensystems steht zur Kühlung eine möglichst große Oberfläche zur Verfügung, so daß das Gemisch aus Wasserdampf und Öl so schnell wie möglich abkühlt und an den Röhrenwänden kondensiert. Das Kondensat wird in einem

Gefäß aufgefangen, das traditionell »Florentinischer Kolben« genannt wird, da Florenz während der Renaissance berühmt war für die Destillation ätherischer Öle. Da sich Öl und Wasser nicht mischen, schwimmt das ätherische Öl nach der Abkühlung auf der Wasseroberfläche und kann leicht abgetrennt werden (Ausnahmen sind z. B. die Öle von Nelke, Birke, Wintergrün und Anis, die im Wasser nach unten sinken). Erfahrene Destillateure trennen beide Fraktionen und füllen das ätherische Öl und das Wasser (Hydrosol) in verschiedene Phiolen. Andernfalls muß das Öl abgesaugt oder abgeschöpft werden.

Beispiele für häufig destillierte Pflanzen sind Lavendel, Geranie, Rosmarin und Eukalyptus. In der Regel werden Pflanzen frisch destilliert. Dichtes oder dickes Pflanzenmaterial, insbesondere Wurzeln und Samen, werden vor der Destillation zerquetscht oder zerhackt, um das ätherische Öl besser extrahieren zu können. Diese Zerkleinerung ist bei zarteren Pflanzenteilen wie Blüten und Blättern nicht notwendig, da der Wasserdampf sie leicht durchdringt.

Die Menge des ätherischen Öls hängt von vier Hauptkriterien ab: Dauer der Destillation, Temperatur, Druck und – am wichtigsten – Art und Qualität des Pflanzenmaterials. Andere Faktoren, die den Ertrag beeinflussen, sind Erntezeit (Jahres- und auch Tageszeit), klimatische Bedingungen und die Menge an flüchtigen Ölen, die jede Pflanze produziert. Im allgemeinen liegt der Anteil der ätherischen Öle in den Pflanzen zwischen 0,005 und 10 Prozent. Von Pflanzen, die einen relativ hohen Anteil an ätherischen Ölen haben, z. B. Salbei, Thymian und Rosmarin, werden etwa 250 kg Pflanzenmaterial zur Produktion von 1000 ml ätherischem Öl benötigt.

In der historischen Entwicklung haben sich drei Formen der Destillation herausgebildet: Wasserdestillation, Wasserdampfdestillation und Dampfdestillation.

Die Wasserdestillation wird manchmal auch als »indirekte« Dampfdestillation bezeichnet. Bei dieser Methode wird das Pflanzenmaterial in Wasser eingeweicht und zum Kochen gebracht. Der dabei entstehende Wasserdampf nimmt die flüchtigen Öle in sich auf. Bei der anschließenden Abkühlung und Kondensation wird das Öl vom Wasser getrennt. Diese Art der Destillation erfordert nur eine minimale Ausrüstung und kann direkt nach der Ernte durchgeführt werden, so daß diese Methode relativ günstig ist. Ein Nachteil besteht neben dem langwierigen Verfahren darin, daß sowohl die Materialien als auch der Duft aufgrund der langen Hitzeeinwirkung leiden.

Bei der zweiten, technisch ausgereifteren Methode wird Wasserdampf benutzt. Die Blätter werden auf einen Rost über dem heißen Wasser gelegt, so daß der Dampf das Blattwerk passiert. Die Blätter müssen vorsichtig auf dem Rost verteilt werden, damit eine gleichmäßige Bedampfung erfolgt und eine vollständige Extraktion stattfinden kann.

Die dritte Technik, manchmal als »direkte« Wasserdampfdestillation bezeichnet, wird bei der Extraktion ätherischer Öle am häufigsten verwendet. Bei dieser Methode befindet sich im Destillationstank selbst kein Wasser, statt dessen wird von außen Dampf in den Destillationsbehälter geleitet. Die ätherischen Öle werden freigesetzt, wenn der Dampf die Säckchen zum Zerplatzen bringt, in denen sich die winzigen Ölmoleküle befinden. Die nachfolgenden Prozesse der Kondensation und Separation sind wiederum dieselben wie bei den anderen Methoden. Die direkte Dampfdestillation ist ein schnelles Verfahren, das die Qualität der empfindlichen ätherischen Inhaltsstoffe nur minimal mindert und ein hochwertigeres Endprodukt erzeugt als die beiden anderen Verfahren.

So beliebt und verbreitet die Destillation auch sein mag, birgt sie doch einige Nachteile. Einer dieser Nachteile besteht darin, daß sich der Dampf – besonders dann, wenn er von unten auf das Pflanzenmaterial trifft – nicht immer gleichmäßig verteilt. Dadurch dauert die Destillation länger, und die Extraktion ist eventuell nicht sehr effektiv. Außerdem wird durch das Erhitzen und Abkühlen sehr viel Energie verbraucht. Die Erzeugung von Wasserdampf erfolgt durch das Verbrennen von Holz oder durch Gas bzw. elektrische Energie, was sehr teuer sein kann, und auch der Kühlprozeß zur Kondensation des Dampfes bringt Kosten mit sich. Zur vollständigen Destillation einer Pflanze müssen 48 Stunden veranschlagt werden. Während dieser recht langen Zeitspanne kann es zu Oxidationsprozessen kommen, die die Originalzusammensetzung des ätherischen Öls verändern und zu unerwünschten Ergebnissen führen. Einige der bei der Dampfdestillation auftretenden Probleme wurden mit der Entwicklung anderer Extraktionsmethoden gelöst, auf die weiter unten noch eingegangen wird.

Weiterentwicklung der Destillationstechniken

Einige Blumen sind so empfindlich, daß die Einwirkung des heißen Dampfes ihren feinen Duft zerstört. Die neueren Extraktionsmethoden verwenden zwar immer noch Dampf, doch die Techniken sind verbessert worden. Dank einer kürzeren Verarbeitungszeit und niedrigerer Temperaturen werden hochwertigere Endprodukte erzeugt. Zudem tragen energiesparende Methoden zur Senkung der Kosten bei.

Turbodestillation

Harte Pflanzenteile wie Wurzeln, Samen und Rinde werden mit der Turbodestillation verarbeitet. Während des Dämpfens wird gleichzeitig das Wasser (das Hydrolat) immer wieder in den Destillierkolben zurückgeleitet, um neuen Dampf zu erzeugen. Auf diese Weise wird das Pflanzenmaterial durchtränkt und aufgeweicht und durch den zurückgewonnenen Dampf kontinuierlich bearbeitet. Auf diese Weise kann die Verarbeitungszeit halbiert werden.

Hydrodiffusion

Bei der Hydrodiffusion, einer energiesparenden Variante der direkten Dampfdestillation, wird der Dampf vom oberen Teil des Destillierkolbens aus (anstatt von unten) durch das Pflanzenmaterial geleitet. Diese Methode ist weitaus schonender als die oben beschriebenen, und da weniger Zeit für die Destillation benötigt wird, ist der Duft des gewonnenen ätherischen Öls dem ursprünglichen Duft der Pflanze ähnlicher. Die Hydrodiffusion wird nur bei ganz frischen Blattkräutern angewandt; Wurzeln und Samen werden mit anderen, effektiveren Destillationsmethoden behandelt.

Vakuumdestillation

Die Vakuumdestillation ist eine ausgeklügelte Technik, bei der der Dampf erst gar nicht mit dem Pflanzenmaterial in Berührung kommt. Im Gegensatz zu vielen anderen Verfahren ist die Vakuummethode eine »trockene« Destillation, bei der sich der Dampf nicht im Destillierkolben selber befindet. Statt dessen wird er durch einen Heizmantel, eine Art Turmtopf, außen um den Destillierkolben herumgeleitet. Durch einen Vakuumeffekt innerhalb des Kolbens wird der Pflanze das ätherische Öl bei einer niedrigeren Temperatur entzogen. Das Öl kann vollständig für aromatherapeutische Anwendungen gewonnen werden, oder es können einzelne Portionen des Destillats entnommen werden, wenn sie aus dem Kondensator herauskommen.

Fraktionierung

Die Fraktionierung ist eine Technik, mit der einzelne Bestandteile (Fraktionen) aus dem Öl abgetrennt werden können; denn alle aromatischen Komponenten in einem Öl haben unterschiedliche Siedepunkte und verdampfen daher auch bei verschiedenen Temperaturen. Deswegen ist es möglich, die einzelnen Fraktionen beim Austritt aus dem Kondensator zu trennen und sie zu isolieren. Von dieser Möglichkeit profitieren die Parfümeure, die einen ganz bestimmten Duft betonen oder eliminieren möchten, sowie die Chemiker, wenn sie ein Öl durch Verstärkung einer bestimmten aromatischen Komponente verschneiden. Die Aromatherapeuten dagegen sind nur an der Gewinnung eines reinen Naturproduktes interessiert.

Kontinuierliche Destillation

Bei der kontinuierlichen Destillation, einem neuen Verfahren, das erst vor kurzem in Frankreich eingeführt wurde, benutzt man heruntergefallene Äste, u. a. von Wacholder, Eukalyptus und Kiefer, zerkleinert sie für die Destillation und behandelt sie mehrfach mit Dampf. Bei einer Methode, die von Marcel Lavabre, einem ehemaligen Destillateur und dem heutigen Besitzer von Aroma Vera, entwickelt wurde, wird kontinuierlich Pflanzenmaterial durch eine Rohrleitung zugeführt. Wenn es sich noch im Rohr befindet, wird das Pflanzenmaterial bereits dem Dampf ausgesetzt. Wenn frisches Pflanzenmaterial in die Röhre gegeben wird, verlassen die bereits ausgelaugten Teile die Röhre auf der anderen Seite, so daß das durchgeschleuste Pflanzenmaterial eine intensive Behandlung erfährt, wodurch sich die Dauer der Destillation verkürzt. Mit dieser Methode können auch einzelne Ölfraktionen voneinander getrennt werden.

Molekulare Destillation

Bei diesem Verfahren wird ein Öl zwei- und bisweilen dreimal destilliert. Dieser Prozeß eliminiert die schwereren Teile des ätherischen Öls und bewirkt, daß sich der Duft des Öls dem der Ursprungspflanze noch stärker annähert. Manchmal wird jedoch auch das Rohöl aus der ersten Destillation benötigt. Bei der Pfefferminze zum Beispiel befinden sich im ersten Öl die »schärferen« Bestandteile, so daß sich dieses Öl gut für die Herstellung von Einreibemitteln eignet. Das leichtere, redestillierte Öl wird bei der Aromatisierung oder wegen seiner emotionalen Wirkungen bevorzugt. Bei einigen Ölen, z.B. Kampfer und Eukalyptus, lassen sich durch mehrfache Destillation sehr gute Ergebnisse erzielen. Auf dem Beipackzettel finden sich nur selten Angaben zur Destillation, deshalb ist es schwer zu erkennen, ob es sich um ein mehrfach destilliertes Öl handelt, es sei denn, Sie haben eine ausgesprochen gute Nase oder ein echtes ätherisches Öl zum Vergleichen.

Weitere Extraktionsmethoden

Pflanzen werden nicht nur durch Destillation extrahiert, sondern auch mit anderen Methoden, nämlich Kaltpressung, Enfleurage, Lösungsmittelextraktion und Kohlendioxidextraktion.

Kaltpressung

Die Kaltpressung wird manchmal auch als »Anritztechnik« bezeichnet. Sie kommt bei Zitrusfrüchten zum Einsatz, deren Schalen Kammern enthalten, die mit ätherischen Ölen gefüllt sind. Die Schale wird zerkleinert und gepreßt, und anschließend wird die gewonnene Emulsion, die aus ätherischen Ölen, Saft, Wasser und Fruchtpartikeln besteht, gefiltert oder zentrifugiert. Das ätherische Öl, das obenauf schwimmt, wird abgeschöpft. Die bei der Kaltpressung entstehenden natürlichen Wachse können zu einer leichten Trübung des Öles führen oder sich am Boden absetzen. Dies ist im allgemeinen kein Problem, abgesehen von den Fällen, in denen man ein klares, ungetrübtes Öl benötigt oder das Öl in ein Diffusionsgerät gefüllt wird, das durch den Bodensatz verstopfen könnte. Der Satz kann entfernt werden, indem man das Öl durch ein feines Tuch oder einen Papierfilter laufen läßt.

Zitrusöle werden nicht immer gepreßt, sondern auch destilliert, z. B. Zitrone und Limone. Der dabei entstehende Duft erinnert eher an Bonbons als an frisch gepreßte Schalen. Destilliertes Limonenöl wird für viele alkoholfreie Getränke verwendet, u. a. für Coca Cola, Seven Up und Pepsi. Die auf diese Weise hergestellten Öle gelten als minderwertig, haben allerdings einen Vorteil: Sie sind nicht so lichtempfindlich wie die meisten gepreßten Zitrusöle. Bei dem industriellen Anbau von Zitrusfrüchten werden Chemikalien und Pestizide häufig direkt auf die Schale gesprüht und gelangen so beim Auspressen in das ätherische Öl. Es empfiehlt sich also, gepreßtes ätherisches Öl möglichst nur aus biologischem Anbau zu kaufen. Bei destillierten Zitrusölen ist die Wahrscheinlichkeit solcher Pestizidrückstände geringer.

Enfleurage

Die Enfleurage, die heute praktisch überholt ist, ist wahrscheinlich die älteste Methode zur Extraktion pflanzlicher Duftstoffe. Sie wird bei empfindlichen Pflanzen angewandt, die die hohe Hitzebelastung der Destillation nicht überstehen würden, oder bei Pflanzen, die nach dem Pflücken noch Duftstoffe abgeben, z. B. Tuberose (Nachthyazinthe) und Jasmin. Noch heute werden wie schon seit Jahrhunderten raffiniertes Schweineschmalz und Talg für die Enfleurage benutzt. Wegen ihrer ausgeprägten Fähigkeit, Duftmoleküle aus Blüten aufzunehmen, werden Tierfette für diese Art der Extraktion bevorzugt.

Bei der traditionellen Enfleurage wird eine dicke Schicht Fett auf eine Glasplatte gestrichen und mit frischen Blüten bedeckt. Die Glasschichten werden abgedichtet, damit der Duft nicht verfliegt. Dann läßt man die so eingelegten Blüten 24 bis 48 Stunden lang einwirken, danach werden die alten durch neue Blüten ersetzt. Dieser zeit- und arbeitsaufwendige Vorgang wird mehrere Wochen lang wiederholt, bis das Fett mit dem Pflanzenduft gesättigt ist. Dann wird es sehr vorsichtig erwärmt und gefiltert. Dabei entsteht »Pomade«, die in früherer Zeit direkt auf die Haut und das Haar aufgetragen wurde. Heute wird sie normalerweise mit Alkohol »gewaschen«, um das Fett zu entfernen. Nun befindet sich das ätherische Öl im Alkohol, der durch Abkühlung vom Fett getrennt wird. In diesem Stadium wird das Produkt *extrait* genannt.

Im nächsten Arbeitsschritt wird durch das Abdestillieren des Alkohols ein *absolue d'enfleurage* produziert, ein halbfestes Produkt. Das Endprodukt wird mit einer Nummer versehen, die angibt, wie oft die Blüten im Fett ausgewechselt wurden. »Jasmin # 42« bedeutet zum Beispiel, daß die Blüten 42mal ersetzt wurden. Je höher die Zahl, um so feiner (und teurer) ist das Absolue. Technisch gesehen sind die Absolues, die hauptsächlich von der Parfumindustrie verwendet werden, keine ätherischen Öle, allerdings enthalten sie diese Öle.

Ein Nebenprodukt von minderer Qualität, das sogenannte *absolue de chassis*, wird aus den Blüten hergestellt, nachdem diese aus dem Fett entfernt wurden. Die noch verbleibenden Öle werden mit Lösungsmitteln aus den Blüten extrahiert. Von der Parfumindustrie wird dieses Öl benutzt, um künstlichen Jasminverbindungen einen vollen Duft zu verleihen.

Für die eigene Herstellung von Jasminöl sollten Sie anstelle von tierischem Fett Mandelöl verwenden (siehe Kapitel 4: »Anleitung«).

Lösungsmittelextraktion

Durch die Lösungsmittelextraktion wird die Herstellung einer großen Anzahl von Ölen ermöglicht, die vorher nicht gewonnen werden konnten, da ihre Strukturen für andere Extraktionsmethoden zu empfindlich sind. Bei der Verwendung von Lösungsmitteln dagegen kann auf extreme Hitze und Wasser verzichtet werden. Trotzdem hat auch diese Methode ihre Nachteile und wird kontrovers diskutiert.

Lösungsmittel zur Extraktion sind zum Beispiel Petroläther, Hexan, Toluol, Butan, Methan, Propan ebenso wie die giftigeren, sogar krebserregenden Substanzen Benzol und Aceton. Das Pflanzenmaterial wird in das Lösungsmittel getaucht und mit diesem verrührt, so daß die flüchtigen Öle, die Wachse und Pigmente gelöst werden. Das Lösungsmittel wird durch Verdampfung unter Druck entfernt, und zurück bleibt ein weiches, klebriges Wachs, das »Concrète«. Wegen der in ihr enthaltenen Wachse und Pigmente kann diese Substanz für Kosmetikprodukte verwendet werden. Zur Fortsetzung der Extraktion wird das Concrète mit Äthylalkohol vermischt und abgekühlt, so daß die erstarrenden Wachse herausgefiltert werden können. Übrig bleiben die im Alkohol gelösten ätherischen Öle. Im letzten Schritt wird der Alkohol durch Vakuumdestillation der Mischung entzogen, und als Endprodukt entsteht das »Absolue«.

Obwohl Absolues angeblich praktisch keine Reste von dem während der Extraktion verwendeten Lösungsmittel und Alkohol mehr enthalten, können sich besonders in denjenigen, die mit Hexan extrahiert wurden, noch geringe Rückstände finden. Die am wenigsten schädlichen Lösungsmittel sind Butan, Propan und Methan, obwohl es kaum feststellbar ist, welche benutzt wurden. Da einige Lösungsmittel geruchlos sind, ist es mitunter schwierig, sie zu erkennen. Mit Lösungsmitteln extrahierte Öle sollten niemals innerlich angewendet oder zum Würzen von Nahrungsmitteln verwendet werden. Da Rückstände vorhanden sein können, empfiehlt es sich im allgemeinen nicht, Absolues für die Aromatherapie einzusetzen, allerdings eignen sie sich sehr gut für die Herstellung natürlicher Parfums. Es werden zur Zeit neue Extraktionsmethoden für ätherische Öle entwickelt, die – wie es heißt – alle Lösungsmittelspuren beseitigen.

Ein *resinoid*, eine harzähnliche Substanz, ist ein weiteres Produkt, das bei der Alkohol- oder Lösungsmittelextraktion entsteht. Diese Substanz unterscheidet sich von dem Concrète hauptsächlich dadurch, daß sie aus Pflanzenmaterial wie Baummark, Baumsaft und Exsudaten (wie Weihrauch, Mastixpistazie, Zistrose, Tolubalsam und Eichenmoos) gewonnen wird, während das Concrète aus frischer Pflanzenmasse stammt.

Kohlendioxidextraktion

Die sehr wichtige Kohlendioxidextraktion ist ein relativ neues Verfahren zur Gewinnung ätherischer Öle bei hohem Druck und geringer Hitze. Diese Art der Extraktion war aus mehreren Gründen ein Wunschtraum der Aromatherapeuten, der tatsächlich in Erfüllung gegangen ist. Ein großer Vorteil liegt darin, daß die Extraktion in einer geschlossenen Kammer stattfindet und innerhalb weniger Minuten abgeschlossen ist. Somit können selbst die flüchtigsten und hitzeempfindlichsten Duftkomponenten unversehrt und ohne Lösungsmittelreste gewonnen werden, so daß sowohl die Duftqualität als auch die physiologische Wirksamkeit erhalten bleiben. Da das Lösungsmittel gasförmig ist (CO_2), verflüchtigt es sich nach der Extraktion vollständig, sobald der Druck in der Kammer gesenkt wird.

Kohlendioxidextrakte kommen dem Geschmack und dem Duft der lebenden Pflanze sehr nah, wodurch sie sich sehr gut zum Würzen von Nahrungsmitteln eignen, und heute wird die Methode in großem Maßstab für diesen Zweck angewandt (obwohl auch die Destillation zu einem sehr reinen Endprodukt führt, sind Duft und Geschmack nicht unbedingt identisch mit denjenigen der lebenden Pflanze).

Es gibt zwei Arten der Kohlendioxidextraktion. Bei der einen werden »selektive Extrakte« bei relativ geringem Druck (7 kg/cm²) produziert. Sie sind den destillierten Produkten ähnlich (allerdings von höherer Qualität), da sie fast zu 100 Prozent aus flüchtigen Komponenten bestehen und normalerweise flüssig sind. Sie sind für alle aromatherapeutischen

Anwendungen und für die Parfumherstellung geeignet. Beispiele dafür sind Ambrettesamen, Weihrauch, Myrrhe, Schwertlilienwurzel, Schwarze Johannisbeere und Kamille. Bei der zweiten Form der Kohlendioxidextraktion entstehen bei beträchtlich höherem Druck (25 kg/cm²) »Totalextrakte«, die nicht nur ätherische Öle (d.h. flüchtige Komponenten), sondern auch Fette, Wachse und Pflanzenpigmente enthalten. Diese Methode erweist sich besonders für Pflanzen, die zur Herstellung von Hautpflegeprodukten verwendet werden, als sehr vorteilhaft. Dabei werden der Pflanze alle heilenden Bestandteile entzogen (Carotinoide, Flavonoide und ätherische Öle), und es entsteht ein dicker, oranger Teer. Die Anwendung dieser Technik zur Extraktion von Lipiden, z.B. von Gamma-Linol-Säuren, ist für die Kosmetikindustrie und den medizinischen Sektor sehr vielversprechend. Einige Beispiele für bereits verfügbare Totalextrakte sind Karottensamen, Kamille, Ingwer, Koriander, Wacholder, Rosmarin, Vanille, Kreuzdorn und Liebstöckel. Wie die selektiven Extrakte werden auch die Totalextrakte in der Nahrungsmittel- und Kosmetikindustrie verwendet, und sie sind für alle aromatherapeutischen Anwendungen von Bedeutung. Einige Totalextrakte wie Hopfen und Sägepalme werden auch von der Kräuterindustrie verarbeitet.

Bis vor kurzem waren CO_2-Extrakte für die Endverbraucher so gut wie nicht verfügbar. Auch heute sind sie im allgemeinen noch teurer als destillierte Öle, da die Anlagen für die CO_2-Extraktion hohe Investitionen erfordern. Allerdings dürften die Preise mit steigender Nachfrage sinken.

Qualität und Reinheit

Qualität und Reinheit werden oft als Synonyme betrachtet, tatsächlich bestehen jedoch feine Unterschiede; denn die »Reinheit« bezieht sich auf die Echtheit eines Produktes und garantiert seine Unverfälschtheit, während die »Qualität« in Beziehung zu der Güteklasse eines Öls steht, die von den Anbau-, Verarbeitungs- und Extraktionsmethoden beeinflußt wird. Diese Aspekte sind für die Konsumenten sehr wichtig. Besonders bei Ölen aus dem Ausland ist es manchmal schwierig, Reinheit und Qualität garantieren zu können. Da die erhöhte Nachfrage nach Kräuterprodukten und ätherischen Ölen immer schwieriger zu befriedigen ist, sind Parfum- und Kosmetikhersteller zu synthetischen Duftstoffen übergegangen. Weitere Gründe sind geringere Kosten und ein gleichbleibendes Aroma.

Qualität und Reinheit sollten ganz besonders für die Anbieter eine Rolle spielen, die Produkte speziell für die Aromatherapie vertreiben. Es kommt allerdings oft vor, daß in Geschäften Öle als naturrein angeboten werden, obwohl sie in Wirklichkeit synthetisch sind, und wie viele Konsumenten, so geht auch das Verkaufspersonal häufig davon aus, daß alle Stoffe, die die Bezeichnung »ätherisches Öl« tragen, automatisch natürlich und rein sind. Das stimmt jedoch nicht immer. Die meisten in Hautpflegeprodukten enthaltenen Düfte sind synthetischen Ursprungs, sogar solche, die man in Naturkostläden findet. Es ist z.B. bekannt, daß Rose der beliebteste Duft ist, doch nur wenige Hersteller können sich die Verwendung des reinen Rosenöls erlauben und dabei noch konkurrenzfähig bleiben.

Für den Verkauf der seit langem in ihrer Heilwirkung bekannten und erforschten klassischen Öle in Apotheken sind in der Bundesrepublik die Bestimmungen des Deutschen Arzneibuches (DAB) verbindlich, z.B. im Hinblick auf den quantitativen Anteil der Hauptbestandteile in einem ätherischen Öl, Schadstoffbelastungen usw. Dagegen hängt die Herstellung von Ölen, deren Heilwirkung weniger gut erforscht sind und die vor allem als Duftstoffe vertrieben werden (das ist die Mehrzahl der Öle), von dem Sachverstand der Apotheker ab, die sich im allgemeinen nach den jüngsten Veröffentlichungen der Fachpresse richten.

Wie können Sie also sichergehen, ein Produkt von guter Qualität zu erwerben? Wie schon erwähnt, ist die Bezeichnung nicht immer eine Garantie für Reinheit, doch sie kann bestimmte Hinweise liefern. Im Idealfall sollte das Produkt auf dem Etikett als »rein pflanzliches ätherisches Öl« ausgewiesen sein; Begriffe wie »Duftöl« oder »Parfumöl« sind typische Bezeichnungen für künstliche Öle, die für aromatherapeutische Anwendungen nicht in Frage kommen. Gut informierte Konsumenten haben einen enormen Einfluß auf das Angebot. Es lohnt sich also, die Anbieter nach allen verfügbaren Informationen zu den Produkten zu fragen und bei der Auswahl auf Reinheit und Qualität zu achten. Es ist hilfreich, wenn auf dem Etikett bzw. dem Beipackzettel der botanische Name der Pflanze sowie Angaben zu den verarbeiteten Pflanzenteilen und dem Herkunftsland stehen. Auch wenn diese Angaben fehlen, was häufig der Fall ist, sind viele Anbieter reiner ätherischer Öle bereit, Auskunft zu diesbezüglichen Fragen zu erteilen.

Verfälschung ätherischer Öle

Auch wenn es Richtlinien bezüglich der chemischen Zusammensetzung eines Öls gibt, spielt die Natur nicht immer mit und produziert nicht jedes Jahr konstant die gleichen Mengen an Inhaltsstoffen. Leider versuchen unseriöse Händler, durch die Beimischung synthetischer Bestandteile diese Standards trotzdem aufrechtzuerhalten. Seltene und teure Öle fallen der Verfälschung am häufigsten zum Opfer. Für eine »untrainierte« Nase ist es schwierig, Unterschiede festzustellen zwischen den sehr teuren, reinen ätherischen Ölen von Zitroneneisenkraut (Lemonverbena) oder Melisse und denen, die mit den billigeren Ölen Lemongras und Citronella gemischt wurden (diese Öle sind so häufig mit billigeren Ölen vermischt, daß Sie das reine Öl vielleicht noch nie gerochen haben).

Eine andere, sehr gebräuchliche Methode der Verfälschung ätherischer Öle besteht in der »Verlängerung« (d.h. Verdünnung) mit Pflanzenöl, Alkohol oder Lösungsmitteln. Sie können das Öl auf eine mögliche Verfälschung mit Pflanzenöl testen, indem Sie einen Tropfen davon auf ein Stück Papier geben. Da ätherische Öle flüchtig sind, verdunsten die meisten ziemlich schnell und hinterlassen keine Rückstände. Bleibt dagegen ein öliger Fleck zurück, besteht ein begründeter Verdacht auf Verdünnung des Produkts. Die einzigen reinen ätherischen Öle, die leichte Farbflecken zurücklassen, sind dunkle Öle wie Benzoin oder Patschuli, leuchtend blaue Öle wie Deutsche Kamille und dickflüssige Öle, z.B. Sandelholz und Vetiver. Mit Alkohol verschnittene Öle sind am leichten Alkoholgeruch erkennbar. Es ist jedoch schwierig, festzustellen, ob ein Öl mit einem klaren, geruchlosen und fettfreien Lösungsmittel verdünnt wurde. Das birgt ein gewisses Risiko; denn diese Lösungsmittel werden vollständig vom Körper absorbiert, wenn sie inhaliert oder auf die Haut aufgetragen werden.

Rekonstruktion von Ölen

Reine ätherische Öle lassen sich durch die Kombination bestimmter chemischer Inhaltsstoffe »rekonstruieren«, so daß die Mischung der Zusammensetzung des natürlichen Öls entspricht. Die Inhaltsstoffe können dabei auch aus natürlichen Quellen stammen, so wie aus der Kiefer oder einem anderen leicht zu verarbeitenden Öl. Ein rekonstruiertes Rosmarinöl besteht oft aus 20 bis 35 natürlichen Komponenten anderer Pflanzen, die den wichtigsten aromatischen Verbindungen des echten Rosmarinöls entsprechen. Rosenöl wird häufig mit dem natürlichen Stoff Geraniol verlängert, der sich in Geranien und anderen Pflanzen findet und einen besonders rosenähnlichen Duft hat.

Derartig verfälschte Produkte – auch solche aus Naturstoffen – eignen sich nicht für die Aromatherapie; denn es wird angenommen, daß reine ätherische Öle viele noch nicht identifizierte aromatische Moleküle enthalten – Inhaltsstoffe, die aktive, wesentliche Bestandteile des gesamten ätherischen Öls darstellen. Bei der Rekonstruktion – selbst aus natürlicher Quellen – können diese Spurenelemente fehlen.

In Zukunft können teure Öle, z.B. Rose und Jasmin, möglicherweise im Labor produziert werden. Wissenschaftler führen zur Zeit Experimente durch, in denen sie die Zellen isolieren, die die ätherischen Öle in der Pflanze produzieren, und sie in einer seifenähnlichen Lösung kultivieren. Die Wissenschaftler hoffen, daß die kultivierten Zellen mit der Sekretion ätherischer Öle fortfahren, so wie sie es unter natürlichen Bedingungen tun. Dieses Verfahren wird voraussichtlich die wachsende Nachfrage der Parfumindustrie decken können, wodurch der Aromatherapie die »echten« ätherischen Öle vermehrt zur Verfügung stehen.

Synthetische Stoffe

Synthetische Aromastoffe werden nicht extrahiert, sondern aus einer Vielzahl leicht veränderbarer Basisinhaltsstoffe (von Kiefernnadelöl bis Petroleum) chemisch hergestellt. Synthetische Öle wurden in den dreißiger Jahren populär und gewannen in der Kosmetik- und Körperpflegeindustrie die Oberhand.

Aromatherapeuten benutzen keine künstlichen Duftstoffe, da diese bestenfalls den Geruch eines echten Öls wiedergeben können, und dies häufig auch nur mangelhaft. Zudem gibt es einige andere Gründe, warum sich künstliche Öle nicht für die Aromatherapie eignen. Um ein echtes ätherisches Öl möglichst genau zu rekonstruieren, müssen die hochkonzentrierten aromatischen Chemikalien zuvor mit einem Lösungsmittel verdünnt werden. Diese potentiell giftigen Lösungsmittel können über die Haut absorbiert werden. Das vielleicht wichtigste Argument gegen künstliche Öle ist allerdings ihr Mangel an »Lebenskraft«, die nur in Pflanzen steckt, die in der Erde wachsen und von Sonne, Regen und anderen Elementen genährt werden.

So machen Sie es richtig

Bis Ihr Geruchssinn gut genug ausgebildet ist, empfiehlt es sich, die folgenden Punkte als Orientierungshilfe im Auge zu behalten:

• Viele Öle werden nicht natürlich hergestellt. Im allgemeinen handelt es sich bei den Ölen von Maiglöckchen, Lotus, Magnolie, Aprikose, Kokosnuß, Pfirsich, Ambra, Erdbeere, Hibiskus oder Apfel (und möglicherweise auch Gartennelke und Veilchen, es sei denn, sie sind sehr teuer) um künstliche Produkte. Wenn die genannten Öle von ein und demselben Hersteller stammen und zusammen mit anderen (vermeintlich natürlichen) Ölen angeboten werden, dann ist eine gesunde Skepsis gegenüber der gesamten Kollektion angebracht.

• Die Preise der sehr teuren natürlichen Extrakte von Rose und Jasmin können als Maßstab verwendet werden. Wenn Rosen-

oder Jasminöl im Einzelhandel wesentlich weniger als 30 DM/ml kostet, dann wurden die Öle wahrscheinlich synthetisch hergestellt (oder bestenfalls stark verdünnt).

• Da Sie sich auf die Aussagen des Verkaufspersonals und die Angaben auf dem Etikett nicht unbedingt verlassen können, ist der beste Qualitätsindikator immer noch die eigene Nase. Es ist gar nicht so schwierig, sich ein gutes Qualitätsurteil zu bilden. Sammlungen von hochwertigen und synthetischen Ölen konnten von angehenden Aromatherapeuten im Vergleich fast immer richtig klassifiziert werden.

• Einige Firmen stellen Gaschromatographen her, die die Mengenanteile und die verschiedenen Inhaltsstoffe der ätherischen Öle identifizieren, doch nur wenige Verbraucher sind in der Lage, die Angaben richtig zu interpretieren. Deshalb besteht die beste Möglichkeit der Qualitätskontrolle immer noch darin, Öle aus bekannter Quelle und von vertrauenswürdigen Händlern zu beziehen und die eigene Nase zu schulen.

KAPITEL 13

Die Chemie der ätherischen Öle

Eine solide Kenntnis von den chemischen Grundlagen der
ätherischen Öle kann Ihre Möglichkeiten in der Aromatherapie erheblich erweitern. Wenn Sie sich mit der Wirkungsweise der chemischen Bestandteile vertraut machen, sind Sie
in der Lage, die ätherischen Öle effektiver zu nutzen, weil Sie
den Grund und die Art ihrer Wirkungsweise besser verstehen. Der Ansatz, der hier zur Erklärung der aromatischen
Chemie gewählt wird, wurde zunächst Studierenden der
Aromatherapie in Frankreich von Dr. med. Daniel Penoel und
dem Wissenschaftler und Pädagogen Pierre Franchomme vorgestellt. Anschließend präsentierte der Chemiker Dr. Kurt
Schnaubelt ihn einer größeren Zuhörerschaft in den Vereinigten Staaten.

Die Entstehung der ätherischen Öle in den Pflanzen

Bevor wir genauer auf die Chemie der ätherischen Öle eingehen, soll gezeigt werden, wie sich die Öle in der Pflanze bilden.
Ätherische Öle werden in speziellen Bereichen der Pflanze wie
den sekretorischen Zellen, den Drüsen, den Drüsenhaaren und
Öl- oder Harzkanälen erzeugt und gespeichert, und innerhalb
dieser Bereiche sind sie vom restlichen Pflanzengewebe getrennt. Die sekretorischen Zellen, in denen die flüchtigen Öle
entstehen, fangen die photoelektromagnetische Energie der
Sonne ein und verwandeln sie mit Hilfe von Glucose in bio-
chemische Energie in Form von aromatischen Molekülen. In
einem Vorgang ähnlich dem der Photosynthese stellen Pflanzen ätherische Öle her, indem sie Licht und Energie einfangen
und umwandeln.

Die flüchtigen Öle werden in verschiedenen Teilen der Pflanzen erzeugt. So finden sie sich zum Beispiel in Fruchtschalen (bei allen Zitrusfrüchten), in Gummis und Harzen (Weihrauch und Myrrhe), in den Blüten (Rose und Lavendel), den Blättern (Salbei, Zitronennelisse, Geranie und Pfefferminze), in der Rinde (Zimt und Sassafrasbaum), den Wurzeln (Vetiver und Baldrian), in den Gräsern (Lemongras und Palmarosa), im Wurzelstock (Ingwer) und in den Samen (Fenchel, Anis, Kreuzkümmel, Dill, Koriander, Sellerie). Die Zitrusart *Citrus bigaradia*, bekannt als »Bitterorange«, liefert drei verschiedene ätherische Öle: Petitgrain aus dem Blatt, Neroli aus der Blüte und Bitterorange aus der Fruchtschale.

Pflanzen, die ätherische Öle herstellen, tun dies aus verschiedenen Gründen, die für ihr Überleben entscheidend sind. Zum einen locken die flüchtigen, duftenden Öle Insekten zur Bestäubung und zur Reproduktion an. Einige ätherische Öle schützen vor natürlichen Feinden und fungieren als antibakterielle Mittel, da sie von der Blattoberfläche verdunsten. Schließlich bieten ätherische Öle in Zeiten, in denen der Stoffwechsel zum Beispiel durch Trockenheit zum Erliegen kommt, der Pflanze Schutz.

Ätherische Öle als Teil der Pflanze

Wenn wir ätherische Öle aus einer Pflanze destillieren, können wir uns nur ihre therapeutischen Eigenschaften zunutze machen. Glykosidmoleküle und viele andere Pflanzeninhaltsstoffe, so wie die Tannine, die Saponine und die Alkaloide, sind zu groß und zu schwer, um mit in die Destillaton überzugehen. Wenn Sie sich in einem Kräuterbuch über ätherische Öle informieren, sollten Sie immer bedenken, daß die Eigenschaften, die der Pflanze zugeschrieben werden, nicht unbedingt auch auf das ätherische Öl zutreffen müssen, sondern durch Inhaltsstoffe bestimmt sein können, die sich nur in der gesamten Pflanze befinden.

Viele der 400 000 bis 500 000 bekannten Pflanzenarten auf der Welt sind bisher noch nicht auf ätherische Öle oder Ölkomponenten untersucht worden. Obwohl von vielen Pflanzen angenommen wird, daß sie in gewissem Umfang ätherische

Öle oder Komponenten dieser Öle produzieren, liegen die Mengen z.T. unter der Nachweisgrenze oder sind so gering, daß eine Extraktion nicht möglich ist. Bei anderen Pflanzen wiederum mögen die Mengen der ätherischen Öle zwar ausreichen, doch hier muß von ihrer Verwendung abgesehen werden, weil für die wirtschaftliche Gewinnung des ätherischen Öls zuviel Pflanzenmaterial benötigt würde.

Echinacea ist ein gutes Beispiel. Diese beliebte Pflanze, die das Immunsystem stärkt und Infektionen vorbeugt, produziert winzige Mengen an flüchtigen Ölen, aber nicht genug, um eine kommerziell lukrative und umweltverträgliche Extraktion der ätherischen Öle zu ermöglichen. Auf der anderen Seite werden einige Kräuter, die reich an flüchtigen Ölen sind, wirtschaftlich nicht genutzt. Osha zum Beispiel ist eine ölreiche Pflanze, die wegen ihrer antibiotischen und schleimlösenden Wirkung geschätzt wird. Wir haben sie zu Hause destilliert und festgestellt, daß sie eine ganze Menge ätherisches Öl liefert. Offensichtlich sind die ätherischen Öle von Osha und vielen anderen Pflanzen, die zur Zeit in der Kräuterheilkunde genutzt werden, bisher noch nicht »entdeckt« worden oder zumindest nicht verfügbar. Allerdings sind auch die Kräuter selbst ein Genuß, und Sie können den Duft der Öle sowie ihre heilenden Eigenschaften durch eine einfache Tasse Tee genießen.

Die Bestandteile ätherischer Öle

Eine Pflanze enthält eine Kombination natürlicher chemischer Komponenten oder wesentlicher Bestandteile, die für ihren besonderen Geschmack, Geruch und ihre heilenden Eigenschaften verantwortlich sind. Diese Bestandteile umfassen Alkaloide, Saponine, Tannine, Glykoside, flüchtige Öle, Pflanzenhormone, Mineralien und Vitamine. Die Inhaltsstoffe, mit denen sich die Aromatherapie beschäftigt, sind die flüchtigen (ätherischen) Öle.

Es sind mehr als 30 000 aromatische Moleküle bekannt. Die Zahl und die Kombination dieser Moleküle variieren von Pflanze zu Pflanze, so daß jedes ätherische Öl einzigartig ist. Es enthält normalerweise etwa 100 verschiedene aromatische Moleküle, die Zahl kann jedoch zwischen 10 und 500 schwanken, und manche Öle enthalten sogar noch mehr. Das bedeutet, daß ein einzelnes ätherisches Öl nicht nur aus einem einzigen Typ von Molekülen besteht, vielmehr ist es ein komplexes Gefüge, das sich aus einer ganzen Reihe von Bestandteilen zusammensetzt, die jeder Pflanze ihren charakteristischen Geruch und Geschmack sowie ihre individuellen Heilwirkungen verleihen.

Chemische Gruppen

Ätherische Öle sind Mischungen aromatischer Moleküle, die aus drei Hauptelementen aufgebaut sind: Kohlenstoff, Wasserstoff und Sauerstoff. Je nach Art der Moleküle werden flüchtige Öle in unterschiedliche chemische oder funktionale Gruppen eingeteilt, entsprechend ihrer Hauptkomponenten. Diese chemischen Gruppen charakterisieren das gesamte Molekül und seine Eigenschaften. Die Hauptgruppen sind Phenole, Terpene, Alkohole, Ketone, Ester, Äther, Oxide, Aldehyde, Kumarine und Säuren; die Säuregruppe ist in den ätherischen Ölen allerdings nur selten zu finden. Die Eigenschaften dieser chemischen Gruppen werden weiter unten beschrieben, zusammen mit Pflanzenbeispielen und den Hauptbestandteilen jeder Gruppe. Die Klassifizierung der ätherischen Öle nach der vorherrschenden Molekülart ist von allergrößter Bedeutung für das Verständnis der grundlegenden Eigenschaften und Wirkungsweisen eines Öls. Gleichzeitig wird deutlich, warum unterschiedliche Öle dieselben Grundeigenschaften und Wirkungen haben können.

Wenn Sie mit der Chemie nicht vertraut sind, dann stellen Sie sich vor, daß ein ätherisches Öl in verschieden große Segmente unterteilt ist, wobei jedes dieser Teile einen anderen Bestandteil darstellt. Das ätherische Öl von Zitronenthymian zum Beispiel riecht einerseits wie Thymian wegen des Gehalts an Thymol (das sich in vielen verschiedenen Thymianarten findet), andererseits aber auch nach Zitrone, weil es den Inhaltsstoff Citronellal enthält.

Oftmals kommt dasselbe Duftmolekül in verschiedenen Pflanzen vor. Beispielsweise enthalten Rose, Citronella, Palmarosa und Geranie alle Geraniol; sowohl im Zimtblatt als auch in der Nelke findet sich Eugenol. Ähnliche ätherische Öle können Pflanzen, die nicht miteinander verwandt sind, einen ähnlichen Duft verleihen. Anis und Sternanis sind hierfür ein gutes Beispiel; denn beide riechen und schmecken nach Lakritze, weil sich in beiden Anethol befindet. Ein anderes Beispiel für nicht miteinander verwandte Pflanzen mit ähnlichem Duft sind Melisse und Zitroneneisenkraut (Lemonverbena), die Zitruskomponenten enthalten (Neral und Geraniol), wodurch wiederum der zitronenartige Geruch entsteht. Auf der anderen Seite haben Rosenholz, Koriander, französisches Basilikum und Lavendel alle Linalol als Bestandteil, riechen jedoch unterschiedlich, da sie auch noch aus anderen Inhaltsstoffen zusammengesetzt sind.

Bestimmte ätherische Öle werden von nur einem oder zwei Molekülarten dominiert. So enthält Wintergrün bis zu 99 Prozent Methylsalicylat, Senf bis zu 95 Prozent Allylisothyocyanat; beide können gesundheitsschädlich sein. In Sandelholz, einem relativ unbedenklichen Öl, finden sich zwischen 65 und 90 Prozent Santalol, im Nelkenöl 70 bis 80 Prozent Eugenol. Exotisches Basilikum (Réunion-Basilikum) enthält bis zu 88 Prozent Methylchavicol, während das französische (süße) Basilikum reich an Linalol (40 bis 45 Prozent) ist und nur etwa 20 Prozent Methylchavicol aufweist. Beide entstammen derselben Gattung, nämlich *Ocimum basilicum*. Interessanterweise ist die in einem Öl vorherrschende Komponente nicht immer ausschlaggebend für seine Wirkung. Bestandteile, die nur in Spuren vorhanden sind, können Geruch und Geschmack und manchmal sogar die Wirkung eines ätherischen Öls entscheidend verändern. Linalylacetat und Linalol machen ungefähr 90 Prozent der aromatischen Moleküle aus, die sich im Muskatellersalbei finden. Ein drittes Molekül, Sclareol, hat nur einen Anteil von 5 bis 7 Prozent, ist aber dessenungeachtet verantwortlich für die ausgeprägte östrogenähnliche Wirkung des ätherischen Öls. Etwa 3 Prozent des Muskatellersalbeiöls bestehen aus 300 anderen Molekülen. Mandarine besteht zu 95 Prozent aus Terpenen; in den restlichen 5 Prozent sind 74 andere Komponenten gefunden worden.

Viele ätherische Öle enthalten Komponenten aus unterschiedlichen aromatischen Familien. Beispiele sind Helichrysum, in dem sich Ester und Ketone befinden, Neroli mit Aldehyden und Alkoholen und Pfefferminzöl, das sowohl Alkohole als auch Ketone enthält. Die Rose ist ein Beispiel für eine chemisch komplexe Pflanze mit mehr als 400 verschiedenen aromatischen Molekülen, u. a. Estern, Alkoholen und Säuren. Rose, Geranie und Lavendel umfassen jeweils mehr als 350 Moleküle aus verschiedenen biochemischen Gruppen wie Alkoholen, Estern und Aldehyden.

Öle, die mit dem Kohlendioxidverfahren extrahiert wurden, sind im allgemeinen komplexer als solche, die durch Destillaton gewonnen wurden; denn das Kohlendioxidverfahren extrahiert zusätzlich zu den flüchtigen Ölen noch weitere Bestandteile.

Der Name einer chemischen Verbindung wird meistens in Anlehnung an die botanische Bezeichnung oder den Trivialnamen einer Pflanze gewählt. So kommt Thymol von Thymian, Citronellal von Citronella, Pinen von der Pinie, Geraniol von der Geranie und Bergapten von der Bergamotte. In manchen Fällen kann auch die Endung des Substanznamens einen Hinweis darauf geben, zu welcher chemischen Gruppe dieser Stoff gehört. So enden Terpene auf »en«, Ketone auf »on«, Aldehyde auf »al«, und sowohl Phenole als auch Alkohole enden auf »ol«.

Chemotypen

Chemotypen bezeichnen ein in der Natur vorkommendes Phänomen, bei dem Pflanzen derselben Art und Gattung verschiedene aromatische Moleküle produzieren. Die spezifischen Duftmoleküle, die von jeder Pflanze erzeugt werden, sind durch Gene und Enzyme bestimmt, die wiederum durch Wetter- und Bodenbedingungen, Höhenlage sowie die dadurch bedingten Unterschiede in der Wellenlänge des Lichts beeinflußt werden. Bei Chemotypen erfolgt die Reproduktion meist ungeschlechtlich und nicht durch Bestäubung.

Das Thymianöl, das aus *Thymus vulgaris* gewonnen wird, der auf Meereshöhe wächst, ist sehr thymolreich. Eine unter diesen Bedingungen gewachsene Pflanze produziert andere aromatische Moleküle als eine *Thymus-vulgaris*-Pflanze im Gebirge, die einen hohen Linalolanteil hat. Von *Thymus vulgaris* gibt es mehr als acht Chemotypen. Die unterschiedlichen aromatischen Moleküle in jedem Chemotyp definieren ganz bestimmte Anwendungsmöglichkeiten eines jeden Öls, obwohl sie alle von derselben Pflanzenart stammen. Chemotypen werden folgendermaßen spezifiziert: *Thymus vulgaris* Linalol, *Thymus vulgaris* Thymol usw.

Dagegen sind die meisten der unterschiedlichen Eukalyptusöle *(Eucalyptus globulus, Eucalyptus citriodora, Eucalyptus radiata)* keine Chemotypen, sondern stammen von verschiedenen Arten. Allerdings produziert *Eucalyptus polybractea* die Chemotypen Crypton und Cineol. Von *Eucalyptus dives* existieren ebenfalls zwei Chemotypen, nämlich Piperiton und Cineol. *Rosmarinus officinalis* erzeugt Verbenon, »1,8«-Cineol sowie einen kampferartigen Chemotyp.

Die meisten der unten erläuterten chemischen Gruppen setzen sich aus oxidierten Komponenten zusammen, das heißt, ihre Moleküle enthalten ein Sauerstoffatom. Terpene bilden eine Ausnahme, da es sich hier um Hydrocarbonverbindungen handelt, die ausschließlich aus Wasserstoff und Kohlenstoff bestehen.

Phenole

In dieser aromatischen Gruppe sind die stimulierenden, antibakteriellen und immunstärkenden Eigenschaften am ausgeprägtesten. Häufig reizen Phenole die Haut und belasten die Leber, und sie sollten daher mit Vorsicht verwendet werden, in hohen Verdünnungen und nur über einen kurzen Zeitraum. Zu den ätherischen Ölen der Phenolgruppe gehören Nelken, Oregano, Bohnenkraut und bestimmte Chemotypen des Thymians. Die entsprechenden Verbindungen sind u. a. Carvacrol, Thymol, Eugenol, Gaiacol, Chavicol und Australol.

Terpene

Terpene sind antiseptisch und anregend, können jedoch in stärkeren Konzentrationen Hautreizungen verursachen. Ätherische Öle, die Moleküle dieser Gruppe enthalten, sind zum Beispiel Zitrone, Orange, Mastixpistazie, Muskatnuß, Angelika, Kiefer, Schwarzer Pfeffer und Bergamotte. Chemiker unterteilen die Terpene je nach der Zahl der vorhandenen Kohlenstoffatome noch in weitere Untergruppen: Monoterpene enthalten 10 Kohlenstoffatome, Sesquiterpene haben 15 Kohlenstoffatome und Diterpene 20 Kohlenstoffatome. Zu der Monoterpengruppe gehören u. a. die Substanzen Limonen, Terpinen, Camphen, Myrcen, Sabinen, P-Cymen, Phellandren, a- und b-Pinen und Thujen.

Eine wichtige Untergruppe, die Sesquiterpene, wird hauptsächlich durch Destillation aus Wurzeln und Holz oder aus Pflanzen gewonnen, die zur Familie der Korbblütler (Asteraceae, früher Compositae) gehören. Unter den Verbindungen der Sesquiterpene finden sich Cary-ophyllen (Nelke) mit entzündungshemmender und antiviraler Wirkung, Farnesol (in Rose und Kamille), das antibakteriell wirkt, Chamazulen und Bis-abolol (Gänsefingerkraut, Schafgarbe und Kamille), die Entzündungen hemmen und Schmerzen lindern, und Valeranon (Baldrian) mit entkrampfender und beruhigender Wirkung. Andere Sesquiterpene sind Santalol (Sandelholz), Zingiberol (Ingwer), Veriteron und Vetiveral (Vetiver) sowie Carotol (Karottensamen). Das Öl der Indischen Narde besteht zu fast 100 Prozent aus Sesquiterpenen.

Diterpene (20 Kohlenstoffatome) finden sich kaum in ätherischen Ölen, und obwohl terpenoide Moleküle mit 30 bis 40 Kohlenstoffatomen in Pflanzen vorkommen (in Pflanzensteroiden und Hormonen), ist ihr Molekulargewicht so hoch, daß sie nicht mit Wasserdampf destilliert werden können.

Alkohole

Alkohole wirken stärkend, stimulierend, antibakteriell und antiviral, liefern Energie und sind im allgemeinen nicht giftig. Zu den ätherischen Ölen mit monoterpenen Alkoholen gehören Geranie, Ravensara, Rosenholz, Rose und Teebaum. Völlig reizarm und unbedenklich im Gebrauch sind die in diesen Pflanzen gefundenen wohltuenden Substanzen Geraniol, Menthol, a-Terpineol, Terpineol-4, Sabinol, Linalol und Thuyanol. Zu den Monoterpenolen zählen u. a. Cinalol, Geraniol, Nerol, a-Terpineol, Cuminol, Carveol, Borneol, Pinocarveol, Sabinol und Menthol. Die in den Alkoholen vorkommenden Moleküle der Sesquiterpenole sind in der Forschung auf großes Interesse gestoßen, sie wirken entzündungshemmend und stärken das Immunsystem. Zu ihnen gehören Nerolidol (Neroli), Bis-abolol (Kamille), Carotol (Karottensamen), a- und b-Santalol (Sandelholz), Vetiverol (Vetiver), Sclareol (Muskatellersalbei), Zingiberol (Ingwer), Patschulol (Patschuli) und Farnesol (Rose).

Ketone

Ketone fördern die Wundheilung und sind fett- und schleimlösend. Möglicherweise gesundheitsgefährdende Ketone finden sich in Salbei, Ysop, Poleiminze und Thuja. Ihre toxische Wirkung ist von Pflanze zu Pflanze unterschiedlich, doch im allgemeinen können die Öle aus dieser Gruppe abtreibende, krampfauslösende, betäubende oder epileptische Wirkung haben. Beispiele für Duftmoleküle, die der Ketongruppe angehören, sind Thujon, Carvon, Menthon, Atlanton, Vetivon, Pinocamphon, Piperiton, Crypton, Verbenon, Jasmon, Fenchon und Pulegon. Untergruppen umfassen die Dione, die z.B. im Helichrysum vorkommen, und Lactone, die im Alant enthalten sind und als Zellgifte wirken. Ungiftige Öle aus dieser Gruppe sind Jasmin, Fenchel und bis zu einem gewissen Grad auch Pfefferminze.

Ester

Ester, die durch die Reaktion von Säuren und Alkoholen entstehen, wirken von allen chemischen Familien der ätherischen Öle am stärksten ausgleichend. Sie sind entspannend und beruhigend, und viele lösen Krämpfe und töten Pilze ab. Öle mit einem hohen Esteranteil riechen im allgemeinen sehr angenehm. Hierzu zählen Lavendel, Bergamotte, Muskatellersalbei, Ylang-Ylang, Römische Kamille und Majoran. Beispiele für aromatische Moleküle in dieser Gruppe sind Linalylacetat, Nerylacetat, Geranylacetat, Bornylacetat und andere Acetate.

Äther

Pflanzen in dieser Kategorie sind zum Beispiel Basilikum, Estragon und Zeder. Die aromatischen Moleküle sind Methylchavicol, Methyleugenol und Cedrylmethyläther, die eine leicht entkrampfende Wirkung haben. Weitere Substanzen sind Transanethol, das sich in Anis findet, Apiol in Petersilie und Myristicin aus der Muskatnuß.

Oxide

Zu den ätherischen Ölen, die Oxide enthalten, gehören kampferartige Öle wie Teebaum, Niaouli, Rosmarin, Cajeput, Ysop *(var. decumbens)*, Lorbeer und Eukalyptus. Das wichtigste aromatische Molekül dieser Gruppe ist »1,8«-Cineol, aber auch Piperitonoxid, Bis-abololoxid und Linaloloxid kommen vor. Zur Oxidgruppe gehören potentiell toxische Moleküle, die Krämpfe auslösen können: Asaron (aus Kalmus) und Askaridol (das sich im Wurmsamenöl findet). Auch Menthofuran, das im Pfefferminzöl vorkommen kann, wenn die Pflanze zur Zeit der Blüte geerntet wird, ist giftig.

Aldehyde

Aldehyde sind entzündungshemmend, lindernd, antiseptisch und beruhigend, können jedoch bei unverdünnter Anwendung zu Hautreizungen führen. Viele nach Zitrone riechende Öle fallen in diese Kategorie, so Lemongras, Melisse, Zitroneneisenkraut (Lemonverbena), Citronella und *Eucalyptus citriodora*. Zimtrinde gehört auch zu der Gruppe mit einem hohen Aldehydanteil, enthält jedoch noch andere Reizstoffe. Beispiele für in dieser Gruppe vertretene aromatische Moleküle sind Zitral, Geranial, Neral, Citronellal, Myrtenal, Phellandral, Zimtaldehyd und Benzaldehyd.

Kumarine

Kumarine haben potentiell toxische Eigenschaften, da sie Leberschäden oder Lichtempfindlichkeit hervorrufen oder mit-

314

verursachen können. Gleichzeitig verdünnen sie das Blut. Deshalb sollten Personen, die diesbezüglich Probleme haben, sie mit Vorsicht genießen, besonders dann, wenn sie blutverdünnende Medikamente einnehmen. Beispiele für Kumarine sind Bergapten, Herniarin, Angelicin, Citronen und Furocumarin. Zu den Ölen dieser Gruppe zählen Bergamotte, Ammi Visnaga, Angelika, Zitrusöle und bis zu einem gewissen Grad Lavendel.

Säuren

Einige ätherische Öle enthalten Säuren, allerdings findet sich die Mehrzahl der Säuren (zum Beispiel Carboxyl-, Angelika- und Chinasäure) in aromatischen Hydrosolen. Sie sind entzündungshemmend und antiseptisch sowie feuchtigkeitsspendend.

TEIL VIER: TABELLEN

Hinweise zur Benutzung der Tabellen

In den folgenden Tabellen sind die in diesem Buch enthaltenen Informationen in anwendungsorientierter Form dargestellt. So können Sie auf einen Blick feststellen, welche ätherischen Öle sich am besten für Ihren Zweck eignen. Bei der Herstellung eigener Mischungen können Sie Ihrer Kreativität freien Lauf lassen, und diese Mischungen, die speziell auf Ihre Bedürfnisse zugeschnitten sind, sind auch diejenigen, die die größte Wirkung entfalten.

Wählen Sie das Symptom aus, das Sie behandeln möchten, und lesen Sie in der entsprechenden Spalte nach, welche Öle vorgeschlagen werden. In den meisten Fällen sind mehr Öle angegeben, als Sie für eine Mischung benötigen, daher sollten Sie die Beschreibung jedes einzelnen Öls in Kapitel 6 (»Beschreibung des pflanzlichen Ausgangsmaterials«) durchlesen. Anhand der aufgeführten Eigenschaften der Öle wird deutlich, welches sich am besten für Ihre Mischung eignet. Vielleicht lassen Sie sich bei Ihrer Entscheidung auch von dem Preis leiten oder davon, ob Sie das eine oder andere Öl vorrätig haben. Nach Fertigstellung der Ölmischung können Sie sich im Kapitel 4 (»Anleitung für den Gebrauch von ätherischen Ölen und Kräutern«) darüber informieren, welches Trägeröl sich zur Verdünnung anbietet und wie Sie die Mischung anwenden.

Außerdem können Sie sich anhand der Tabellen mit bestimmten ätherischen Ölen vertraut machen und in den jeweiligen (horizontalen) Reihen nachlesen, für welche Beschwerden sie sich eignen, so daß Ihnen die Kaufentscheidung erleichtert wird. Die schematischen Darstellungen können Ihnen auch dabei helfen, eine aromatherapeutische Kollektion für einen speziellen Zweck zusammenzustellen, z.B. für einen Erste-Hilfe-Koffer oder eine Pflegeserie für einen bestimmten Hauttyp. Eine Auswahl von vier oder fünf ätherischen Ölen leistet dabei bereits wertvolle Dienste.

Für die Tabellen haben wir die gebräuchlichsten Öle ausgesucht. Sobald Sie Erfahrungen in der Zubereitung von Präparaten gesammelt haben, werden Sie wahrscheinlich auch andere

Öle in Ihre Sammlung aufnehmen und vielleicht sogar eigene Tabellen erstellen. Diese sind nicht nur eine gute Lernhilfe, sondern erleichtern die Arbeit auch noch nach jahrelanger Erfahrung in der Aromatherapie.

Die emotionale Wirkung der Düfte
(siehe Kapitel 3 »Duft und Psyche«

	Ärger	Angst	Apathie	Depression	Furcht	Kummer	Labilität	Melancholie	Panik/Schock	Reizbarkeit	Schlaflosigkeit	Streß/Überarbeitung	Überempfindlichkeit	Ungeduld	Vergeßlichkeit	Verwirrung	zentraler Begriff
Anis							•					•					besinnlich
Basilikum	•	•		•	•							•			•	•	vertrauen
Benzoin		•					•	•									Schutz
Bergamotte		•		•			•			•		•		•			Gelassenheit
Eukalyptus											•	•	•				Energie
Fenchel		•		•								•		•			Klarheit
Geranie	•	•	•	•			•			•			•				Ruhe
Helichrysum				•			•					•				•	Kraft
Jasmin	•	•	•		•	•			•	•				•		•	Phantasie
Kamille	•	•		•	•		•		•	•	•	•	•				Lebenskraft
Kampfer		•					•	•						•		•	zentriert
Kardamom		•										•				•	Wärme
Kiefer	•	•	•	•													Ziel
Koreander	•			•	•			•							•		Paranoia
Lavendel	•	•		•			•	•	•		•	•	•	•		•	Ausgleich
Lorbeer								•				•			•		Ziel
Majoran		•				•	•	•			•	•	•	•		•	Trost
Melisse	•	•			•			•	•	•	•				•		Stabilität
Muskatellersalbei			•						•	•		•	•				Heiterkeit
Muskatnuß		•									•	•					unbekümmert
Myrrhe						•					•		•	•			Hingabe

	Ärger	Angst	Apathie	Depression	Furcht	Kummer	Labilität	Melancholie	Panik/Schock	Reizbarkeit	Schlaflosigkeit	Streß/Überarbeitung	Überempfindlichkeit	Ungeduld	Vergeßlichkeit	Verwirrung	zentraler Begriff
Neroli	•		•	•	•					•	•	•	•			•	Selbstvertrauen
Orange				•					•	•		•					Glück
Patschuli			•	•	•				•	•	•		•			•	Kompromiß
Petitgrain			•		•				•	•		•					Entspannung
Pfefferminze			•	•	•				•	•						•	Energie
Rose	•	•	•	•	•	•		•			•	•	•	•	•		Trost
Rosenholz	•	•	•	•				•	•			•					konstruktiv
Rosmarin		•	•			•	•	•									Wahrnehmung
Salbei			•		•							•	•				Sammlung
Sandelholz		•		•			•	•				•	•			•	Offenheit
Thymian					•		•	•					•				Bewußtsein
Vetiver				•					•								Bodenhaftung
Wacholder		•										•	•				Erneuerung
Weihrauch	•	•		•				•			•	•		•		•	Glaube
Ylang-Ylang	•	•		•					•		•	•	•			•	Akzeptanz
Ysop	•				•	•	•						•			•	Stärke
Zeder										•			•			•	Reinheit
Zimt	•									•						•	belebend
Zitrone				•		•					•	•				•	Sauberkeit
Zypresse		•				•	•			•	•					•	Ziel

Ätherische Öle zur Behandlung körperlicher Beschwerden
(siehe Kapitel 5 »Therapeutische Anwendungen«)

	Fieber	Gallenblase	Hormonsystem	Infektionen	Kopfschmerzen	Lungenverschleimung	Menstruation	Muskelschmerzen	Schlaflosigkeit	Verdauungsbeschwerden	Verstopfung
Anis		•	•							•	
Basilikum	•		•	•		•	•			•	
Benzoin				•		•					
Eukalyptus	•	•	•	•	•	•	•	•			
Fenchel			•	•			•			•	•
Geranie			•	•							
Ingwer							•	•		•	
Jasmin				•			•				
Kamille	•	•		•			•	•		•	
Kampfer				•				•			•
Karotte											
Lavendel		•		•				•	•	•	
Lorbeer								•		•	
Majoran				•		•	•	•	•	•	•
Melisse				•					•	•	
Muskatellersalbei				•							
Myrrhe				•		•	•			•	

	Fieber	Gallenblase	Hormonsystem	Infektionen	Kopfschmerzen	Lungenverschleimung	Menstruation	Muskelschmerzen	Schlaflosigkeit	Verdauungsbeschwerden	Verstopfung
Neroli				•					•	•	
Orange				•						•	
Pfefferminze	•			•		•	•	•		•	•
Rose				•			•		•	•	•
Rosenholz				•							
Rosmarin				•			•	•		•	•
Salbei				•			•			•	
Sandelholz				•	•	•	•		•	•	
Schwarzer Pfeffer	•			•						•	•
Teebaum				•						•	
Thymian				•		•	•	•		•	
Wacholder				•		•	•	•		•	
Weihrauch		•		•		•					
Ysop	•			•		•					
Zeder				•		•			•		
Zimt				•				•		•	•
Zitrone	•	•		•							
Zypresse				•							

Ätherische Öle zur Behandlung von Hautproblemen
(siehe Kapitel 5 »Therapeutische Anwendungen«)

	Allergien	Ausschlag/Juckreiz	bakterielle Infektion	Bisse/Stiche	Entzündung	erweiterte Venen	Furunkel	Hautentzündung	Narben	Pilzinfektion	Schmerzen	Verbrennungen	Verjüngung	virale Infektionen	Warzen	Wucherungen	Wunden
Basilikum		•	•	•													
Benzoin		•	•		•		•							•			•
Bergamotte			•		•		•		•					•		•	•
Eukalyptus		•	•	•			•			•	•			•			
Fenchel			•		•								•				
Galbanum								•		•				•			
Geranie		•	•	•	•	•				•	•	•	•				
Helichrysum		•	•		•		•	•	•	•		•	•				•
Kamille	•	•	•	•	•	•	•	•	•		•	•	•	•		•	
Kampfer			•		•			•	•	•	•			•			
Lavendel	•	•	•	•	•	•		•	•	•	•	•	•	•	•	•	•
Lemongras			•		•												
Majoran			•	•	•					•	•	•	•	•			•
Melisse	•		•	•				•						•			
Muskatellersalbei													•				
Myrrhe			•		•			•	•	•			•	•	•		•

	Allergien	Ausschlag/Juckreiz	bakterielle Infektion	Bisse/Stiche	Entzündung	erweiterte Venen	Furunkel	Hautentzündung	Narben	Pilzinfektion	Schmerzen	Verbrennungen	Verjüngung	virale Infektionen	Warzen	Wucherungen	Wunden
Neroli		•			•	•		•									
Patschuli		•	•		•					•	•		•				•
Pfefferminze		•	•	•						•	•			•			
Rose		•	•		•			•			•		•	•			
Rosenholz									•		•	•					•
Rosmarin			•	•	•	•		•	•	•	•		•	•			
Salbei			•	•			•					•					
Sandelholz		•		•	•						•		•				
Teebaum		•	•	•	•		•	•		•	•	•		•	•		
Thuja															•		
Thymian			•	•				•		•					•		
Wacholder		•	•	•	•	•		•								•	
Weihrauch			•		•		•		•	•						•	
Zeder		•	•	•				•									
Zistrose			•						•				•				•
Zitrone			•	•			•							•	•		•
Zypresse	•	•						•								•	•

Ätherische Öle für die Hautpflege
(siehe Kapitel 9 »Gesichtspflege«)

	normal	trocken	fettig	Mischhaut	Problemhaut	Besenreiserhaut	reif	sonnengeschädigt	empfindlich
Basilikum			•						
Bergamotte			•		•				
Eukalyptus			•		•				
Fenchel		•	•				•		
Geranie	•	•	•	•	•	•	•		
Helichrysum	•				•	•	•	•	•
Jasmin	•	•	•	•			•		•
Kamille	•	•		•	•	•		•	•
Karotte		•					•	•	
Lavendel	•	•	•	•	•	•	•	•	
Lemongras			•		•				
Muskatellersalbei		•	•		•		•		•
Myrrhe		•					•		•
Narde	•	•					•		
Neroli	•	•		•		•	•		•
Orange			•						

	normal	trocken	fettig	Mischhaut	Problemhaut	Besenreiserhaut	reif	sonnengeschädigt	empfindlich
Palmarosa	•	•	•	•			•	•	
Patschuli			•		•		•		•
Pfefferminze		•		•					
Rose	•	•		•		•	•	•	•
Rosenholz		•		•	•		•		•
Rosmarin	•	•		•	•	•	•	•	
Salbei			•		•				
Sandelholz	•	•	•	•	•				
Teebaum			•		•				
Wacholder			•		•				
Weihrauch		•			•		•		•
Ylang-Ylang			•	•	•				
Zeder			•		•				
Zistrose		•			•		•		
Zitrone			•		•				
Zypresse			•						

Ätherische Öle für die Haarpflege (s. Kapitel 8 »Körperpflege«)

	normales Haar	trockenes Haar	fettiges Haar	Schuppen	Haarwachstum	Reinigung	helle Strähnchen	Kopfhautentzündung
Basilikum			•		•			
Fenchel			•			•		
Geranie	•	•	•	•		•		
Kamille	•	•	•	•		•	•	•
Lavendel	•	•	•	•		•		•
Lemongras			•	•		•	•	
Muskatellersalbei		•	•	•		•		
Myrrhe		•		•				•
Narde		•						
Orange			•					
Patschuli			•	•				
Pfefferminze		•			•			
Rose	•	•	•					
Rosenholz		•						
Rosmarin	•	•	•	•	•			•
Salbei			•	•				
Sandelholz	•	•						•
Teebaum			•	•	•	•		•
Thymian			•					•
Wacholder			•	•			•	
Ylang-Ylang			•	•				
Zeder			•		•			•
Zitrone	•		•	•		•	•	
Zypresse			•					•

Chemische Gruppen
(siehe Kapitel 13 »Chemie«)

Ketone	*schleimlösend, Nervengift*	Thuja, Salbei, Wermut, Rainfarn, Ysop, Kampfer, Rosmarin, Dill, *Eucalyptus dives*
Aldehyde	*beruhigend*	Citronella, Zitroneneisenkraut, *Eucalyptus citridora*, Melisse, Kreuzkümmel, *Litsea cubeba*
Ester	*ausgleichend, lindernd*	Lavendel, Muskatellersalbei, Römische Kamille, Geranie, Ylang-Ylang
Äther	*krampflösend*	Basilikum, Estragon, Anissamen, Petersilie, Muskatnuß, Sassafras
Alkohole	*stärkend, energie- spendend*	Rosenholz, Koriander, Petitgrain, Rose, Palmarosa, Neroli, *Ravennsara aromatica*, Teebaum, Majoran, Pfefferminze, Spearmint, *Eucalyptus radiata*
Phenole	*stimulierend, antibakteriell*	Thymian, Oregano, Bohnenkraut, Nelke
Oxide	*schleimlösend*	*Eucalyptus globulus*, Lorbeer, Ysop *(Hyssopus officinalis var. decumbens)*
Terpene	*austrocknend, antiviral*	Orange, Zitrone, Kiefer, Zypresse, Rottanne, Douglaisie
Sesquiterpene	*entzündungs- hemmend*	Deutsche Kamille, Ingwer, Sandelholz, Patschuli

TEIL FÜNF:
ANHANG

Bibliographie

Al-Samarqandi: *The medical formulary*. 13. Jahrhundert, Nachdruck Levey, Martin und Noury, LaKhaledy, Hrsg. Oxford University Press, 1967.

Alpers, William C.: *The era formulary*. D.O. Hayes & Co., 1914.

Arctander, Steffen: *Perfume and flavor materials of natural origins*. Eigene Veröffentlichung, 1960.

Atal und Kapur, Hrsg.: *Cultivation and utilization of aromatic plants*. Indien: Regional Research Lab., Council of Scientific & Industrial research, Indien, 1982.

Bauer, Garbe und Surburg: *Common fragrance and flavor materials*. Bundesrepublik Deutschland: VCH, 1990.

Carper, Jean: *Nahrung ist die beste Medizin*. Econ, 1994.

Chase, Deborah: *The medically based no-nonsense beauty book*. Alfred A. Knopf, 1975.

Cooke, Kramer und Rowland-Entwistle: *History's timeline*. Crescent Books, 1981.

Cooley, Arnold J.: *The toilet and cosmetic arts in ancient and modern times*. Burt Franklin, 1970 (erstmals veröffentlicht im Jahre 1866).

Craker, Lyle E., und James E. Simon, Hrsg.: *Herbs, spices and medicinal plants: recent advances in botany, horticulture, and pharmasy*. Bd. 1. Oryx Press, 1986.

D'Andrea, Jeanne: *Ancient herbs*. Kalifornien: J. Paul Getty Museum, 1982.

Donato, Giuseppe und Monique Seefried: *The fragrant past: perfumes of Cleopatra and Julius Caesar*. Italien: Instituto Poligrafico E Zecca Dello Stato, 1989.

Dorland, Wayne E.: *The flavors and fragrance industry*. England: WED Co., 1977.

Duraffourd, Paul: *The best of health thanks to essential oils*. La Vie Claire, 1984.

Engen, Trygg: *The perception of odors.* Academic Press, 1982.

Fischer-Rizzi, Susanne: *Himmlische Düfte – Anwendung wohlriechender Pflanzenessenzen und ihre Wirkung auf Körper und Seele.* Hugendubel, 1995.

Gattefossé, René Maurice: *Gattefossés Aromatherapie. Der Klassiker der Aromatherapie.* Hrsg. Tisserand, Robert B. AT-Verlag, 1994.

Genders, Roy: *Perfume through the ages.* Putnam, 1972.

Gerard, John: *The herball or generall historie of plants.* (1597). Ergänzt von Thomas Johnson, 1636.

Gibbons, Boyd: »The intimate sense of smell.« *National Geographic.* Sept. 1986: 324–360.

Gilbert, Avery N. und Charles J. Wysocki: »The smell survey results.« *National Geographic,* 1987.

Gloss et al. Johnson Pub. Ltd., 1984: *The H & R book of perfume. Fragrance guide feminine notes. Fragrance guide masculine notes. Guide to fragrance ingredients.*

Guenther, Ernest: *The essential oils.* Bde. 1–4. Robert E. Kriefer Pub., 1948 (Nachdruck 1972).

Greer, Mary: *The essence of magic: Tarot, ritual, and aromatherapy.* Newcastle Pub., 1993.

Grieve, Maude: *A modern herbal,* Bde. 1–2. Dover, 1971.

Gumbel, Dietrich: *Principles of holistic skin therapy with herbal essences.* Jarl F. Haug Pubs., 1986.

Hildegard: *Manuscript.* 12. Jahrhundert, Nachdruck. Strenlow, Wighard und Herzka Gottfried, Hrsg. Bear & Co., 1987.

Howes, David: »New Guinea: an olfactory ethnography«. *Dragoco Report,* 2, 1992: 71–81.

Kaufman, William: *Perfume.* New York: E. P. Dutton, 1974.

Keville, Kathi, Hrsg.: *The American Herb Association Quarterly.* Bde. 7.1–10.1. American Herb Association, 1988–1994.

Keville, Kathi: *Herbs: an illustrated encyclopedia.* Friedman/Fairfax, 1992.

Landing, James E.: *American essence: history of the peppermint & spearmint industry in the U.S.* Kalamazoo Public Museum, 1969.

Lautie, Raymond und André Passebecq: *Aromatherapy: the use of plant essences in healing.* England: Thorsans, 1979.

Lavabre, Marcel: *Mit Düften heilen. Das praktische Handbuch zur Aromatherapie.* Bauer, 1992.

Lawless, Julia: *The encyclopedia of essential oils.* Massachusetts: Element Books, 1992.

LeGuerer, Annick: *Die Macht der Gerüche. Eine Philosophie der Nase.* Klett-Cotta, 1992.

Leuang, Albert Y.: *Encyolopedia of common natural ingredients used in food, drugs and cosmetics.* Wiley-Interscience, 1983.

Maury, Marguerite: *Die Geheimnisse der Aromatherapie.* Reihe Schangrila. Windpferd, 1990.

Morris, Edwin T.: *Düfte – Kulturgeschichte des Parfums.* Walter-Verlag, 1993.

Parry, Ernest: *The chemistry of essential oils and artificial perfumes.* Bde. 1–2. England: Scott, Greenwood and Son, 1918. *Parry's cyclopedia of perfumery.* Bde. 1–2. England: Blakiston, 1925.

Piesse, G. W. Septimus: *The art of perfumery: odors of plants.* Presley Blakiston, 1880.

Poucher, William: *Perfumes, cosmetics and soaps.* Van Nostrand, 1926.

Pool, Lawrence J.: *Nature's masterpiece: the brain and how it works.* Walker and Co., 1987.

Rose, Jeanne: *The aromatherapy book.* North Atlantic Books, 1992.

Ryman, Daniele: *Heilen mit Aromaölen.* Knaur, 1993.

Sacks, Oliver: *Der Mann, der seine Frau mit einem Hut verwechselte.* Rowohlt, 1990.

Schnaubelt, Kurt: *Neue Aromatherapie.* vgs, 1996.

Schule von Salerno: *Regimen sanitatis salernitanum.* Illuminierter Text aus dem 14. Jahrhundert, Nachdruck. JB Lippincott and Co., Übers., 1870.

Teranishi, Roy; Buttery, Ron G. und Hiroshi Sugisawa, Hrsg.: *Bioactive volatile compounds from plants.* American Chemical Society, 1993.

Theophrast: *Enquiry into plants* (»Geschichte der Pflanzen«). 2 Bde. (»Über Düfte«). Nachdruck. Sir Arthur Hort, Übers., 1916 (ursprünglich erschienen im 4. Jahrhundert v. Chr.).

Tisserand, Robert: *Das ist Aromatherapie.* Bauer, 1993.

- *The essential oil safety data manual.* England. Eigene Veröffentlichung, 1985.

Toller und Dodd, Hrsg.: *Perfumery. The psychology and biology of fragrance.* Chapman & Hall, 1988.

Valnet, Jean: *Aromatherapie – Gesundheit und Wohlbefinden durch pflanzliche Essenzen.* München: Heyne, [1986], 1996.

Verey, Rosemary: *The scented garden: choosing and using the plants that bring fragrance to your life, home and table.* Van Nostrand.

Vogel, Vergil J.: *American Indian medicine.* University of Oklahoma Press, 1970.

Whitfield, Dr. Philip und D.M. Stoddart: *Hearing, taste and smell. Pathways to perception.* Torstar Books, 1984.

Windhoiz, Martha et al., Hrsg.: *The Merck index. An encyclopedia of chemicals and drugs.* Merck & Co., [16]1992.

Winter, Ruth: *The smell book: scents, sex, and society.* J.B. Lippincott Co., 1976.

- *A comsumer's dictionary of cosmetic ingredients.* Crown Pub., [3]1989.

Woolley, S.W. und Forrester: *Pharmaceutical formulas.* 2 Bde. England: The Chemist and Druggist, 1929.

Worwood, Valerie: *The complete book of essential oils and aromatherapy.* England: New World Library, 1990.

Wren, R.C.: *Potter's new cyclopedia of botanical drugs and preparations.* England: The C.W. Daniel Co., 1985.

Wissenschaftliche Veröffentlichungen

Der Geruchssinn:
die physische Wirkung ätherischer Öle

Almagor, U.: »Odors and private language: observations on the pheno-menology of scent«. *Human Studies,* 1990, 13: 106–121.

Eugene, T. und D. McBurney: »Magnitude and category scales of the pleasantness of odors. *Journal of Experimental Psychology.* 1964, 68: 435–440.

Gibbons, B.: »The intimate sense of smell«. *National Geographic,* Sept. 1986: 324–360.

Green, T.: »Marketing scents ...«. *Smithsonian.* Juni 1991: 53–61.

Hines, D.: »Olfaction and the right cerebral hemisphere«. *Journal of Altered States of Consciousness.* 1977, 3.1: 47–59.

Howes, D.: »New Guinea: an olfactory ethnography«. *Dragoco Report.* 1992, 2: 71–81.

Jesse, J.: »The sense of smell awakens nostalgia«. *Dragoco Report.* 1982, 3: 76.

Kirk-Smith, M.D.; Toller, C. Van und G.H. Dodd. »Unconscious odor conditioning in human subjects«. *Biological Psychology.* 1983, 100: 221–223.

Lawless, H.T.: „A sequential contract effect in odor perception«. *Bulletin of the Psychonomic Society.* 1991, 29.4: 317–319.

Max, B.: »This and that: the essential pharmacology of herbs and spices«. *Trends in Pharmacological Sciences.* 1992, 13: 15–20.

McClintock, M.N.: »Menstrual synchrony and suppression.« *Nature.* 1971, 299: 244–245.

Solvason, H.B. et al.: »A behavioral augmentation of natural immunity: odor supports a Pavlovian conditioning model«. *International Journal of Neuroscience.*

Synnot, A.: »A sociology of smell«. *Canadian Review of Sociology and Anthropology.* 1991, 28.4: 437–459.

Weintraub, P.: »Sentimental journeys«. *Omni.* 1986, 8.7: 48–52.

Ziporyn, T.: »Taste and smell: the neglected senses«. *Journal of the American Medical Association.* 1982, 247.3: 277–285.

Duft und Psyche:
die emotionale Wirkung ätherischer Öle

Atanassova-Shopova, S. und K. Roussinov: »Central neurotropic effects of lavender essence«. *Izv. Inst. Fiziol. Bulg. Akademia Nauk.* 1970, 13:69–77.

– »Effects of *Salvia Sclarea* essential oil on the central nervous system«. *Izv. Inst. Fiziol. Bulg. Akademia Nauk.* 1970, 13: 89–95.

Buchbauer, G. et al.: »Aromatherapy: evidence for sedative effects of the essential oil of lavender after inhalation«. *Journal of Biosciences.* 1991, 46.11–120:1067–1072.

– »Fragrance compounds and essential oils with sedative effects upon inhalation«. *Journal of Pharmaceutical Sciences.* 1993, 82.6: 660–664.

Crowther, D.: »Complementary therapy in practice«.*Nursing Standard.* 1991, 5.23: 25–27.

Daly, C.D. und R.S. White: »Psychic reactions to olfactory stisuli«. *British Journal of Medical Psychology.* 1930, 10: 70–87.

Dodd, G.H. und C. Van Toller: »The biology and psychology of perfume«. *Perfumer and Flavorist.* 1983, 8, Bde.1–14.

Duncan, L.: »Observations of eldercare in the USSR«. *Geriatric Nursing.* 1982, Bde.7–8: 257–259.

Engen, T. et al.: »Longterm memory of odours …«. *Journal of Experimental Psychology.* 1973, 100: 288.

Harder, U.: »Physiological/psychological background to the reaction to fragrance.« *Contact.* 1984, 32: 14–22.

King, J.R.: »Have scents to relax?« *World Medicine.* 1983, 19: 29–31.

Lorig, T.A. und M. Roberts: »CNV brain wave patterns«. *Chemical Senses.* 1990, 15.5: 537–545.

Lyman, M. und M.A. McDaniel: »Effects … on long-term memory for odours«. *Quarterly of the Journal of Experimental Psychology.* 1986, 38: 753–765.

Macht, D. und Giu Ching Ting: »Experimental inquiry into the sedative properties of some aromatic drugs and fumes«. *Journal of Experimental Therapeutics.* 1921, 18.5: 361–372.

Marshall, M.: »Sentimental journey, stress management in dermatology patients«. *Nursing Standards.*1991, 5.24: 29–31.

Pratt, J.: »Notes on the unconscious significance of perfume«. *International Journal of Psychoanalysis.* 1942, 23: 80–83.

Roberts, A. und J.M. Williams: »The effect of olfactory stimulation on fluency vividness of imagery and associated mood«. *British Journal of Medical Psychology.* 1992, 65.2: 197–199.

Rovesti, P.P.: »Aromatherapy and aerosols«. *Soap, Perfumery, and Cosmetics.* 1973, 46: 47–57.

Sanderson, H. und J. Ruddle: »Aromatherapy and occupational therapy«. *British Journal of Occupational Therapy.* 55.8: 310–314.

Tasev, T. et al.: »Neurophysical effect of Bulgarian essential oils from rose, lavender and geranium«. *Folia Medica.* 1969, 11.5: 307–317.

Warm, J.S. et al.: »Effects of olfactory stimulation on performance and stress in a visual sustained attention task«. *Journal of the Society of Cosmetic Chemists.* 1991, 42: 199–210.

Der Körper:
die physische Wirkung ätherischer Öle

Aggag, M.E. und R.T. Yousef: »Antimicrobial activity of chamomile oil«. *Planta Medica.* Bd.22: 140–144.

Bassett, I.B. et al.: »The antiseptic properties of tea tree oil on acne«. *The Medical Journal of Australia.* 1990, 153: 455–458.

Belaiche, P.: »Germicidal properties of the essential oil of *Melaleuca alternifolia* ...«. *Phytothérapie.* 1985, 15: 9–11.

Buchbauer, G.: »Aromatherapy: do essential oils have therapeutic properties?« *Perfumer and Flavorist.* 1990, 15: 47–50.

Gobel, H. et al.: »Effect of peppermint and eucalyptus oil on ... headache«. *Cephalalgia.* 1994, 14.3: 228–234.

Harries, N.: »Carminative actions of volatile oils«. *Journal of Clinical Pharmacy.* 1978, 2: 171–177.

Holtmann, S. et al.: »The antimotion sickness mechanism of ginger«. *Acta Oto-Laryngologica.* 1989, 108.3–4: 168–174.

Kabara, J.: »Aroma preservative: essential oils and fragrances as anti-microbial agents«. *Cosmetic Sciences.* 1984, 1: 237–273.

Kar, A. und S.R. Jain: »Antibacterial evaluation of ... medicinal volatile oils«. *Qual. Plant Materia Vegetable.* 1971, 20.3: 231–237.

Kishore, N.: »Fungitoxicity of essential oils against dermatophytes«. *Mycoses.* 1993, 36.5–6: 211–215.

Lima, E.O. et al.: »*In vitro* antifungal activity of essential oils ...«. *Mycoses.*1993, 36.9–10: 333–336.

Maruzella, J.C. und P.A. Henry: »The *in vitro* antibacterial activity of essential oils ...«. *Journal of the American Pharmaceutical Association.* 1958, 47: 294–296.

Morliere, P.: »*In vitro* ... photosensitizing properties of bergamot oil«. *Journal of Photochemistry and Photobiology.* 1990, 7.2–4: 199–208.

Oguniana, E.O. et al.: »Effect of lemongrass on ... *E. Coli Cells*«. *Microbios.* Bd. 50.202: 43–59.

Ong, S.G.: »Treatment of influenza with volatile oils extracted from Chinese plants«. *Science Record.* 1958, 2.7: 233–238 und 1959, 3.3: 120–127.

Prospero, G.: »UV sunscreen properties in *helichrysum*«. *Cosmet. and Toil.* 1976, 91.3: 42.

Raharivelomana, P.J. et al.: »Study of the antimicrobial action of various essential oils ...«. *Archives de l'Institut Pasteuer de Madagascar.* 1989, 56.1: 261–271.

Shwaireb, M.H.: »Caraway oil inhibits skin tumors«. *Nutrition and Cancer.* 1992, 19.3: 321–325.

W.D.W. et al.: »Treating irritable bowel syndrome with peppermint oil«. *British Medical Journal.* 1979, 2:835.

Literaturempfehlungen

Bücher zur Kräuterkunde

Foster, Steven und James A. Duke: *Eastern/central medicinal plants.* Houghton Mifflin Co., 1990.

Gardner, Joy: *The new healing yourself: natural remedies for adults and children.* The Crossing Press, 1989.

Gladstar, Rosemary: *Herbal healing for women.* Simon & Schuster, 1993.

Green, James: *The male herbal.* The Crossing Press, 1991.

Hobbs, Christopher: *Foundations of health: the liver & digestive herbal.* Botanica Press, 1992.

Hoffmann, David: *The new holistic herbal.*

Keville, Kathi: *Herbs: American country living.* Crescent Books (Random House), 1991.

– *Herbs: an illustrated encyclopedia.* Friedman/Fairfax, 1992.

– *Herbs and health.* Rodale Press, 1996.

Mabey, Richard: *The New Age herbalist.* Collier Books/Macmillan Pub. Co., 1988.

Mabey, Richard, Hrsg.: *Das neue BLV-Buch der Kräuter.* München, 1995.

Moore, Michael: *Medicinal plants of the Pacific West.* Red Crane Books, 1993.

Parvati, Jeannine: *Hygeia.* Freestone, 1978.

Tierra, Leslie: *Herbs for life.* The Crossing Press, 1992.

Tierra, Michael: *Planetary herbology.* Lotus Press, 1988.

Weed, Susun: *Naturheilkunde für schwangere Frauen und Säuglinge.* Orlanda Frauenverlag, 1994.

Zand, Janet; Walton, Rachel und Bob Rountree: *Smart medicine for a healthier child.* 1994.

Die botanischen Namen
der Pflanzen

Seitenzahlen sind nur für die Pflanzen aufgeführt, die in Kapitel 6 beschrieben werden.

Brombeere	*Rubus fruticosus*
Cajeput	*Melaleuca cajuputii* 163
Calendula, Ringelblume	*Calendula officinalis* 122
Chinesischer Tee,	
Grüner Tee	*Thea sinensis*
Citronella	*Cymbopogon nardus* 139
Comfrey (Beinwell,	
Schwarzwurz)	*Symphytum officinale*
Dill	*Anethum graveolens* 126
Eberraute	*Artemisia arborescens* 133
Echinacea, Sonnenhut	*Echinacea purpurea*
	oder *E. angustifolia*
Eibisch	*Althea officinalis*
Eichenmoos	*Evernia prunastri* 122
Eisenkraut	*Verbena officinalis*
Elemi	*Canarium luzonicum* 170
Engelwurz, Chinesischer	*Angelica sinensis*
Enzian	*Gentiana lutea*
Erdbeere	*Fragaria vesca*
Eukalyptus	*Eucalyptus globulus* 123
Färberdistel, Saflor	*Carthamus tinctorius*
Fenchel	*Foeniculum vulgare* 125
Fichte, Sibirische	*Abies siberica* 161
Flachs	*Linum usitatissimum*
Frauenmantel	*Alchemilla vulgaris*
Frauenwurzel	*Caulophyllum inophyllum* 126
Galbanum	*Ferula galbaniflua* 126
Gelbwurzel, Kanadische	*Hydrastis canadensis*
Geranie	*Pelargonium graveolens* 128
Ginkgo	*Ginkgo biloba*
Ginseng	*Panax ginseng*
Ginseng, Sibirischer	*Eleutherococcus senticosus*
Goldrute	*Solidago*-Arten
Gotu Kola	*Centella asiatica*
Grapefruit	*Citrus x paradisi* 149
Grindelia	*Grindelia*-Arten
Hafer, Wilder	*Avena sativa*
Hahnenfuß, Blauer	*Caulophyllum thalictroides*
Hamamelis	siehe Hexenhasel
Helichrysum	*Helichrysum angustifolium* 129
Henna	*Lawsonia*-Arten

Schlagwortregister

Abführmittel 85, 141
Abszesse 127, 240
abtreibend 154, 313
Akne 66, 124 f, 128 f, 137 f, 144,
  146, 151 f, 154, 158 ff, 163 f,
  167 ff, 175, 216, 219, 221, 225,
  232 ff, 242 f
– intensive Aknebehandlung 244
– Maske für Aknehaut 243
Alkohol 75, 87, 95, 104
Allergien 57, 83, 85, 112, 132,
  171, 213
Angst 44, 47, 48, 49, 50, 101
antibakteriell 35, 65, 73, 79, 100,
  110, 112, 124, 164, 174, 216,
  234, 246, 306, 312
Antidepressivum 91, 132, 150
antiseptisch 79, 93, 104, 109,
  120, 121, 127, 134, 138, 142,
  148, 155, 158, 162, 163, 168,
  234, 311, 314
Aphrodisiacum 33, 127, 130,
  131, 134, 150, 152, 155, 285
Appetitlosigkeit 121, 130, 133
Arteriosklerose 168
Arthritis 90, 124, 129, 148, 159,
  161
Asthma 17, 59, 63, 86, 89, 127,
  129, 132, 136, 155, 159, 161,
  171
Atemwege 58, 77, 86, 113, 125,
  127, 141, 158, 172
Äther 305, 314
Ätherische Öle
  Anleitung für den Gebrauch
  56 ff
  Anwendungsmethoden 62, 63
  Chemie 305 ff

Destillation 289 ff
Extraktion 268 ff
Gesichtspflege 211 ff
Haarpflege 201 ff
in der Küche 254 ff
Kinder 58, 112–114
Körperpflege 191 ff
Lagerung und Haltbarkeit 62
Massagen 179 ff
Mischen 268
Qualität und Reinheit 299 ff
Rekonstruktion 302
Sicherheitsvorkehrungen
  56–60
Synthetische Stoffe 303
Trägeröle 64–70
Verdünnungen 61–63
Verfälschung 301
Augen 77, 109, 222
Ausschlag 106, 122
  Ausschläge durch giftige Pflanzen 106

Baby
  Babyöl 187
  Babypuder 200
Badeessig 194, 195
Badeöl 195
  benetzend 192, 193
  dispergierend 193, 194
Badesalze 195 f, 246
Balsam zum Einreiben 179
Basiscreme 252
Basislotion 253
Basisnote 271, 272, 275
Basisöl 79, 247
Bauchöl 184
beruhigend 46, 49, 61, 85, 92,